D1873622

Peter O. Oberender
Ansgar Hebborn

Wachstumsmarkt Gesundheit

Therapie des Kosteninfarkts

Verlag P.C.O. Bayreuth

Die Deutsche Bibliothek – CIP-Einheitsaufnahme

Oberender, Peter:
Wachstumsmarkt Gesundheit : Therapie des Kosteninfarkts / Peter Oberender ; Ansgar Hebborn. – Bayreuth : Verl. PCO, 1998
ISBN 3-931319-50-4

ISBN 3-931319-50-4

Alle Rechte, insbesondere das Recht der Vervielfältigung und Verbreitung sowie der Übersetzung, werden vorbehalten. Kein Teil des Werkes darf in irgendeiner Form (durch Fotographie, Microfilm oder ein anderes Verfahren) ohne schriftliche Genehmigung des Verlages reproduziert oder unter Verwendung elektronischer Systeme verbreitet werden.

Copyright © 1998 by Verlag P.C.O., Bayreuth

Produktion: Verlag P.C.O.
Umschlaggestaltung: Pocino Pocobo
Druck und Bindung: Rosch-Buch, Scheßlitz

Printed in Germany

Vorwort zum Nachdruck

Nachdem die erste Auflage des Taschenbuches, das im Fischer Taschenbuch Verlag 1994 erschien, vergriffen ist, haben wir uns entschlossen, zunächst einen unveränderten Nachdruck herauszugeben. Lediglich das Literaturverzeichnis wurde um einige Angaben ergänzt. Angesichts der ungebrochenen Aktualität der behandelten Probleme im Gesundheitswesen erscheint uns dieses Vorgehen gerechtfertigt. Die vorliegende Publikation hat nichts an ihrer Aktualität verloren.

Dieser Nachdruck erscheint im P.C.O.-Verlag in einer limitierten Auflage, um keine Lücke zwischen der ersten und der in absehbarer Zeit erscheinenden zweiten Auflage entstehen zu lassen.

Die Verfasser danken Herrn Diplom-Volkswirt Thomas Ecker für die tatkräftige Unterstützung bei der Herausgabe dieses Nachdrucks.

Bayreuth/Basel, im August 1998

Peter Oberender
Ansgar Hebborn

Inhalt

Vorwort

Angesichts der zunehmenden Ausgaben im Gesundheitswesen und der immer stärker zutage tretenden Defizite ist das Gesundheitswesen in den letzten Jahren zusehends in den Mittelpunkt politischen, wirtschaftlichen sowie wissenschaftlichen Interesses gerückt. Die Politik sah und sieht sich auch gegenwärtig dazu gezwungen, mittels immer neuer Regulierungen und Reglementierungen den Versuch zu unternehmen, die Ausgabenentwicklung im Gesundheitswesen zu dämpfen. Es bestand und besteht hierbei die große Gefahr, daß die Interessen der Betroffenen, allen voran die der Versicherten und jene der Leistungserbringer, immer weiter aus dem gesundheitspolitischen Blickfeld geraten.

Die ausschließliche Betrachtung des Gesundheitswesens unter Kostenaspekten greift zu kurz, denn als moderner Dienstleistungsbereich stellt das Gesundheitswesen zugleich eine Wachstumsbranche par excellence dar. Angesichts des weiter voranschreitenden medizinischen Fortschritts, des zunehmenden materiellen Wohlstandes und des gleichzeitigen Anstiegs der durchschnittlichen Lebenserwartung bieten sich ungeahnte Wachstumspotentiale. Auch vor dem Hintergrund der gegenwärtig schwierigen Situation auf dem Arbeitsmarkt eröffnen sich neue Perspektiven, da Arbeitskraft im Gesundheitswesen nur in sehr begrenztem Umfang durch technischen Fortschritt eingespart werden kann. Es ist damit zu rechnen, daß die durch den zunehmenden Einsatz apparativer Behandlungsformen bedingten arbeitssparenden Effekte zumindest zu einem Teil durch zusätzliche, innovative und eher arbeitsintensive Medizintechnologien mehr als kompensiert werden.

Angesichts dieser Situation soll mit der vorliegenden Publikation sowohl ein Beitrag zur Analyse der Mängel des Gesundheitswesens und ihrer Ursachen geleistet werden, als auch der Versuch unternommen werden, in Form eines Szenarios diese Wachstumspotentiale aufzuzeigen.

Das sich anschließende Glossar besteht aus kurzen Erklärungen der zentralen Begriffe des Gesundheitswesens, erhebt aber, ebenso wie das Literaturverzeichnis, selbstverständlich keinen Anspruch auf Vollständigkeit.

Die Fertigstellung der Arbeit hat sich durch die Entwicklungen im Gefolge der deutschen Einheit etwas verzögert, da einer der Verfasser durch sein Engagement in Chemnitz, Ilmenau, Greifswald, Zwickau und vor allem Jena durch die Aufbauarbeit an den dortigen Universitäten zeitlich sehr beansprucht war. Bei Frau Anke Rasch vom Lektorat des Fischer Taschenbuch Verlags und bei Herrn Prof. Dr. h.c. Bert Rürup bedanken sich die Verfasser deshalb für deren Verständnis und deren Langmut hinsichtlich der verzögerten Fertigstellung des Manuskripts. An dieser Stelle danken die Verfasser insbesondere Frau Dipl.-Kfm. Eva-Maria Reißmann für ihre Unterstützung bei der Anfertigung und Diskussion einiger Passagen. Dank gebührt auch Frau Sabine Horter, Frau cand. rer. pol. Karin Dressel, Herrn Dr. Frank Daumann, Herrn Dr. Frank-Ulrich Fricke und Herrn Dipl.-Volksw. Stefan Okruch für die Unterstützung bei der Fertigstellung des Manuskripts.

Bayreuth/Jena, im Februar 1994

Peter Oberender
Ansgar Hebborn

1 Einleitung

»Krankenkassen fordern strikte Begrenzung der Arztzulassung«[1], »Massenhaft – Medikamente landen auf dem Müll«[2], »Die Zahl der Scheinkranken wächst«[3], »Die Geschichte der Geräteabstimmung bleibt ›unendlich‹«[4], »AOK mit Milliarden-Defizit«[5], »Vielen Arztpraxen droht der Konkurs«[6]. Schenkt man den vielfältigen Zeitungsberichten über das Gesundheitswesen Glauben, so kommt man unweigerlich zu dem Schluß: Unser Gesundheitswesen ist krank.

Neben diesen unter den Schlagworten »Apothekenschwemme«, »Ärzteschwemme«, »Pharmamüll«, »Großgeräteüberkapazität« allseits bekannten Problemen einer Überversorgung, existieren zugleich vielfältige Mängel in der Versorgung mit Gesundheitsleistungen. Hierbei sind insbesondere die Unterversorgung im Bereich der psychosozialen Morbidität sowie die noch immer mangelnde Verzahnung zwischen ambulanter und stationärer Versorgung zu nennen. Es zeigen sich vielfältige Symptome, deren Ursachen unbedingt einer Behandlung bedürfen.

In Nöten befindet sich aber nicht nur das deutsche Gesundheitswesen. So diagnostiziert z. B. die Weltbank in ihrem jüngsten Weltentwicklungsbericht: »Viel unnütze Verschwendung im Gesundheitswesen.«[7] Viele Probleme im Bereich der sozialen Absicherung des Krankheitsrisikos ähneln sich unabhängig davon, wie das Sicherungssystem des jeweiligen Landes organisiert ist.

Die Probleme der Über- und Unterversorgung mit Gesundheitsleistungen spiegeln sich u. a. in der häufigen finanziellen Atemnot des deutschen Gesundheitswesens wider: Ende 1991 bestand – trotz oder gerade wegen des Gesundheits-Reformgesetzes (GRG) – in der

Gesetzlichen Krankenversicherung (GKV) ein Finanzierungsdefizit von ca. 7 Mrd. DM! 1992 betrug das Defizit sogar über 9 Mrd. DM. Diese Defizite führten unter anderem zu steigenden Beitragssätzen und immer hektischeren Reformbestrebungen.

Von 1960 bis 1992 stieg das Sozialbudget der Bundesrepublik Deutschland von 68,9 Mrd. DM auf über 826 Mrd. DM an (vgl. Tab. 1), was einer Zunahme auf das 12fache entspricht. Das Bruttosozialprodukt stieg während des gleichen Zeitraums von 303 Mrd. DM auf 2775 Mrd. DM, was einer Zunahme auf das 9,2fache entspricht. Damit wuchs der Anteil des Sozialbudgets am Bruttosozialprodukt von 22,7 % auf über 29 %. Entfielen 1960 noch 46,7 % des Sozialbudgets auf dessen vier Hauptsäulen Renten-, Kranken- und Unfallversicherung sowie Arbeitsförderung und Arbeitslosenversicherung, so erhöhte sich dieser Anteil auf 59,2 % im Jahr 1992.

In der Vergangenheit stiegen die Beitragssätze zur Sozialversicherung (Gesetzliche Krankenversicherung, Arbeitslosen- und Rentenversicherung) permanent an: Mußten Arbeitnehmer und Arbeitgeber 1950 noch 19,8 % des Bruttoeinkommens an die Sozialversicherung abführen, so waren es 1993 bereits 37,4 %. Dabei hat sich der Beitragssatz zur GKV von 5,8 % (1950) auf 13,4 % (1993)[8] mehr als verdoppelt (vgl. Abb. 1).

Diese Entwicklung ist um so bemerkenswerter, als gleichzeitig die Beitragsbemessungsgrenze, d. h. die jährliche Einkommensgrenze, bis zu der für den einzelnen Bürger Versicherungspflicht in der GKV besteht, von 4500 DM Jahresbruttoeinkommen (1950) auf 68 400 DM (1994) kontinuierlich angehoben wurde.

Für viele handelt es sich bei den steigenden Beitragssätzen zwar um eine unerfreuliche und unerwünschte Erscheinung, sie beugen sich dieser Entwicklung jedoch schicksalsergeben. In Wirklichkeit liegt hingegen keine Zwangsläufigkeit dieser Entwicklung vor. Vielmehr stellt sie das Ergebnis falscher Rahmenbedingungen, insbesondere falsch gesetzter Anreizstrukturen für die Beteiligten, Versicherte und Leistungsanbieter, dar.

Durch die steigenden Beitragssätze zur Sozialversicherung gerät die Wettbewerbsfähigkeit des Standortes Deutschland zunehmend

Tabelle 1: Sozialbudget der Bundesrepublik Deutschland (alte Bundesländer) der Jahre 1960 und 1992 in Mrd. DM

	1960	1992	Zunahme
Sozialausgaben insgesamt	68,94	826,05	12,0fache
darunter			
Rentenversicherung	19,59	241,22	12,3fache
Krankenversicherung	9,6	177,18	18,5fache
Unfallversicherung	1,75	15,47	8,8fache
Arbeitslosenförderung und Arbeitslosenversicherung	1,2	55,19	46,0fache
Beamtenpensionen	6,78	48,22	7,1fache
Altershilfe für Landwirte	0,18	5,34	29,7fache
Entgeltfortzahlung	3,00	42,89	14,3fache
Kindergeld	0,92	17,01	18,5fache
Erziehungsgeld	-	6,45	
Kriegsopferversorgung	3,95	13,43	3,4fache
Wohngeld	0,002	4,00	2 000,0fache
Jugendhilfe	0,44	15,61	35,5fache
Sozialhilfe	1,32	40,18	30,4fache
Sozialausgaben je Einwohner in DM	1 235	12 738	10,3fache
Sozialquote (Sozialausgaben in % des Bruttosozialproduktes)	23	30,3*	1,3fache
Anm.: *1993			

Quelle: BMA

in Gefahr: Steigende Beitragssätze bedeuten nicht nur eine höhere Belastung der Lohneinkommen und hemmen damit die Leistungsbereitschaft der Arbeitnehmer, sondern führen zugleich zu steigenden, von den Arbeitgebern zu tragenden Lohnnebenkosten, was die

Abb. 1: Beitragssätze der Sozialversicherung (Arbeitnehmer- und Arbeitgeberanteil)

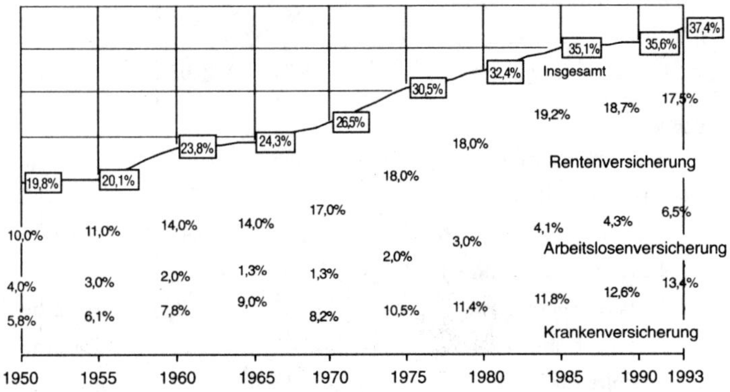

Quelle: BMA

Bereitschaft, Arbeitsplätze in Deutschland zu schaffen, beeinträchtigt (vgl. Abb. 2).

Die bestehenden Probleme im deutschen Gesundheitswesen bedürfen dringend einer Lösung, soll das an sich richtige Prinzip der sozialen Krankenversicherung nicht insgesamt an den gegenwärtigen Mängeln und Defiziten sowie an den zukünftigen Herausforderungen zerbrechen. Adäquate Maßnahmen zur Behebung der Schwierigkeiten können jedoch nur nach der vollständigen Aufdeckung der Ursachen vorgeschlagen und umgesetzt werden. Es werden deshalb zunächst im Rahmen einer *Diagnose* diese Ursachen genannt. Anschließend gilt es, die bisherigen *staatlichen Maßnahmen* vorzustellen und einer kritischen Analyse zu unterziehen. Schließlich werden die zukünftigen Herausforderungen an das soziale Sicherungssystem, insbesondere an das Gesundheitswesen, aufgezeigt. Im Rahmen einer *Therapie* werden schließlich Maßnahmen entwickelt, die zur Genesung des Patienten »Gesundheitswesen« beitragen können; vor allem gilt es auch darzulegen, unter welchen Bedingungen das enorme Wachstumspotential des

Abb. 2: Personalzusatzkosten 1993 in Industrie und Bauwirtschaft in DM je 100 DM Direktentgeld

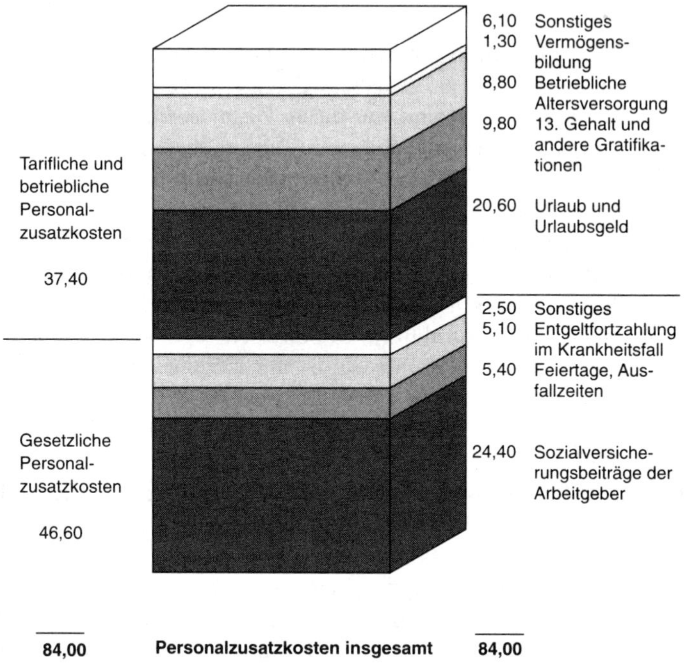

Quelle: iw

Gesundheitsbereichs optimal zum Vorteil aller genutzt werden kann.

Im Mittelpunkt der Überlegungen steht die Beantwortung folgender Fragen:

- Welche institutionellen und rechtlichen Rahmenbedingungen bestehen im deutschen Gesundheitswesen?
- Wie setzt sich die Gruppe der Leistungserbringer (Ärzte, Apotheker, Krankenhäuser etc.) zusammen?

- Welche charakteristischen Verhaltensmuster weisen die Versicherten (Patienten) und die Leistungserbringer auf?
- Welche Ergebnisse stellen sich im deutschen Gesundheitswesen ein?
- Welche Ursachen liegen den vielfältigen Mängeln und Defiziten zugrunde?
- Welche Folgerungen sind aus dieser Diagnose zu ziehen?
- Warum ist eine ursachenadäquate Reform der GKV unumgänglich, d. h., warum ist eine Weiterentwicklung des Systems der GKV unerläßlich?
- Wie sind die bisherigen staatlichen Maßnahmen zur Behebung der Probleme im Gesundheitswesen ordnungspolitisch, d. h. unter Bezugnahme auf unsere freiheitlich und marktwirtschaftlich organisierte Grundordnung, zu bewerten?
- Was ist der *Anspruch* und wie ist die *Wirklichkeit* der gesetzlichen Maßnahmen?
- Welche Reformmöglichkeiten stehen zur Gesundung der GKV zur Verfügung?
- Welche Maßnahmen können politisch erwartet werden? Mit welchen zukünftigen Herausforderungen wird das deutsche Gesundheitswesen in Zukunft konfrontiert sein?
- Welchen Einfluß wird die Bevölkerungsentwicklung auf die künftige Ausgestaltung unseres Gesundheitssystems nehmen?
- Ist das Gesundheitswesen in der Zukunft überhaupt noch finanzierbar?
- Unter welchen Bedingungen (Voraussetzungen) können die künftigen Wachstumspotentiale des Gesundheitsbereichs optimal genutzt werden?

Es handelt sich in der Tat um eine Fülle von Fragen. Aufgrund der gegenwärtigen politischen und wirtschaftlichen Dramatik, zusätzlich verstärkt durch die Probleme der Arbeitslosigkeit, der europäischen Integration und der deutschen Wiedervereinigung sowie der politischen und wirtschaftlichen Instabilitäten in Osteuropa, wird häufig von einer der größten Herausforderungen in der deutschen Sozialgeschichte gesprochen.

Angesichts der vielfältigen Probleme wird der *Teufelskreis* aus

Beitragssatzerhöhung, zunehmendem Anspruchsdenken, zunehmender Inanspruchnahme, steigenden Gesundheitsausgaben und steigenden Beitragssätzen von vielen als eine unausweichliche Zwangsläufigkeit des sozialen Sicherungssystems gesehen. Gibt es tatsächlich keine andere Möglichkeit als den Weg ins Verderben, oder kann angesichts der heutigen Probleme und der sich abzeichnenden zukünftigen Herausforderungen das Steuer noch einmal herumgerissen werden?

Bemerkenswert an der gegenwärtigen Diskussion des »Kostenfiebers« im Gesundheitswesen ist, daß hierbei häufig übersehen wird, daß Gesundheitskosten und Gesundheitsausgaben auch eine volkswirtschaftliche Wertschöpfung darstellen, d.h. zugleich Einkommen und Beschäftigung für viele Erwerbstätige bedeuten.

Neben den zahlreichen Schreckensmeldungen aus dem Bereich der GKV dürfen andere Meldungen jedoch nicht übersehen werden: »Ausgaben für rezeptfreie Medikamente steigen«[9], »Selbstmedikationsmarkt – Starkes Umsatzplus im ersten Quartal '93«[10], »Selbstmedikation – Auf Erfolgskurs ins dritte Jahrtausend«[11].

Zugleich scheint also die Bereitschaft, sich über die Absicherung durch die GKV hinaus Gesundheitsleistungen zu verschaffen, weiter zuzunehmen. Hierauf deuten die Entwicklungen im Bereich der Anbieter von nicht kassenerstattungsfähigen Leistungen, beispielsweise die expansive Entwicklung auf dem Selbstmedikationsmarkt, hin. Die in den letzten Jahren auf etwa 15 000 (1993) enorm gestiegene Zahl der Heilpraktiker zeigt sehr nachdrücklich, daß sich die Bürger immer stärker von der Schulmedizin als bloßem Reparaturbetrieb abwenden und sich alternativer Behandlungen bedienen. Offensichtlich sind sie bereit, die vollen Kosten hierfür zu übernehmen.

Aufgrund zunehmender individueller prophylaktischer Bestrebungen, eines veränderten Gesundheitsbewußtseins und nicht zuletzt der verstärkten politischen Bemühungen um eine Neubestimmung des Leistungskatalogs der GKV entwickelt sich das Gesundheitswesen zu einer ausgeprägten Wachstumsbranche. Auf diesen Aspekt wird später noch eingegangen werden.

2 Gesundheit, Gesundheit als Gut, Gesundheitsgüter

2.1 Gesundheitsverständnis im Wandel

Die Definition von Gesundheit als »Abwesenheit von physischem Schmerz und physischer Krankheit« deckt das heutige Verständnis von Gesundheit nicht mehr ab. Dies spiegelt bereits die Definition der WHO aus dem Jahre 1947 wider. Dort wird Gesundheit verstanden »nicht nur als Abwesenheit von Krankheit, sondern sie umfaßt einen Zustand des physischen, geistig-seelischen und sozialen Wohlbefindens«. Diese Definition weist allerdings den gravierenden Mangel auf, daß bei wörtlicher Auslegung nahezu jeder als krank einzustufen wäre und daß sie in der Vergangenheit häufig dazu herangezogen wurde, um staatliche Maßnahmen auf dem Gebiet des Gesundheitswesens in nahezu beliebigem Umfang zu rechtfertigen. Immerhin führt diese Definition weg von einem rein auf den physischen Zustand des Menschen bezogenen Gesundheitsbegriff. Gesundheit, so hat sich in Feldstudien immer wieder gezeigt, ist nur ein Element einer Gruppe von Faktoren, die das individuelle Wohlbefinden prägen, und entzieht sich insoweit einer streng isolierenden Betrachtungsweise. Die Wahrnehmung der eigenen gesundheitlichen Situation wird zugleich aber wiederum beeinflußt durch das allgemeine Wohlbefinden. Unternimmt man dennoch den Versuch, die individuelle Zufriedenheit mit bestimmten Lebensbedingungen und deren Bedeutung auf das aktuelle Wohlbefinden einer Person zu ermitteln, wie im Rahmen einer Studie des Forschungsinstituts für öffentliche Verwaltung Speyer[12] geschehen, so zeigt sich, daß hierbei der Lebensbereich Gesundheit zentrale Bedeutung besitzt. Wird die gleiche Person danach gefragt, welcher Bereich

Abb. 3: Einfluß der individuellen Zufriedenheit mit bestimmten Lebensbereichen auf die aktuelle Lebenszufriedenheit 1991

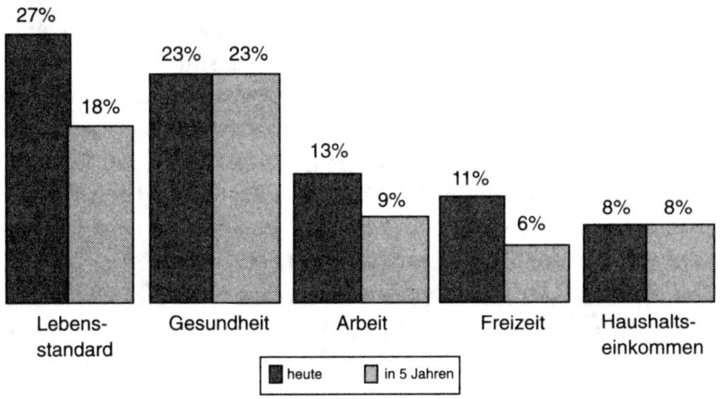

Quelle: SOEP-West

den größten Einfluß auf das individuelle Wohlbefinden in fünf Jahren haben wird, so rückt der Lebensbereich »Gesundheit« an die erste Stelle, sogar noch vor den Bereich »Lebensstandard« (vgl. Abb. 3).

Aktuelle Umfrageergebnisse weisen auch darauf hin, daß nicht nur die Eindimensionalität in bezug auf das individuelle Empfinden des eigenen Gesundheitszustandes ihre Gültigkeit verloren hat, vielmehr hat sich das Bild der Gesundheit von einer dichotomen Größe zu einem Kontinuum zwischen den Polen »gesund« und »krank« entwickelt.

Wurde früher das Gesundheitswesen als institutioneller Rahmen der Bekämpfung von Krankenheiten, noch früher ausschließlich als Institution zur Vermeidung eines (vorzeitigen) Todes betrachtet, so rücken heute, in Abhängigkeit von der Weiterentwicklung des medizinischen Wissensstandes, stärker präventive Elemente in den Vordergrund. Das Selbstverständnis der Anbieter im Gesundheitswesen hat sich entschieden gewandelt: Früher sahen sie den

Schwerpunkt ihrer Tätigkeit vor allem in der Beseitigung von Krankheitszuständen (kurative Medizin) und nicht in der Vermeidung von deren Eintritt (präventive Medizin).

In den letzten Jahren setzte eine Entwicklung ein, die das Aufgabenfeld des Gesundheitswesens erweiterte. Zunehmend werden Leistungen nachgefragt, die darauf gerichtet sind, Gesundheit zu erhalten, kurz: Gesundheit wird zum Thema für Gesunde. Auch sind es nicht mehr nur die Menschen über 60, für die Gesundheit und Krankheit zum wichtigen Lebensinhalt wird. Bei der Generation der Sechzehn- bis Dreißigjährigen tritt das Gesundheitsbewußtsein eher in Verbindung mit Fitneß, Partnersuche und Umweltschutz auf, wie die Studie des Speyerer Instituts belegt.

Das Ausmaß der individuellen Nachfrage nach Gesundheitsleistungen wird auch durch den Wunsch nach Zugehörigkeit zu einer bestimmten Gruppe mit gleichen oder ähnlichen Gesundheitsnormen beeinflußt. Neben das als negativ empfundene individuelle Kranksein tritt ein im Vergleich zu anderen Mitgliedern einer Referenzgruppe empfundenes Defizit der eigenen Nachfrage nach Gesundheitsleistungen und -gütern, welches dann Nachfrageentscheidungen auslöst.

Dieser Einstellungswandel veränderte auch das Selbstverständnis der Anbieter von Gesundheitsleistungen: Lebte diese Anbietergruppe bisher von den Krankheiten ihrer Klientel, so rückt nun deren Gesundheit stärker in den Mittelpunkt. Das Gesundheitswesen wandelt sich zunehmend von einem »Krankheitswesen« hin zu einem »Gesundheitswesen«, das seinem Namen eher gerecht wird. Hierdurch wird es zu einer stärkeren Aufgliederung des nachgefragten Leistungsspektrums zwischen positiv besetzten Gesundheitsleistungen und den regenerativen Leistungen der Krankheitsbekämpfung kommen. Diesem Trend haben sich auch die Allgemeinen Ortskrankenkassen angeschlossen, die sich unter dem Motto »AOK – Die Gesundheitskasse« ein neues Image verschaffen wollen.

Ein weiterer Wandel im Verständnis von Gesundheit drückt sich in der zunehmenden Nachfrage nach aktiver Prävention aus. Gesundheit wird nicht mehr nur passiv erlebt, sondern als ein Gut, das durch eigenes Handeln in gewissem Umfang zu beeinflussen ist. Gesundheit hat sich zu einem eigenständigen Lebensziel entwickelt.[13]

Das macht deutlich, wie wenig haltbar Theorien sind, die letztlich auf einem statischen Begriff von Gesundheit basieren, die aber seit vielen Jahren immer wieder bemüht werden, um die einzigartige Qualität von Gesundheitsgütern zu belegen. Die aus einem derartigen Gesundheitsverständnis abgeleiteten Normen verhindern zumeist eine Anpassung der hierauf basierenden Institutionen an den sich permanent vollziehenden Wandel.

2.2 Gesundheitsgüter – Besondere Güter?

»Gesundheit ist des Bürgers höchstes Gut.« Dieser Aussage kommt der gleiche Stellenwert zu wie etwa auch dieser: »Für ein Menschenleben gibt es keinen Preis.« Derartige Werturteile lassen sich durch demoskopische Umfragen jederzeit bestätigen. Im folgenden geht es auch nicht um die Haltbarkeit dieser Thesen in ihrer Absolutheit, sondern um die ebenfalls beobachtbare Bereitschaft des Individuums, bewußt graduelle Variationen des eigenen Gesundheitszustandes vorzunehmen.

Selbst wenn man bereit ist, den obigen Thesen vorbehaltlos zuzustimmen, so wird jedes Individuum und auch die Gesellschaft als ganze doch darauf verzichten, für die Gesundheit alle anderen Güter herzugeben oder auf deren Erwerb völlig zu verzichten. Wird das gesamte Einkommen oder werden die gesamten Produktionsmöglichkeiten zur Verbesserung des Gesundheitszustandes verwendet, so fehlen gerade die Mittel, diesen verbesserten Gesundheitszustand mit Leben zu füllen. Andere Grundbedürfnisse wie Ernährung, Kleidung oder Wohnen könnten wegen der fehlenden Mittel nicht mehr befriedigt werden.

So stellt sich uns Gesundheit letztlich als ein Gut wie andere auch dar, das Menschen in unterschiedlichem Umfang besitzen und mit dem diese auch unterschiedlich sorgfältig umgehen. Jeder einzelne hat ein ganz bestimmtes Gesundheitskapital, das er für keinen Preis vollständig verkaufen oder gegen ein anderes Gut eintauschen würde. Es muß aber zugegeben werden, daß Menschen häufig bereit sind, einen Teil ihrer Gesundheit, d. h. kleine Stücke ihres Gesundheitskapitals, gegen Geld oder andere Güter wie Ruhm, bessere Lebensqualität oder Genuß in Form einer ungesunden Ernährungsweise, gefährliche Freizeitbeschäftigungen, Alkohol und Nikotin einzutauschen.

Die Ökonomie verwendet in diesem Zusammenhang die Begriffe Grenznutzen und Grenzkosten. Der Grenznutzen stellt den zusätzlichen Nutzen dar, der dem einzelnen durch den Genuß einer unendlich kleinen weiteren Einheit eines Gutes entsteht. Ein solcher Nutzen ist in der Regel jedoch mit einem gegenläufigen Effekt auf der Kostenseite verbunden. Die mit dem Genuß einer unendlich kleinen weiteren Einheit des nutzenstiftenden Gutes verbundenen Kosten lassen sich als »Grenzkosten« des Konsums interpretieren.

So wird in der Regel der Genuß gesundheitsabträglicher Güter mit einer Abnahme des individuellen Gesundheitskapitals verbunden sein. Beispielsweise ist sich heutzutage (hoffentlich) jeder Raucher darüber im klaren, daß er mit jeder gerauchten Zigarette sein Gesundheitskapital schmälert. Er ist aber dennoch bereit, für den Genuß einer Zigarette, letztlich für die Erhöhung seiner gegenwärtigen Lebensqualität, Teile seines Gesundheitskapitals (Grenzkosten) zu opfern: Gegenwärtiger Konsum wird zu Lasten künftigen Konsums vorgezogen.[14]

Er ist so lange zum Konsum von Zigaretten bereit, solange die von ihm empfundenen Grenzkosten dieses Konsums geringer sind als der durch den Konsum erzielbare Gewinn an Lebensqualität. Bei der Lebensqualität handelt es sich um eine subjektive Größe, die geprägt wird von den Vorstellungen und Erwartungen des einzelnen Individuums. Insoweit unterscheidet sich Gesundheit nicht von anderen Gütern.

Für die weiteren Ausführungen erscheint es hilfreich, eine Unterscheidung zwischen dem Gut Gesundheit und denjenigen Gütern vorzunehmen, die darauf gerichtet sind, ein Bedürfnis nach Gesundheit, oder genauer, nach dem Erhalt oder der Wiederherstellung eines bestimmten Gesundheitszustandes, zu befriedigen.

Durch den Erwerb und den Einsatz dieser im folgenden als Gesundheitsgüter bezeichneten Güter (Beratungsleistungen, Rehabilitationsleistungen, stationäre Behandlungen, Medikamente, Hilfsmittel etc.) soll dieses Bedürfnis befriedigt werden. Dieses Phänomen der Gleichzeitigkeit des Konsums von Gesundheitsgütern und der »Produktion« von Gesundheit, wird auch als Uno-actu-Prinzip bezeichnet. Hierbei entspricht die Rolle der Gesundheitsgüter derjenigen von Produktionsfaktoren.[15]

Es werden zahlreiche Argumente dafür angeführt, die eine besondere Stellung und letztlich eine besondere politische Behandlung des Gutes Gesundheit und der Gesundheitsgüter rechtfertigen sollen. Diese Theorien gilt es im folgenden kritisch zu beleuchten.

So wird behauptet, beim Gut Gesundheit komme eine mögliche Unterschätzung zukünftiger Leiden zum Tragen. Auch seien viele Menschen bereit, einen Teil ihres Gesundheitskapitals gegen andere Güter einzutauschen, weil sie entweder glauben, die negativen Folgen ihres Handelns nicht oder nicht alleine tragen zu müssen; oft wird auch behauptet, sie unterschätzten die zukünftigen Konsequenzen eines gesundheitsgefährdenden und gesundheitsschädigenden Verhaltens.

In der finanzwissenschaftlichen Theorie wurde für derartige Güter die Bezeichnung »*meritorisch*« eingeführt. Als meritorisch werden Güter dann bezeichnet, wenn angenommen wird, daß deren Konsum bei Marktpreisen, die das staatlich unbeeinflußte Angebots- und Nachfrageverhalten auf einem Markt widerspiegeln, gemessen an gesellschaftlichen Erfordernissen unzureichend ist. Der mangelnde Konsum derartiger Güter wird damit begründet, daß die Wünsche der betroffenen Individuen aufgrund schlechter Ausbildung, mangelnder Informationen oder unentwickelter Voraussicht irrational oder verzerrt seien. Häufig werden hier Güter wie Schulbildung und Gesundheitsleistungen genannt, oftmals verbunden mit der Forderung, der Staat möge den Konsum dieser Güter kostenlos oder zumindest verbilligt ermöglichen.

Somit implizieren meritorische Güter Budgetentscheidungen des Staates, die die verantwortlichen Politiker unabhängig von den Wünschen der Bürger treffen, in der »Absicht, die individuelle

Konsumwahl zu korrigieren«.[16] Eine solche Theorie der Gesundheitspolitik ist jedoch, bis auf wenige Ausnahmen (Pflichtimpfungen, Seuchenbekämpfung), nur schwer haltbar, wenn man bedenkt, daß sie von einer umfassenden Informiertheit auf seiten der Entscheider (Experten, Politiker) ausgeht.

Häufig werden aber auch unerwünschte Verhaltensweisen der Beteiligten auf Besonderheiten des Gutes Gesundheit zurückgeführt, obwohl diese viel eher auf ein System ungeeigneter Anreizstrukturen innerhalb der Sozialversicherung schließen lassen. So setzt das System der sozialen Sicherung Signale, die zu mangelnder Eigenvorsorge verleiten. Dieses System bietet nämlich an vielen Stellen Möglichkeiten, die finanziellen Folgen mangelnder Eigenvorsorge auf die Schultern aller Mitglieder der jeweiligen Versichertengemeinschaft zu verteilen.

Es wird in der Regel nicht erkannt, daß diese negativ zu beurteilenden Begleiterscheinungen individuellen Verhaltens (*externe Effekte*) aus einem falsch ausgestalteten sozialen Sicherungssystem herrühren. In diesem Zusammenhang wird häufig von einem »Marktversagen« gesprochen. Die Diagnose eines Marktversagens mündet regelmäßig ein in die Forderung, das Gesundheitswesen als Ausnahmebereich zu behandeln und korrigierende Eingriffe durch den Staat vorzunehmen. Tatsächlich handelt es sich jedoch um ein Staatsversagen, weil der Staat falsche Rahmenbedingungen setzt, die dann zu den unerwünschten Ergebnissen führen.

Ein weiteres Erklärungsmuster basiert auf der Theorie der *asymmetrischen Informationsverteilung* zwischen den Anbietern von Gesundheitsgütern und den Patienten, die nicht in der Lage seien, Qualität (»negative Qualitätskonkurrenz«) und Bedeutung bestimmter Therapieformen für ihren konkreten Behandlungsfall (»asymmetrische Information«) einzuschätzen. In dieser Situation hätte der Arzt durch seinen Wissensvorsprung die Möglichkeit, die fehlende Konsumentensouveränität in seinen ökonomischen Vorteil umzuwandeln.

Hieraus aber einen Fall klassischen Marktversagens abzuleiten, um eine staatliche Regulierung des Gesundheitswesens zu fordern, erscheint zu weit hergeholt. Es bestehen für den Patienten durchaus

Möglichkeiten, sich zu informieren, sowohl über einzelne Behandlungskonzepte als auch über Ärzte und deren Ruf.

Andere Argumentationsmuster betonen die gesamtgesellschaftlichen und gesamtwirtschaftlichen Aspekte der individuellen Gesundheit, die bei einer rein auf die individuellen Eigenschaften dieses Gutes bezogenen Sichtweise nur unzureichende Beachtung finden würden. Der Gesundheitszustand eines Menschen stellt neben seiner Ausbildung, seinen Fähigkeiten und Fertigkeiten sowie seiner genetischen Struktur einen sehr wichtigen Faktor seines persönlichen aber auch des Humankapitals einer Volkswirtschaft dar. Deshalb sind die Wirkungen eines gesundheitsgefährdenden Lebensstils immer unter beiden Aspekten des Humankapitals zu betrachten.

Generell kann festgehalten werden, daß jede Verschlechterung der Gesundheit aufgrund des Lebensstils eine Vernichtung von Humankapital darstellt. Durch einen gesundheitsgefährdenden Lebensstil entstehen direkte, indirekte und psychosoziale Kosten durch Krankheit, Invalidität und vorzeitigen Tod. Hierbei wird unter Kosten der bewertete Verbrauch und der Verlust von Produktionsfaktoren verstanden. Direkte Kosten stellen dabei der bewertete Verbrauch an Ressourcen in Form von Gesundheitsgütern und Gesundheitsleistungen dar. Indirekte Kosten beinhalten den monetär bewerteten Ressourcenverlust, der durch Arbeitsunfähigkeit, Berufswechsel oder Tod entsteht. Damit werden die Kosten im Sinne von Opportunitätskosten (Kosten, die dadurch entstehen, daß die nächstbeste Alternative wegen der Knappheit der Mittel nicht wahrgenommen werden kann) als Wert von Gütern und Dienstleistungen aufgefaßt, die aufgrund von Krankheit und/oder vorzeitigem Tod verbraucht werden oder überhaupt nicht erstellt werden können.[17] Gesundheit hat damit den Charakter sowohl eines privaten als auch eines öffentlichen Gutes, denn sowohl der einzelne als auch die Gesellschaft als Ganzes profitieren von der Leistungsfähigkeit des einzelnen. Ganz konkret manifestiert sich dies in Form von Steuerzahlungen oder in Form von Beitragszahlungen in eine Sozialversicherung.

Dennoch ist diese Position nur schwer zu halten, impliziert sie doch, daß letztlich der Wert der Gesundheit eines Individuums seinem Beitrag zu einer gesellschaftlichen »Wohlfahrt« entspricht, denn es ist genau dieser Beitrag, der bei Produktionsausfall des Humankapitalfaktors verlorengeht. Eine über diesen Beitrag hinausgehende Wertschätzung und Förderung der Gesundheit des Individuums durch den Staat entspricht nicht dem Rationalitätsideal dieser Theorie. Außerdem läßt sich ein derart kollektivistisches Menschenbild wohl kaum mit einer freiheitlichen Grundordnung vereinbaren, wenn aus ihm staatliche Maßnahmen abgeleitet werden, die das einzelne Individuum dazu zwingen, alles zu tun, um für die Gesellschaft eigenes Humankapital maximal zu pflegen, aufzubauen und es schließlich für »gesellschaftliche« Zielsetzungen zur Verfügung zu stellen.

Allerdings steht eine wesentliche, allgemein anerkannte Wertvorstellung, nämlich die des gleichen Zugangs zu den Gesundheitsgütern, einer rein individualistischen Marktlösung der Versorgung mit Gesundheitsgütern im Wege. Eine solche über eine bloß formale Gleichheit hinausgehende Norm setzt einkommensumverteilende Maßnahmen voraus, um allen Mitgliedern einer Gesellschaft die Möglichkeit zu eröffnen, Gesundheitsleistungen in Anspruch zu nehmen. Da es in einer freiheitlichen Ordnung eines gesellschaftlichen Konsenses über das Ausmaß der Umverteilungsmaßnahmen bedarf, kann den einkommensstärkeren Gruppen immer nur ein bestimmtes Maß an Solidarität abverlangt werden. In einer freiheitlichen Gesellschaft, die das Maß an individuell konsumierbaren Gesundheitsleistungen nicht nach oben begrenzt, werden von daher immer ungleiche Möglichkeiten des Konsums von Gesundheitsleistungen bestehen. Von der Wertvorstellung eines (partiell) gleichen Zugangs zu Gesundheitsleistungen ausgehend, läßt sich aber nicht auf von anderen Gütern völlig unterschiedliche Eigenschaften der Gesundheitsgüter schließen. Auch muß die Verwirklichung der Gleichheitsnorm nicht zwangsläufig die Vornahme von einkommensumverteilenden Maßnahmen innerhalb des Krankenversicherungssystems nach sich ziehen. Entsprechende Formen einer Umverteilung finden sich zwar in den meisten Ländern, sind aber in der Regel historisch zu erklären. Ökonomisch könnte es durchaus sinnvoller sein, die Einebnung von Einkommensunterschieden zur Finanzierung einer »gleichen« Absicherung im Krankheitsfall getrennt von der Absicherung des Krankeitsrisikos vorzunehmen. Den gegenwärtig kaum zu erfassenden, geschweige denn zu kontrollierenden Einkommensumverteilungsprozessen innerhalb der GKV könnte auf diesem Wege ihre Bedeutung genommen werden. Dies könnte z. B. in Form eines Zuschlags zur Sozialhilfe geschehen, der Sozialhilfeempfänger in die Lage versetzt, auf dem Markt für Krankenversicherungspolicen als zahlungskräftige Nachfrager aufzutreten.

3 Sicherheit im Krankheitsfall – Wie lange noch?

Gegenwärtig befindet sich das Gesundheitswesen in Deutschland aufgrund der vielfältigen Mängel und Defizite an einem Wendepunkt. Auch wenn allen Beteiligten mittlerweile klargeworden ist, daß die Ausgabenentwicklung innerhalb der sozialen Krankenversicherung gebremst werden muß, so ist dennoch keine Entscheidung darüber gefallen, wie der weitere Weg des Gesundheitswesens aussehen soll: ein weiterer Ausbau staatlicher Steuerung oder ein Mehr an individueller Freiheit.

3.1 Von der Hilfskasse zur totalen Rundumversicherung – Historische Betrachtung

Frühe Ansätze eines über den Familienzusammenhang hinausgehenden Krankensicherungssystems finden sich bereits in Griechenland. Hier wurden teilweise durch die Arbeitgeber Fürsorgeaufgaben für ihre Beschäftigten wahrgenommen. In den Jahren nach den Perserkriegen (5. Jh. v. Chr.) übernahm der Staat aus Angst vor Unruhen, mit denen wegen der schwierigen sozialen Lage gerechnet werden mußte, Aufgaben der Krankenfürsorge. Wie noch gezeigt wird, durchzieht diese Motivation staatlichen Handelns die gesamte weitere Geschichte der öffentlichen Krankenfürsorge.[18]

Im Mittelalter ging die Armenfürsorge zunehmend von Klöstern aus. Von den Ritterorden wurden zahlreiche Spitäler gegründet, die eine freie Krankenbehandlung anboten. Neben diesen entstanden im späten Mittelalter auch zunehmend Hospitäler in städtischer

Trägerschaft, in denen die Bevölkerung sowohl ambulant als auch stationär behandelt wurde.

Nach dem Dreißigjährigen Krieg wurde die Krankenversorgung zunehmend genossenschaftlich organisiert. Staat und Kirche zogen sich dabei teilweise aus diesem Aufgabenfeld zurück. Besondere Bedeutung für die weitere Entwicklung der Absicherung gegen gesundheitliche Risiken hatten die Selbsthilfeorganisationen der Bergleute, die aufgrund der speziellen Risiken ihres Berufes besonders von Krankheiten betroffen waren. Auch im Handwerk kam es zur Gründung von Sondervermögen der Zünfte, die für Zeiten der Erwerbsunfähigkeit Vorsorge bieten sollten. Die Handwerksgesellen wurden auf diesem Gebiet selbständig aktiv, indem sie Gesellenbruderschaften mit Zwangsmitgliedschaft ins Leben riefen, die neben einer freien Krankenbehandlung auch Krankengeld gewährten.[19]

Zu Beginn des 19. Jahrhunderts gab es schon Versicherungen, die eine Absicherung gegen die unvorhersehbaren Risiken wie Krankheit, Unfall, vorzeitiges Ableben etc. ermöglichten. Diese Einrichtungen waren aber den Mitgliedern der mit der Industrialisierung immer stärker wachsenden Arbeiterschicht, insbesondere wegen deren unsicherer Einkommenslage, nicht zugänglich. Ein soziales Versicherungssystem gab es noch nicht oder bestand wegen der zunehmenden Auflösung vorindustrieller Strukturen nicht mehr. Ein immer größerer Anteil der Bevölkerung geriet somit in die Abhängigkeit der Armenfürsorge.

Erste Ansätze einer Sozialversicherung in Deutschland finden sich daher in dieser Zeit. Die Furcht vor einer durch ein extrem hohes Bevölkerungswachstum und eine zunehmende Landflucht geschürten revolutionären Stimmung in den Städten veranlaßte das Bürgertum des beginnenden 19. Jahrhunderts zur Unterstützung der Unterschicht bei der Gründung von Spar- und Unterstützungsvereinen. Diese erste Form der sozialen Sicherung, die als Hilfe zur Selbsthilfe angelegt war, wurde begleitet von den immer lauter werdenden Forderungen nach einem staatlichen Engagement im Bereich der sozialen Ordnung.

Durch sozialpolitische Initiativen des Staates, die darauf abzielten, den Abstand zwischen den materiellen Lebensbedingungen der verschiedenen Bevölkerungsschichten zu reduzieren, sollte radikal- und sozialdemokratischen Bewegungen begegnet werden. Schließlich existierten in dieser Zeit noch nicht die Instrumente der Umverteilung (auf dem Gedanken der subjektiven Leistungsfähigkeit basierenden Steuersysteme mit einkommensabhängigen Sozialtransfers), die heute in nahezu allen Staaten zu finden sind.

Die ersten gesetzlichen Regelungen über Kranken- und Unterstützungskassen sind auf die erste Hälfte des 19. Jahrhunderts zurückzudatieren. Hierzu zählten die Allgemeine Gewerbeordnung vom 17. Januar 1845 und die Preußische Verordnung vom 9. Februar 1849. Das Unterstützungskassengesetz vom 3. April 1854 entwickelte diese Normen weiter. Es ermächtigte Gemeinden, Handwerksgesellen und -gehilfen zum Eintritt in eine am Ort bestehende Hilfskasse mit Beitragspflicht zu zwingen. Diesen Hilfskassen konnten auch Fabrikarbeiter beitreten. Zugleich wurde gesetzlich die Möglichkeit verankert, durch Ortsstatute die Arbeitgeber bis zur Hälfte des zu entrichtenden Beitrags zu beteiligen. Von dieser Form der Versicherungspflicht wurde jedoch nur ein kleiner Teil der Bevölkerung erfaßt. So waren 1860 lediglich 427 190 Mitglieder in Unterstützungskassen versichert, Heimarbeiter, Tagelöhner und Landarbeiter blieben ausgeschlossen.[20]

Ein weiterer für die spätere Sozialgesetzgebung wegweisender Schritt wurde mit dem Knappschaftsgesetz von 1854 begangen. Die Knappschaften wurden zum Träger einer Arbeiterversicherung mit öffentlich-rechtlichem Charakter. Sie boten den Bergarbeitern unter anderem freie medizinische Versorgung und finanzielle Unterstützung bei Erwerbsunfähigkeit.

Die durch die Einführung des allgemeinen, gleichen und direkten Wahlrechts zum Reichstag und ein erstes Koalitionsrecht (Beginn der Gewerkschaftsbewegung) erreichte kurzfristige Entschärfung der politischen Konflikte wurde durch die Massenarbeitslosigkeit im Gefolge der 1873/74 einsetzenden Wirtschaftskrise konterkariert.[21]

Besondere Bedeutung für die spätere Entwicklung der Sozialversicherung wird der Kaiserlichen Botschaft, der Thronrede Kaiser Wilhelms I. zur Eröffnung des Reichstages am 17. November 1881, beigemessen. Hierin wurden wichtige Vorgaben für die weitere Gesetzgebung auf diesem Gebiet, insbesondere die Dreiteilung der sozialen Sicherung formuliert.

Als eigentliches Geburtsjahr der GKV als einer sozialen Pflichtversicherung in Krankheitsfällen wird das Jahr 1883 angesehen. Das am 15. Juni 1883 verabschiedete und am 1. Dezember 1884 in Kraft getretene Krankenversicherungsgesetz stellte den Versuch dar, eine Ausbreitung sozialistischer Bewegungen durch die Schaffung einer eigenständigen Arbeiterpolitik neben der strikt subsidiär ausgerichteten Armenunterstützung zu verhindern.

Durch das »Gesetz betreffend die Krankenversicherung der Arbeiter« wurde 1883 eine Versicherungspflicht für die Mehrzahl der gewerblichen Arbeiter sowie für Betriebsbeamte (Angestellte) mit einem Jahresverdienst von weniger als 2000 M eingeführt. Es stellte im wesentlichen eine Weiterentwicklung der bestehenden Regelungen, insbesondere der Selbstverwaltung, sowie des zu diesem Zeitpunkt bestehenden Geflechts aus Institutionen, die vor allem der Absicherung bestimmter Bevölkerungsgruppen vor krankheitsbedingtem Einkommensausfall dienten, dar. Zu diesen zählten die Hilfseinrichtungen der Innungen und Zünfte, von Unternehmern getragene Fabrikkrankenkassen, genossenschaftlich organisierte Selbsthilfeeinrichtungen und auch die gemeindlichen Armenkrankenkassen, die wenige Jahre zuvor durch das Hilfskassengesetz von 1876 in freie Hilfskassen umgewandelt und deren Rechtsgrundlagen einheitlich geregelt worden waren. Für den größten Teil der Betroffenen bedeutete das Krankenversicherungsgesetz von 1883 lediglich eine Neuordnung der bestehenden Versicherungsverhältnisse, die im wesentlichen eine Integration der bestehenden, privatrechtlichen Krankenversicherungen in die Sozialversicherung vorsah.

Von dieser Regelung waren zunächst die Arbeiter, jene Bevölkerungsgruppe, die am stärksten in den Sog der sozialdemokratischen Bewegung zu geraten drohte, betroffen (politischer Aspekt). Auch war bei dieser Gruppe am ehesten damit zu rechnen, daß sie einer regelmäßigen Beitragspflicht nachkommen konnte (ökonomischer Aspekt). Später wurde der Versicherungszwang dann sukzessive auf alle Erwerbstätigen, die einen bestimmten Jahresverdienst nicht erreichten, ausgedehnt.[22] Die vollständige Einbeziehung der Landarbeiter erfolgte erst 1914.

Der Anteil der Mitglieder der GKV an der Gesamtbevölkerung des Deutschen Reichs verdoppelte sich in den Jahren 1880 bis 1885 von 5 % auf 10 % und stieg bis 1913 auf 25 %. Für den Zeitraum von 1885 bis 1913 kann ein erster großer Boom auf dem Gesundheitsmarkt konstatiert werden. In diesem Zeitraum stand nämlich einer Verdreifachung des Mitgliederbestandes eine Verachtfachung der Leistungsausgaben (!) gegenüber. In diesem Zeitraum nahm der Beitragssatz aber nur von 2 % auf etwa 2,5 % zu.

Das Gesetz über die Krankenversicherung von 1883 wies bereits Strukturmerkmale auf, die noch heute für das Sozialversicherungssystem charakteristisch sind. So galt bereits von Anfang an das Solidarprinzip: einkommensabhängige Beiträge, aber beitragsunabhängige Leistungen. Eine gewisse Entsprechung von einkommensbezogenem Beitrag und individuellem Risiko war allerdings dadurch gegeben, daß die Leistung der Krankenversicherung bis in die dreißiger Jahre des 20. Jahrhunderts im wesentlichen aus einer einkommensabhängigen Entgeltfortzahlung im Krankheitsfall bestand. Zu den bis heute gültigen Merkmalen gehören daneben die Zwangsmitgliedschaft bis zu einer gewissen Einkommenshöchstgrenze, Zwangsbeiträge bemessen am Bruttoarbeitsentgelt (nicht am Risiko), damals allerdings bei geringerem Arbeitgeberanteil ($^1/_3$), Rechtsanspruch auf Leistungsbezug nach dem Sachleistungsprinzip, die Möglichkeit einer freiwilligen Mitgliedschaft sowie die grundsätzliche Möglichkeit einer Krankenkasse, in ihren Statuten die Familienmitversicherung, wenn auch damals noch gegen Beitragszuschlag und ohne Arbeitgebermitfinanzierung, vorzusehen. Auch besaß die Mitgliedschaft in einer Ersatzkasse bereits damals befreiende Wirkung für die Zwangskasse.[23]

Die Machtverhältnisse in den anfangs über 17000 selbstverwalteten Krankenkassen waren recht unterschiedlich. Sie variierten im wesentlichen in Abhängigkeit vom relativen Gewicht der Beitragsanteile von Versicherten, Arbeitgebern und Gemeinden.

Private Versicherungsunternehmen wurden an diesem noch kleinen System sozialer Absicherung bewußt nicht beteiligt. Ursache hierfür war ein starkes Mißtrauen Bismarcks gegenüber privatwirtschaftlichen Lösungen.[24] Aber auch der Staat nahm bewußt eine untergeordnete Rolle ein, um mit dem Gedanken der Selbstverwaltung die Identifikation der Versicherten mit den Aufgaben und Zielen der Sozialversicherung zu stärken.

Insgesamt gesehen kann die GKV als ein Kind der Not bezeichnet werden, allerdings in einem doppelten Sinne. Seitens der nun versicherten Bevölkerungsgruppen kann die Schaffung einer GKV als Absicherung gegen ökonomische Notsituationen gesehen werden, seitens der politisch dominierenden Bevölkerungsschichten als der Versuch einer Versicherung vor dem Verlust der politischen Vorherrschaft, letztlich vor in ihren Augen »politischem Notstand«.

Andere Maßnahmen, mit denen dieses Ziel verfolgt wurde, waren direkte Repressionen wie das Sozialistengesetz sowie eine expansive Kolonialpolitik, die den nationalen Zusammenhalt fördern sollte. Gemessen am Stimmenanteil der SPD in den letzten Jahren des 19. Jahrhunderts muß diese Politik der Machterhaltung jedoch als gescheitert angesehen werden. Insbesondere die Möglichkeiten der Selbstverwaltung brachten diesem politischen Spektrum (Sozialdemokratie, Gewerkschaftsbewegung) enorme Möglichkeiten der Einflußnahme, die auch konsequent genutzt wurden.

Das beginnende 20. Jahrhundert brachte mit dem am 1. Dezember 1914 in Kraft tretenden Buch über die Krankenversicherung im Rahmen der Reichsversicherungsordnung (RVO) die Pflichtmitgliedschaft für weitere Berufsgruppen, die zuvor nur unvollständig erfaßt waren. Eigentliches Ziel war die Schaffung eines einheitlichen Gesetzeswerks für die bisher noch getrennt geregelten Versicherungszweige Kranken-, Unfall- und Invalidenversicherung.[24a]

Zugleich wurde die institutionelle Vielfalt eingeschränkt, indem die Gemeindekrankenkassen in die Allgemeinen Ortskrankenkassen eingegliedert wurden. Das Selbstverwaltungsrecht der Arbeitgeber wurde, ohne deren Beitragsanteil zu verändern, zu Lasten der Arbeitnehmer ausgedehnt. Hiermit sollte unter anderem extremen Auswüchsen begegnet werden, die die Funktionsfähigkeit des immer komplexer werdenden Krankenversicherungssystems gefährden konnten. In dieser Zeit wuchsen die Spitzenverbände der verschiedenen Krankenkassenarten zu einflußreichen politischen Interessengruppen.

Der Erste Weltkrieg hatte aufgrund der zahlreichen Opfer und Verwundeten eine völlig veränderte Risikostruktur für die Gesetzlichen Krankenkassen zur Folge: Der durchschnittliche Krankenstand und auch die Ausgaben für Heilmittel hatten sich von 1913 bis 1918 verdoppelt.[25]

Anfang der dreißiger Jahre dieses Jahrhunderts führten Finanzierungsprobleme der Krankenversicherung zu umfangreichen Leistungseinschränkungen. Es wurden Rezept- und Krankenscheingebühren, eine Selbstbeteiligung bei Arzneimitteln und bei der Krankenpflege sowie der Vertrauensärztliche Dienst eingeführt.

Am 2. August 1933 wurde die nach dem Führerprinzip aufgebaute Kassenärztliche Vereinigung Deutschlands zum alleinigen Träger der Beziehungen zwischen Kassenärzten und Krankenkassen. Zugleich wurde die Selbstverwaltung in der GKV abgeschafft. Die nationalsozialistische Politik, die es sich zum Ziel gesetzt hatte, alle Bereiche des öffentlichen und privaten Lebens einheitlich einer bestimmten ideologischen Grundhaltung zu unterwerfen, nahm den Bereich der Sozialversicherung hiervon nicht aus.

Nach dem Zweiten Weltkrieg wurde in der Bundesrepublik Deutschland 1951/52 die Selbstverwaltung wiederhergestellt. Im wesentlichen fanden im Beitrags- und Leistungsbereich die Vorschriften der RVO erneut Anwendung. Besatzungsanordnungen führten dennoch zu einer Differenzierung der Vorschriften zwischen den drei westlichen Besatzungszonen. Nach Gründung der Bundesrepublik Deutschland beschäftigten sich die ersten Anordnungen daher mit der Beseitigung dieser Rechtszersplitterung.

Die fünfziger Jahre brachten zunächst einmal eine grundsätzliche Reform, die sich der Beseitigung der nationalsozialistischen Spuren aus der RVO widmete. Viele Änderungen wurden über Verordnungen und Erlasse vorgenommen (Erlaßgesetzgebung). Durch das

Abb. 4: Anteil der GKV-Versicherten an der Gesamtbevölkerung

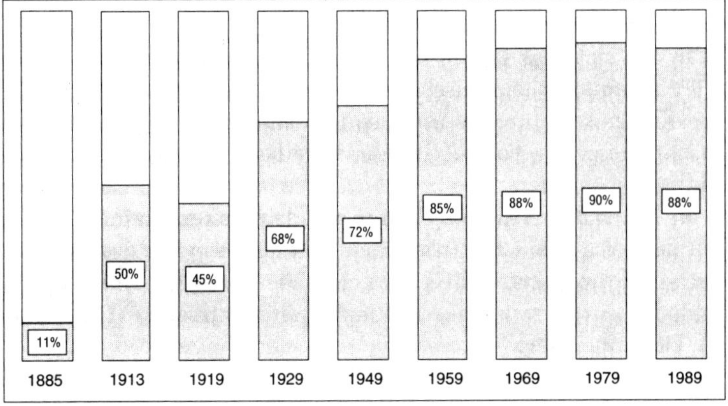

Quelle: *Tennstedt, Florian: Sozialgeschichte der Sozialversicherung, in: Bohmke, Maria u.a. (Hrsg.): Handbuch der Sozialmedizin, Bd. III: Sozialmedizin in der Praxis, Stuttgart 1976, S. 385 – 492; BMA*

Gesetz über die Krankenversicherung der Rentner (KVdR) vom 12. Juni 1956 wurden die Rentner den übrigen Versicherten gleichgestellt.

Die Entwicklung der folgenden Jahre war gekennzeichnet durch eine zunehmende Ausdehnung des Leistungskatalogs durch die Träger der GKV, den Gesetzgeber und die Sozialgerichte. Dies betraf insbesondere die Leistungsbereiche Früherkennung und Rehabilitation. Darüber hinaus wurde die Solidargemeinschaft der GKV ständig ausgedehnt. Der Anteil der GKV-Versicherten an der Gesamtbevölkerung betrug 1885 ca. 10 %, 1989 waren es bereits über 88 % (vgl. Abb. 4). Hierzu wurden sowohl die Versicherungspflichtgrenze dynamisiert als auch die Anforderungen an eine freiwillige Mitgliedschaft reduziert.

Die zahlreichen Neuerungen und Reformbestrebungen, Erlasse und Verordnungen beraubten diese Gesetze über die Sozialversicherung jeder Systematik. Hieraus lassen sich die langjährigen

Bemühungen erklären, ein einheitliches Gesetzeswerk zu schaffen: das Sozialgesetzbuch (SGB). Der allgemeine Teil dieses Gesetzbuches wurde 1975, der Teil über die Krankenversicherung (SGB V) erst am 20. Dezember 1988 verabschiedet.

In den siebziger Jahren wurde die Ausgabenentwicklung in der GKV zu einem ökonomischen und politischen Problem. Mit Hilfe von Kostendämpfungsgesetzen wurde dann ab 1975 der Versuch gemacht, dieser den Fortbestand der GKV bedrohenden Entwicklung Einhalt zu gebieten.

In den späten achtziger Jahren wurden weitere Reformgesetze auf den Weg gebracht. Zu nennen sind insbesondere das Gesundheits-Reformgesetz (GRG), das am 20. Dezember 1988 verabschiedet wurde, sowie das Gesundheitsstrukturgesetz (GSG) vom 21. Dezember 1992.

3.2 Gegenwärtige Struktur des Krankenversicherungsschutzes in Deutschland

Am 1. Oktober 1992 waren 57,2 Mio. Personen in den alten Bundesländern in der GKV versichert. Der Anteil der gesetzlich Krankenversicherten an der westdeutschen Gesamtbevölkerung beträgt nach dem Mikrozensus von 1992 somit 88 %.[26] Innerhalb der Versichertengemeinschaft der GKV kann zwischen freiwilligen und Pflichtmitgliedern sowie mitversicherten Familienangehörigen unterschieden werden.

Pflichtmitglieder der GKV sind jene Arbeitnehmer und Angestellte, deren regelmäßiges Bruttojahresentgelt 75 % der Beitragsbemessungsgrenze in der gesetzlichen Rentenversicherung nicht übersteigt. Im Jahre 1994 liegt die Beitragsbemessungsgrenze für die GKV bei einem Jahresbruttoeinkommen von 68 400 DM. Pflichtversichert sind darüber hinaus auch bestimmte nicht erwerbstätige Bevölkerungsgruppen. Hierzu gehören insbesondere Rentner und andere Bezieher von Ruhestandszahlungen, Studenten und Arbeitslose. Rentner sind, falls keine Befreiung, insbesondere durch Abschluß eines privaten Vollversicherungsschutzes, besteht, in der

Tabelle 2: Versicherte der GKV nach Versichertenstatus 1992

	alte Länder	neue Länder	gesamt
Versicherte	57 165	14 810	71 975
Status:			
Pflichtmitglieder	23 364	7 986	31 350
Rentner	11 281	3 063	14 344
freiwillige Mitglieder	4 827	503	5 330
mitversicherte Familienangehörige	17 693	3 258	20 951
Anteil an der Gesamtbevölkerung	88 %	94 %	89 %

Quelle: BMG

Krankenversicherung der Rentner (KVdR) versichert, an der als Träger die Krankenkassen aller Kassenarten mitwirken. Die Beiträge werden in der Regel zu gleichen Teilen vom Versicherten und vom Träger der Rentenversicherung gezahlt.

Personen mit einem regelmäßigen Jahresbruttoentgelt von mehr als 68 400 DM sowie Landwirte, Künstler und andere Selbständige haben nach ihrem Ausscheiden aus der Krankenversicherungspflicht die Möglichkeit einer freiwilligen Mitgliedschaft in der GKV. Sie können aber auch einer privaten Krankenversicherung beitreten oder völlig auf einen Krankenversicherungsschutz verzichten. Dieser Kreis hat dann nur noch einen Anspruch auf Krankenhilfe oder vorbeugende Gesundheitshilfe im Rahmen der Sozialhilfe.

Beitragsfrei mitversichert in der GKV sind Ehegatten und Kinder von GKV-Mitgliedern. Grundanforderung hierfür sind ein Wohnsitz in der Bundesrepublik Deutschland und bestimmte Einkommensgrenzen, die die Familienmitglieder nicht überschreiten dürfen.[27]

Pflichtversichert waren in den alten Bundesländern am 1.10. 1992 23,4 Mio. Menschen, freiwillig versichert 4,8 Mio. und als Renter 11,3 Mio. Am 1. Oktober 1992 ergab sich eine Gesamtmit-

Abb. 5: Bevölkerung nach Art des Krankenversicherungsschutzes in Deutschland 1992

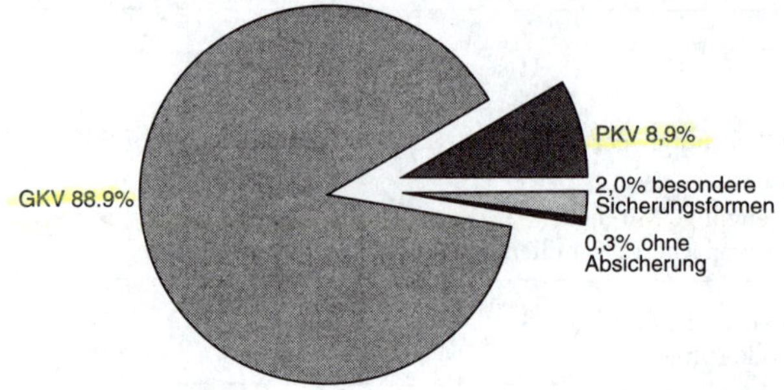

Quelle: Statistisches Bundesamt

gliederzahl von 39,5 Mio. Darüber hinaus waren zu diesem Zeitpunkt noch 17,7 Mio. Familienangehörige mitversichert. Von diesen gehörten 1,6 Mio. der KVdR an, 11,6 Mio. waren über ein Pflichtmitglied und 4,7 Mio. über ein freiwilliges Mitglied mitversichert.[28] In Ostdeutschland ist die Situation ähnlich. Hier waren 1992 14,8 Mio. Menschen über die GKV versichert, dies entspricht 94 % der Bevölkerung in den neuen Bundesländern (vgl. Tab. 2).[29]

Ferner waren im Rahmen einer privaten Krankenversicherung 8,9 % der Gesamtbevölkerung vollversichert. 2,0 % waren durch die freie Heilfürsorge der Polizei/Bundeswehr abgesichert oder besaßen als Sozialhilfeempfänger, Kriegsschadensrentner, Empfänger von Unterhalt aus dem Lastenausgleich Anspruch auf Krankenhilfe oder vorbeugende Gesundheitshilfe, der Rest (0,3 %) war nicht krankenversichert (vgl. Abb. 5).

Die historische Entwicklung der GKV hat zu einer Vielfalt der Trägerinstitutionen geführt. 1992 entfiel der größte Anteil der Mitglieder auf die Ortskrankenkassen mit 42,3 %, gefolgt von 34,6 % bei den Ersatzkassen der Angestellten. 11,7 % waren 1992 bei einer Betriebskrankenkasse und 5,3 % bei einer Innungskrankenkasse versichert.[30] Daneben bestehen noch Bundesknappschaft mit 2,3 %, Ersatzkassen der Arbeitnehmer mit 1,9 %, landwirtschaftliche Krankenkassen mit 1,8 % sowie die See-Krankenkasse mit 0,1 % der GKV-Mitglieder als selbständige Träger der GKV.

3.3 Grundprinzipien der Krankenversicherung

Die GKV ist eine am *Versicherungsprinzip* orientierte Organisation. Ihre Mitglieder verfolgen durch ihre Mitgliedschaft das Ziel, einen möglichen Vermögensschaden, hervorgerufen durch den Eintritt eines definierten Versicherungsfalles, hier der Krankheit, zu begrenzen oder zu eliminieren. Die Eintrittswahrscheinlichkeit des bedrohlichen Ereignisses ist für den einzelnen Versicherten in der Regel unkalkulierbar, bezogen auf die Gesamtheit der Versicherten ist das Risiko und der wahrscheinliche auf einen Zeitraum bezogene Finanzbedarf zur Deckung der Versichertenansprüche jedoch ermittelbar. Aufgabe der Versichertengemeinschaft ist es, diesen Schaden, von dem ungewiß ist, welches Mitglied betroffen sein wird, durch Mitgliedsbeiträge (Prämien) auszugleichen. Folglich stellt jede Krankenversicherung, ob als Privat- oder Sozialversicherung ausgestaltet, ein Umverteilungsverfahren zwischen Kranken und Gesunden dar.

Private Krankheitskostenvollversicherungen beschränken sich auf diesen Umverteilungsvorgang. Da es sich bei diesen nicht um Zwangsversicherungen handelt, müssen sie ein Finanzierungsverfahren anwenden, das auf die Zustimmung potentieller Kunden stößt. Dieses Verfahren ist das sogenannte versicherungstechnische Äquivalenzprinzip.

Das Äquivalenzprinzip besagt, angewendet auf eine Krankenversicherung, daß sich die Versicherungsprämie und der Versicherungsanspruch entsprechen sollen. Jeder gibt nach seiner *wahrscheinlichen Bedürftigkeit* und empfängt nach seiner *tatsächlichen.*

Die Prämie, die der Versicherte bezahlen muß, richtet sich nach dem Risiko, das die private Krankenversicherung mit Abschluß des individuellen Versicherungsvertrages übernommen hat. Soziale

Aspekte und das Einkommen bleiben, da sie nicht unmittelbar das übernommene Risiko determinieren, unberücksichtigt.

Die Versicherten werden bei Abschluß des Vertrages in bestimmte, untereinander abgegrenzte Versichertengruppen aufgenommen, die jeweils autonom einen Risikoausgleich herbeiführen sollen. Diese Gruppen, auch *Kohorten* genannt, zeichnen sich durch ein gewisses Maß an Homogenität hinsichtlich des Alters aus.

Die Beiträge der Gruppenmitglieder müssen ausreichen, um die in dieser Gruppe entstehenden Kosten ausgleichen zu können. Da sich mit steigendem Alter der Mitglieder einer Kohorte die *Morbidität* und die damit verbundenen Kosten erhöhen, wäre an sich ein immer höherer Beitrag von den einzelnen Mitgliedern zu entrichten. Um dies zu verhindern, bedient sich die private Krankheitskostenvollversicherung des sogenannten *Kapitaldeckungsverfahrens*. Dessen Umsetzung setzt die Bildung sogenannter *Altersrückstellungen* voraus, mit der Zielsetzung, die vom einzelnen Versicherten zu entrichtende Prämie langfristig konstant zu halten, obwohl dessen Krankheitskosten zunehmen. In jungen Jahren zahlt der Versicherte also eine über seinem Risikoanteil liegende Prämie, später dann eine darunterliegende.

Eine konsequente Anwendung des Äquivalenzprinzips verlangt die Prämienentrichtung von jedem Versicherten. Eine private Krankenversicherung wird von daher keine kostenlose Mitversicherung für Familienangehörige anbieten können. Auch für Kinder sind, da sie eigenständig dem Krankheitsrisiko ausgesetzt sind, risikoäquivalente Prämien zu entrichten.

Die Konstruktionsprinzipien der GKV als Solidargemeinschaft sind andere. Neben dem versicherungstypischen Risikoausgleich (primäre Umverteilungsaufgabe) zwischen Gesunden und Kranken finden im Rahmen der GKV weitere Umverteilungen statt. Abgeleitet werden diese Umverteilungsaufgaben heute aus dem Grundgesetz. Der Verfassungsgrundsatz von der Unantastbarkeit der Menschenwürde und das Sozialstaatsprinzip verpflichten die staatliche Gemeinschaft zur Sicherung von Mindestbedingungen eines menschenwürdigen Daseins für jene Bürger, die sozialer Hilfe bedürfen.[31]

Ein wesentliches Element der sozialen Krankenversicherung wird aus der zuvor beschriebenen Aufgabe abgeleitet: der sogenannte Solidarausgleich (sekundäre Umverteilungsaufgabe). Dieser ist durch eine einkommensabhängige Beitragserhebung und eine beitragsunabhängige Gewährung von Leistungen gekennzeichnet (Solidarprinzip). Jeder gibt somit nach seiner *Leistungskraft* und empfängt nach seiner *Bedürftigkeit*.

Das Solidarprinzip hat zur Folge, daß guten Risiken eine wirtschaftliche Mehrbelastung auferlegt wird. Da für diese Versichertengruppe ein hoher Anreiz besteht, sich einer Versichertengemeinschaft anzuschließen, die ihre Prämien ausschließlich am Risiko des versicherten Mitglieds orientiert, muß, um die Finanzierbarkeit der sozialen Krankenversicherung zu gewährleisten, für eine große Personenzahl die Pflichtmitgliedschaft in der GKV gesetzlich vorgeschrieben werden (Prinzip der Zwangsmitgliedschaft).

Das Solidarprinzip ist im Rahmen der GKV allerdings nur unvollkommen verwirklicht. So ist die Pflichtmitgliedschaft nicht für alle Bürger vorgesehen, sondern nur für einen als schutzbedürftig eingestuften Personenkreis. Dies geschieht auch mit dem Ziel, das historisch gewachsene private Krankenvollversicherungswesen nicht seiner Funktion zu berauben.

Leistungsfähigkeit wird bei den Pflichtversicherten nur am Einkommen aus nichtselbständiger Arbeit gemessen. Andere Einkünfte finden bisher nur sehr rudimentär Eingang in die Beitragsbemessungsgrundlage. Freiwillige Mitglieder mit einem versicherungspflichtigen Einkommen oberhalb der Beitragsbemessungsgrenze sind somit nicht entsprechend ihrer vollen Leistungsfähigkeit an den Einnahmen der Versichertengemeinschaft beteiligt, da Einkünfte oberhalb dieser Grenze nicht mehr in die Beitragsberechnung einbezogen werden.

Anders als bei der Einkommensteuer wird die Bemessungsgrundlage auch nicht um Beträge gekürzt, die die Leistungsfähigkeit mindern, und wird nicht progressiv, sondern nur proportional mit einem Beitragssatz belastet. Dieser Aufbau der Versicherung, der eine einkommensabhängige Prämie und eine bedürfnisorientierte Leistungsgewährung im Krankheitsfall vorsieht, führt zu einer Umverteilung von besserverdienenden Mitgliedern hin zu geringerverdienenden Versicherten.

Die Finanzierung der Ausgaben der GKV erfolgt nach dem *Umlageverfahren*, d. h., die laufenden Ausgaben werden durch laufende Einnahmen der Mitglieder gedeckt, Altersrückstellungen werden nicht gebildet. Da die Versichertengemeinschaft nicht in Kohorten eingeteilt ist, hat dies zur Folge, daß ältere Versicherte, der Personenkreis, der aufgrund einer höheren Morbidität höhere Kosten verursacht, in der Regel von jüngeren Mitgliedern subventioniert werden.

Da die GKV als *Familienmitversicherung* ausgelegt ist, wird der Versicherungsschutz von nicht berufstätigen Frauen und Kindern aus den Beiträgen anderer Mitglieder, die über einen unterdurchschnittlich hohen Familienmitversicherungsbedarf verfügen, finanziert, obwohl der mitversicherte Personenkreis ein eigenständiges Risikopotential darstellt.

Bei der GKV handelt es sich um eine *Krankheitskostenvollversicherung*. Es besteht im Gegensatz zur privaten Krankenversicherung für die Mitglieder nicht die Möglichkeit, bestimmte Leistungskomplexe aus dem Versicherungsschutz auszuschließen. Bei einer privaten Krankenversicherung hat der Versicherte in der Regel die Möglichkeit, den artmäßigen Umfang der versicherten Heilbehandlungsformen mitzubestimmen und aus einer Vielfalt von Tarifen auszuwählen. Eine solche Versicherung wird dann als *Krankheitskostenteilversicherung* bezeichnet.[32] Dieser Teilversicherungsschutz wird besonders von Mitgliedern der GKV bei privaten Versicherungsanbietern zusätzlich abgeschlossen, mit dem Ziel, Umfang und Qualität der GKV-Leistungen über das dort gewährte Maß hinaus auszudehnen.

Zudem bieten private Krankenversicherungen die Möglichkeit, den Leistungsumfang und verschiedene Formen von Selbstbeteiligungen individuell zu vereinbaren, es besteht somit im Gegensatz zur GKV kein Einheitstarif.

Im Rahmen der Leistungsgewährung der GKV wird das *Sachleistungsprinzip* angewandt: Der Verbrauch an Gesundheitsleistungen des einzelnen Versicherten wird diesem hierbei nicht nach eigener Vorleistung erstattet, sondern über Krankenscheine (»Hilfe in natura«) mit den Leistungserbringern abgerechnet. Jeder gesetzlich Versicherte erhält als Gegenleistung für seine Beitragszahlung einen Leistungsanspruch in Form von Krankenscheinen, die ihn zum Bezug von ärztlichen Leistungen berechtigen. Eingelöst werden kann dieser Anspruch im Krankheitsfall nur bei denjenigen Ärzten, die zur vertragsärztlichen Versorgung zugelassen sind. Der Arzt seinerseits gibt diesen Krankenschein nach der Eintragung der von ihm erbrachten Einzelleistungen in Form von Gebührenziffern an die kassenärztliche Vereinigung weiter, die dann eine Abrechnung mit dem jeweiligen Versicherungsträger der GKV vornimmt.

Dieses Verfahren setzt voraus, daß der Versicherungsträger umfangreiche vertragliche Beziehungen mit den Leistungsanbietern unterhält, in denen Art, Inhalt, Qualität und Vergütung für die erbrachten Leistungen geregelt sind. Durch dieses Geflecht von Verträgen zwischen der GKV und den verschiedenen Gruppen von Leistungserbringern ist die GKV daher an der Struktur und Entwicklung des gesamten Gesundheitssystems maßgeblich beteiligt. Man stelle sich vor, die Kfz-Haftpflichtversicherer würden Schäden generell in Form des Sachleistungsprinzips regulieren. Unvermeidbares Ergebnis wäre ein zentraler Einfluß der Versicherer auf das gesamte Geschehen in der Automobilindustrie (Hersteller, Reparaturwerkstätten). Dort, wo dies tatsächlich geschieht, bei der Anmietung eines Ersatzfahrzeugs nach einem Unfall, ist der Einfluß der Versicherer auf die Leistungsanbieter, in diesem Fall die Branche der Autovermieter, enorm.

Die in der privaten Krankenversicherung praktizierte Form der Regulierung beruht hingegen in der Regel auf dem *Kostenerstattungsprinzip*: Der Versicherte tritt hierbei in Vorleistung, indem er die an ihn gerichtete Rechnung des Leistungserbringers bezahlt und diese später zur Kostenerstattung bei seinem Versicherungsträger einreicht. Dieser erstattet den ausgelegten Betrag vollständig oder teilweise, je nach zugrundeliegendem Versicherungsvertrag.

Da zwischen der privaten Versicherung und den Leistungsanbietern dementsprechend auch keine vertraglichen Beziehungen bestehen müssen, ist der Einfluß der Privatversicherer auf die Leistungsanbieter eher als gering einzustufen. Dieses Prinzip der Schadensregulierung gilt auch in bestimmten Fällen für freiwillige Mitglieder der GKV, wird dort jedoch eher als Fremdkörper angesehen und entsprechend diskriminiert. Inzwischen wird sogar überlegt, diese Möglichkeit wieder abzuschaffen.

Der einzelne Versicherte der GKV besitzt im Krankheitsfall eine *Kostenvolldeckung*. In der Regel wird aus gesundheits- und sozialpolitischen Gründen die individuelle Nachfrage nach Gesundheitsgütern bewußt nicht durch das *Preisausschlußverfahren* begrenzt, eine Lenkung der Nachfrage mit Hilfe einer Preisstellung für die nachgefragten Gesundheitsgüter findet nicht statt. In der Ökonomie spricht man von einer starren, völlig preisunabhängigen Nachfrage.

3.4 Ausgabenstruktur der Gesetzlichen Krankenversicherung – Diagnose: Schieflage

1991 wurden in Deutschland insgesamt 336,6 Mrd. DM für Gesundheit ausgegeben. Wird nach Ausgabenträgern unterschieden, so wird deutlich, daß auf die GKV 1991 mit 157,9 Mrd. DM fast die Hälfte (46,9 %) der Ausgaben entfiel. Die Zunahme des Anteils der GKV gegenüber 1970 von 35,5 % auf 46,9 % macht deutlich, wie sehr die GKV durch Leistungsausweitungen an Bedeutung gewonnen hat. Der Anteil, den die privaten Haushalte tragen, ist hingegen im gleichen Zeitraum von 8,4 % auf 7,6 % gesunken.

Die privaten Krankenversicherer tätigten 1991 Gesundheitsausgaben in Höhe von 18,8 Mrd. DM, ein Betrag, der lediglich 5,6 % der gesamten Gesundheitsausgaben dieses Jahres ausmacht (vgl. Abb. 6).[33]

Wird auf die Anteile der Leistungsarten an den Gesundheitsausgaben abgestellt, so zeigt sich, daß 1991 7,0 % aller Ausgaben für vorbeugende und betreuende Maßnahmen, 58,6 % für Behandlung, 27,9 % für Krankheitsfolgeleistungen und 1,8 % für Ausbildung und Forschung ausgegeben wurden.[34]

Die GKV weist einen Anstieg der Gesamtausgaben von 1960 bis 1992

Abb. 6: Ausgaben für Gesundheit in den alten Bundesländern nach Ausgabenträgern 1970 und 1991

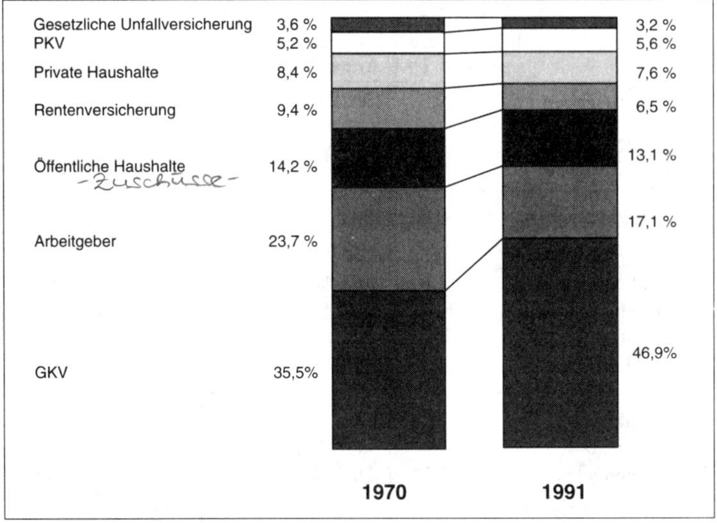

Quelle: Statistisches Bundesamt

auf das 18,6fache, nämlich von 9,5 Mrd. DM auf 176,9 Mrd. DM auf (vgl. Tab. 3). Überdurchschnittlich nahmen hierbei die Ausgaben für Heil- und Hilfsmittel (54fache), für das Krankenhaus (33,7fache) sowie für zahnärztliche Behandlung/Zahnersatz (21,3fache) zu. Wird auf die Ausgabenstruktur im Jahre 1992 abgestellt, so fällt auf, daß über 30 % der gesamten Ausgaben der GKV auf den Krankenhausbereich entfallen. An zweiter Stelle folgt mit 17,2 % der ambulante ärztliche Bereich, an dritter Stelle der Arzneimittelbereich mit 16,1 % (vgl. Tab. 3).[35]

Im gleichen Zeitraum stieg das Bruttosozialprodukt von 303 Mrd. DM auf 2772 Mrd. DM, d. h., es fand ein Anstieg auf das 9,1fache statt. Die Bruttolohn- und -gehaltssumme je beschäftigtem Arbeitnehmer nahm von monatl. 512 DM (1960) auf 3710 DM (1992) zu, was einer Steigerung auf das 7,3fache entspricht.[36] Der hierzu

Tabelle 3: Ausgabenstruktur der GKV in den alten Bundesländern 1960 und 1992

	1960		1992		Relation
	Mrd. DM	Anteil	Mrd. DM	Anteil	1992:1960
Gesamtausgaben	9,5	100,0 %	176,9	100,0 %	18,6fache
darunter: Verwaltungskosten	0,6	5,8 %	8,7	4,9 %	14,5fache
Leistungsausgaben	9,0	100,0 %	167,9	100,0 %	18,7fache
darunter: Krankenhaus	1,6	16,5 %	53,9	32,1 %	33,7fache
ärztliche Behandlung	1,9	19,7 %	28,9	17,2 %	15,2fache
Arzneimittel etc. aus Apotheken	1,1	11,5 %	27,1	16,1 %	24,6fache
zahnärztliche Behandlung/ Zahnersatz	0,8	7,7 %	17,0	10,1 %	21,3fache
Krankengeld	2,7	28,3 %	12,3	7,3 %	4,6fache
Heil- u. Hilfsmittel	0,2	2,2 %	10,8	6,4 %	54,0fache

Quelle: BMA, BMG

überproportionale Anstieg der Ausgaben der GKV geht auch aus Abbildung 7 hervor.
Um den fortwährenden Anstieg der Gesamtausgaben zu decken, wurden sowohl die Beitragsbemessungsgrenze als auch der Beitragssatz kontinuierlich angehoben (vgl. Abb. 8).

Die durchschnittliche Grundlohnsumme (das beitragspflichtige Jahresarbeitsentgelt) je Mitglied der Allgemeinen Krankenversicherung (AKV), die die Basis für die Beiträge zur Sozialversicherung bildet, nahm von 10709 DM (1970) auf über 38000 DM (1992) zu. Das heißt, es fand eine Steigerung auf das 3,5fache statt, was in etwa dem Anstieg des Bruttosozialproduktes je Einwohner in diesem Zeitraum entspricht. Die Beitragsbemessungsgrenze stieg von 1200 DM im Monat (1970) auf 5100 DM (1992), also auf das 4,3fache. Im gleichen Zeitraum entwickelte sich der durchschnitt-

Abb. 7: Entwicklung der GKV-Ausgaben im Vergleich zum Bruttosozialprodukt in den Jahren 1960 bis 1992

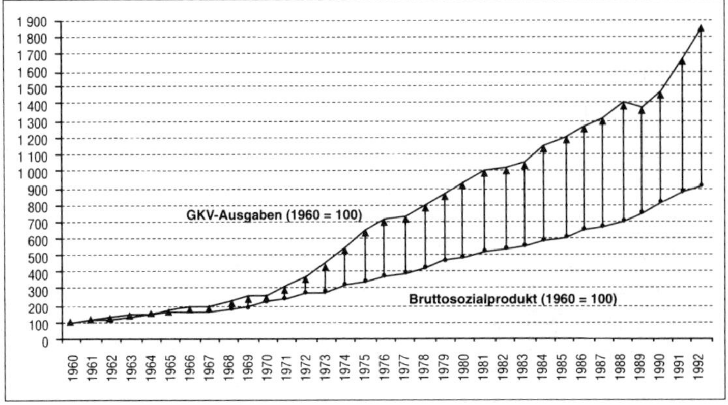

Quelle: Statistisches Bundesamt, BMA, BMG

liche allgemeine Beitragssatz von 8,2 % auf 12,6 %, d. h., es kam zu einem Anstieg um mehr als die Hälfte.[37]

Daraus wird ersichtlich, wie sehr sich die Gesundheitsausgaben und die Einkommen in der Bundesrepublik Deutschland auseinanderentwickelt haben. Es entstand eine Schere zwischen Einkommens- und GKV-Ausgabenentwicklung. Vor allem die bereits erwähnten Umstände (permanente Ausdehnung des Leistungskatalogs) in der ersten Hälfte der siebziger Jahre sind für den enormen Zuwachs auf der Ausgabenseite verantwortlich. Neben der ständigen Fortentwicklung auf dem Gebiet der Medizintechnik und einer veränderten Altersstruktur trugen maßgeblich die Erweiterung des Mitgliederkreises, die geänderte Finanzierung der Krankenhäuser und auch die Sozialrechtsprechung hierzu bei.

Der auf gesetzlich begründeter Leistungsausweitung basierende Ausgabenanstieg der GKV belegt eindrucksvoll, wie es sich auswirkt, wenn soziale Leistungen im Konkurrenzkampf der Parteien um die politische Macht zunehmend zu politischen Gütern werden. So wurde der Mitgliederkreis der GKV erweitert um Behinderte

Abb. 8: Entwicklung wichtiger Indikatoren der GKV in den Jahren 1970 bis 1992

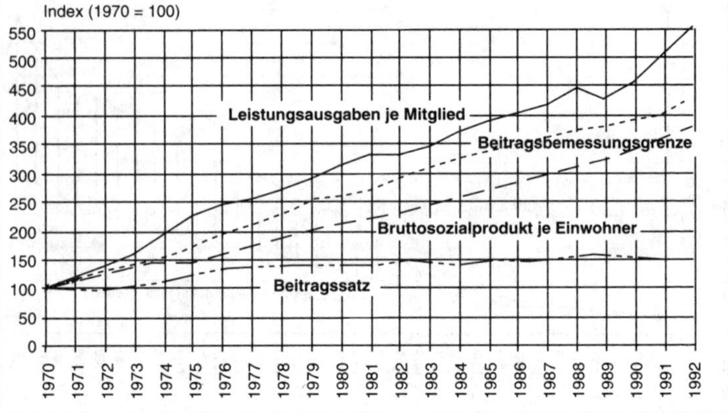

Quelle: Statistisches Bundesamt, BMA, BMG

(Gesetz über die Sozialversicherung Behinderter in geschützten Einrichtungen vom 7. Mai 1975), Rehabilitanden und Studenten (Gesetz über die Krankenversicherung der Studenten [KVSG] vom 24. Juni 1975). Diese neugeschaffenen Leistungsansprüche waren von Anfang an nicht durch Beiträge dieser Gruppen gedeckt.

Neben der quantitativen Ausdehnung des Leistungskataloges um Leistungen wie Vorsorge- und Früherkennungsprogramme (2. Krankenversicherungsänderungsgesetz vom 21. Dezember 1970) und Rehabilitationsmaßnahmen war auch qualitativ eine Aufwertung, insbesondere bei der Krankenhauspflege durch das Gesetz zur Verbesserung von Leistungen in der Gesetzlichen Krankenversicherung vom 19. Dezember 1973 (KLVG) zu verzeichnen.

Wesentlich zu einer Ausdehnung der Ausgaben für die stationäre Versorgung der Versicherten trug die Einführung des Selbstkostendeckungsprinzips für die laufenden Kosten der Krankenhäuser durch das Krankenhausfinanzierungsgesetz (KHG) vom 29. Juni 1972 und die Bundespflegesatzverordnung (BPflV) vom 25. April 1973 bei.

Über die Sozialrechtsprechung gelangte die Kieferorthopädie und später auch der Zahnersatz (Urteil des Bundessozialgerichtes vom 24. Januar 1974) umfassend in den Leistungskatalog der GKV.

Es wurde immer deutlicher, daß sich eine Deckung der wachsenden Ausgaben nicht allein durch die Anhebung der Beitragssätze oder die seit Beginn der siebziger Jahre bestehende Anbindung der Beitragsbemessungsgrenze an die Lohn- und Gehaltsentwicklung erreichen läßt. Die Politik reagierte und reagiert auch gegenwärtig noch auf diese Entwicklung mit Gesetzen, die dem neuen Leitbild einer *einnahmenorientierten Ausgabenpolitik* und nicht mehr dem einer *ausgabenorientierten Einnahmenpolitik* folgen.

3.5 Krankenversicherung der Rentner – Faß ohne Boden?

Die ursprüngliche Grundaufgabe der GKV lag in der finanziellen Absicherung bei erkrankungsbedingtem Verdienstausfall während des Erwerbslebens. Der Versicherungszwang endete mit dem Ausscheiden aus dem Arbeitsleben. Die Möglichkeit einer freiwilligen Mitgliedschaft oder der Fortsetzung einer vorherigen Mitgliedschaft bestand jedoch. Aufgrund der geringen Renten war es aber nur wenigen Rentnern möglich, die Beiträge aufzubringen. War eine Fortsetzung der Mitgliedschaft finanziell unerschwinglich, blieb für die Rentner nur die Absicherung im Rahmen der Erwerbslosenfürsorge.

In der ersten Hälfte des 20. Jahrhunderts folgten wichtige Schritte hin zu einer generellen Absicherung der Rentner im Rahmen der gesetzlichen Krankenversicherung. Zur Einführung einer geregelten Krankenversicherung der Rentner (KVdR) kam es mit dem Gesetz über die Verbesserung der Leistungen in der Rentenversicherung vom 24. Juli 1941 und der sich anschließenden Verordnung über die Krankenversicherung der Rentner vom 4. November 1941. Hierin wird die Trägerschaft den Krankenkassen der Reichsversicherungsordnung übertragen (§ 4 Abs. 2). Die Träger der Rentenversicherung hatten einen Pauschalbeitrag für jeden versicherten Sozialrentner an die Krankenkassen abzuführen, der vom jeweiligen Rentenanspruch abgezogen wurde. Rentner erwarben auf diesem Wege einen gesetzlichen Leistungsanspruch gegenüber den Krankenkassen, allerdings ohne eine den übrigen Mitgliedern vergleichbare Mitgliedschaftsstellung einzunehmen.

Erst 1956 erfolgte die Aufnahme der KVdR in das zweite Buch der Reichsversicherungsordnung. Damit waren die in der KVdR Versicherten den übrigen Mitgliedern gleichgestellt. Die Versicherungsbeiträge wurden vollständig von der Rentenversicherung getragen. Der Beitragssatz lag ein Drittel unter dem der Arbeiter und derjenigen Angestellten, die im Falle der Arbeitsunfähigkeit keinen Anspruch auf Entgeltfortzahlung hatten. Die Zahlung des Rentenversicherungsträgers ergab sich aus Anwendung dieses Beitragssatzes auf einen durchschnittlichen Grundlohn, der zuvor allerdings um 15 % gekürzt wurde. Dieser Kürzungssatz wurde als *Interessenquote* bezeichnet und stellt jenen Betrag dar, den die übrigen Mitglieder einer Krankenkasse als *Solidarlast* zu tragen hatten. Dies führte zu einer Benachteiligung der Nichtrentner derjenigen Kassen, die einen hohen Rentneranteil aufwiesen. Zudem führte die zunehmende Ausdehnung der Leistungsausgaben innerhalb der KVdR zu einer ständigen Erhöhung der Solidarlast.[38]

1967 wurde eine allgemeine Krankenversicherungspflicht für alle Rentenberechtigten mit der Möglichkeit der Befreiung bei Mitgliedschaft in einer privaten Krankenversicherung eingeführt. Auch wurden nach dem Gesetz zur Verwirklichung der mehrjährigen Finanzplanung des Bundes (Finanzänderungsgesetz 1967) vom 21. Dezember 1967 die Rentner zur Beitragszahlung herangezogen. Diese Beitragsbeteiligung wurde aber bereits 1970 durch ein eigenes Gesetz wieder aufgehoben, die bezahlten Beiträge der Vorjahre wurden sogar zurückerstattet.

Zugleich brachte das Finanzänderungsgesetz von 1967 eine geänderte Finanzierung der KVdR. Es wurde eine Beitragszahlung der Rentenversicherungsträger in Höhe von 80 % der KVdR-Leistungsausgaben festgelegt, der Rest war durch die Allgemeinversicherten zu decken (Interessenquote). Für die Folgejahre festgeschrieben wurde interessanterweise nicht die Interessenquote, also der Umfang des Solidarausgleichs zwischen Erwerbstätigen und

Rentnern, sondern der aus der ursprünglichen Interessenquote von 20 % resultierende Beitragsanteil von 10,987 % an den gesamten Rentenausgaben der Rentenversicherungsträger.[39]

Insbesondere die Auswirkungen des am 1. Juli 1977 in Kraft getretenen Krankenversicherungs-Kostendämpfungsgesetzes (KVKG), das den Beitragsanteil der Rentenversicherungsträger effektiv auf ca. 11 % des Rentenvolumens festlegt, verschärfte die finanzielle Situation der KVdR. Die Interessenquote stieg in den Folgejahren von 50 % (1977) auf etwa 56 % (1985).

Das Gesetz über die Anpassung der Renten der gesetzlichen Rentenversicherung (RAG 82) vom 1. Dezember 1981 brachte einschneidende Änderungen in der Aufbringung des Beitragsanteils der Rentenversicherung, es kam zu einer Individualisierung der KVdR-Beiträge. Die Rentenempfänger hatten aus ihrer Rente einen Beitragsanteil von 11,8 % zu leisten, besaßen aber gleichzeitig einen Anspruch auf einen Beitragszuschuß. Dieser wurde zunächst in Höhe des gesamten Beitrags gewährt, wurde dann aber mit dem Hintergedanken der Sicherung der Finanzierung der Renten, letztlich einer Entlastung des Bundeshaushalts, bis zum 1. Juli 1987 schrittweise auf die Hälfte dieses ursprünglichen Beitragssatzes, also auf 5,9 %, abgesenkt.

Das Haushaltsbegleitgesetz 1983 entlastete die Rentenversicherung unter anderem dadurch, daß es die Zahlungen der Rentenversicherungsträger an die KVdR um ca. 1,6 Mrd. DM verringerte. Für die erwerbstätigen Versicherten bedeutete dies eine zunehmende Solidarlast zugunsten der Generation der nicht mehr Erwerbstätigen.

Das Gesundheits-Reformgesetz (GRG) vom 20. Dezember 1988 brachte eine Neukodifizierung der KVdR. Mit Bezug auf den im Vergleich zur Kostenentwicklung in der allgemeinen Krankenversicherung überproportionalen Kostenanstieg in der KVdR wurde eine stärkere Einbeziehung der Rentner zur Finanzierung ihrer Ausgaben festgelegt.[40] Sie äußerte sich in der Bestimmung, wonach Rentner die Hälfte des durchschnittlichen allgemeinen Beitragssatzes der Krankenkassen, wie er von den Allgemeinversicherten zu entrichten ist, zahlen müssen.[41]

Infolge der Bestimmungen des GRG war das Defizit der KVdR

zwar kurzfristig aufgrund der Verlagerung von Krankenkassenausgaben auf die Versicherten durch vermehrte Zuzahlungsregelungen sowie durch Leistungsbegrenzungen und die Einführung von Arzneimittelfestbeträgen rückläufig, die Schere zwischen Einnahmen und Leistungsausgaben in der KVdR öffnete sich in den letzten Jahren aber erneut (vgl. Abb. 9).

Die Leistungsausgaben der Rentner in der GKV konnten 1992 nur zu 37,4 % durch deren Beitragseinnahmen gedeckt werden. 1992 wuchsen die Beitragszahlungen der Erwerbstätigen an die GKV auf den Rekordstand von 135,0 Mrd. DM, die Kassenleistungen für die Aktiven und ihre Familienmitglieder blieben dagegen mit 97,6 Mrd. DM weit dahinter zurück. Es ergab sich ein Beitragsüberschuß im Bereich der erwerbstätigen Kassenmitglieder in Höhe von 37,4 Mrd. DM. Die Einnahmen der KVdR betrugen 1992 26,3 Mrd. DM, die Leistungsausgaben aber 70,3 Mrd. DM. Nach Verrechnung des KVdR-Defizits mit dem Überschuß bei der AKV verblieb immer noch ein Defizit im Leistungsbereich der GKV von 6,6 Mrd. DM (vgl. Abb. 10). Addiert man hierzu die Verwaltungskosten in Höhe von 8,7 Mrd. DM, wird deutlich, daß die sonstigen Einnahmen der GKV nicht ausreichen, um insgesamt zu einem positiven Ergebnis zu gelangen.[42]

Die Deckungslücke zwischen Beitragseinnahmen und Leistungsausgaben in der KVdR ist seit 1970 stetig angewachsen (vgl. Abb. 9). Die Interessenquote, hier definiert als der nicht durch KVdR-Beitragseinnahmen gedeckte Anteil der KVdR-Leistungsausgaben, nahm im Zeitraum 1970 bis 1992 von fast 24 % auf über 62 % zu.

Wird diese Entwicklung anhand des durchschnittlichen Beitragssatzes dargestellt, so ergibt sich, daß die erwerbstätigen Versicherten ihre eigenen Krankheitskosten zusammen mit den Arbeitgeberbeiträgen 1992 mit einem Beitragssatz von 8,6 %, statt dem tatsächlichen durchschnittlichen Beitragssatz dieses Jahres in Höhe von 12,7 % hätten abdecken können.

Der sich abzeichnende Generationenkonflikt in der GKV ist das Ergebnis einer langen Entwicklung. Im Jahr 1975 steuerten die erwerbstätigen Versicherten erst 1,0 %-Punkte ihres beitragspflichti-

Abb. 9: Wachsende Finanzierungsdefizite in der KVdR

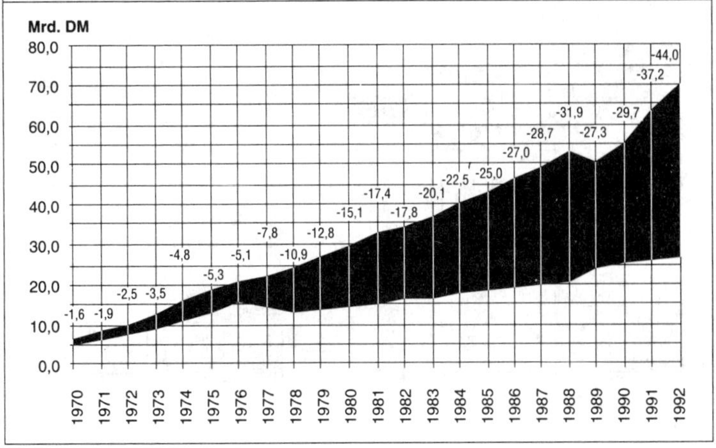

Quelle: BMA, BMG

gen Einkommens für die Finanzierung der KVdR-Ausgaben bei. 1992 aber waren in den alten Bundesländern hierfür bereits 4,1 %-Punkte notwendig. Aus der Graphik wird ersichtlich, daß die Schere zwischen durchschnittlichem Beitragssatz und Beitragssatz ohne Rentnertransfer nach 1976 immer größer wird (vgl. Abb. 11).

Obwohl 1992 nur 29 % der GKV-Mitglieder Rentner waren, lag der Anteil der Rentner an den GKV-Leistungsausgaben bei 42 %. Die Anteile der Ausgaben für Rentner an den einzelnen Leistungsausgaben der GKV waren dabei sehr unterschiedlich (vgl. Abb. 12). So wurden bei Arzneimitteln 55 %, im Krankenhausbereich 52 %, bei Heil- und Hilfsmitteln 47 % und bei den Ärzten 36 % der GKV-Ausgaben von Rentnern veranlaßt.[43] In den fünf neuen Bundesländern ergab sich eine vergleichbare Ausgabenstruktur.

Es kann somit festgehalten werden, daß im Laufe der Zeit eine ständige Ausweitung des Generationentransfers in der GKV von den erwerbstätigen Mitgliedern zu den Rentnern stattfand und noch stattfindet.

Abb. 10: Solidarausgleich zwischen AKV und KVdR im Jahre 1992

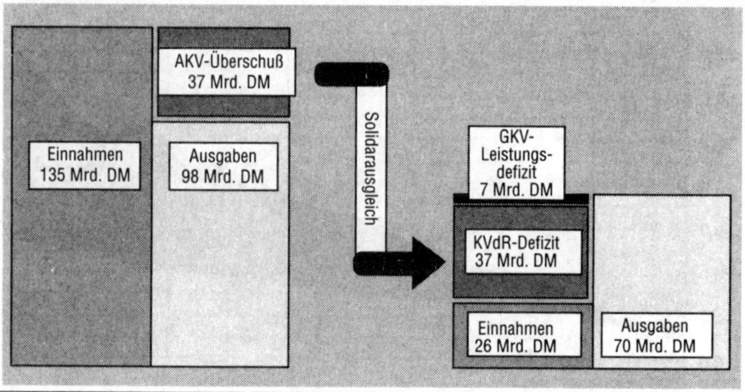

Quelle: BMG

Ursache hierfür ist nicht allein die demographische Entwicklung. Veränderungen im Morbiditätsspektrum, die zunehmende Behandlungsintensität bei Rentnern, die durch den medizinischen und medizinisch-technischen Fortschritt verbesserte Möglichkeit einer Krankheitsbehandlung im Alter und das zunehmende Gesundheitsbewußtsein der Rentner trugen maßgeblich zu der beschriebenen Entwicklung bei. Nicht zuletzt unwirtschaftliche Strukturen in der Leistungserbringung und auch die aus den konstitutiven Elementen der GKV resultierenden allgemeinen Mängel waren und sind maßgebliche Ursachen dieser für die soziale Krankenversicherung bedrohlichen Entwicklung.

3.6 Mängelanalyse der Gesetzlichen Krankenversicherung – Symptome und Ursachen

Der Begriff *Kostenexplosion* kennzeichnet nicht nur das Ausgabenwachstum des Gesundheitswesens, er bringt daneben eine allgemein als negativ empfundene Entwicklung eines Sektors zum

Abb. 11: Entwicklung des auf die KVdR-Defizitdeckung entfallenden Beitragssatzanteils

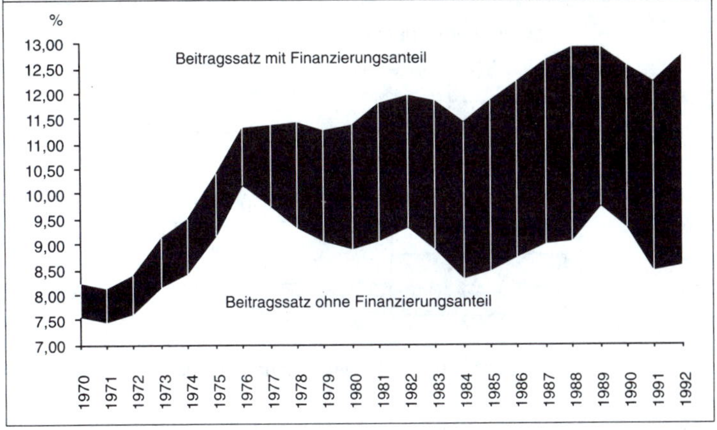

Quelle: Eigene Berechnungen nach BMG-Daten

Ausdruck, der sich der konsequenten *Entökonomisierung* der individuellen Nachfrageentscheidungen verschrieben hat. So würde wohl kaum jemand bei einer ähnlichen Umsatzentwicklung der Nahrungsmittelbranche von Kostenexplosion sprechen. Die Kostenexplosion ist das Ergebnis *verfehlter Anreizstrukturen* für die Akteure (Patienten, Krankenkassen, Leistungsanbieter) und nicht zwangsläufig Konsequenz der besonderen Eigenschaften der Gesundheitsleistungen.

Steuerungsdefizite

Die völlige *Preisunabhängigkeit der Nachfrage* nach Gesundheitsleistungen fördert nach allen Erfahrungen eine *Freifahrermentalität,* da der einzelne Versicherte glaubt, Gesundheitsleistungen würden kostenlos, quasi zum *Nulltarif*, zur Verfügung gestellt werden. Er allein profitiert von den Leistungen, die Kosten aber werden

Abb. 12: Rentneranteil an den Leistungsausgaben der GKV in den alten Bundesländern 1992

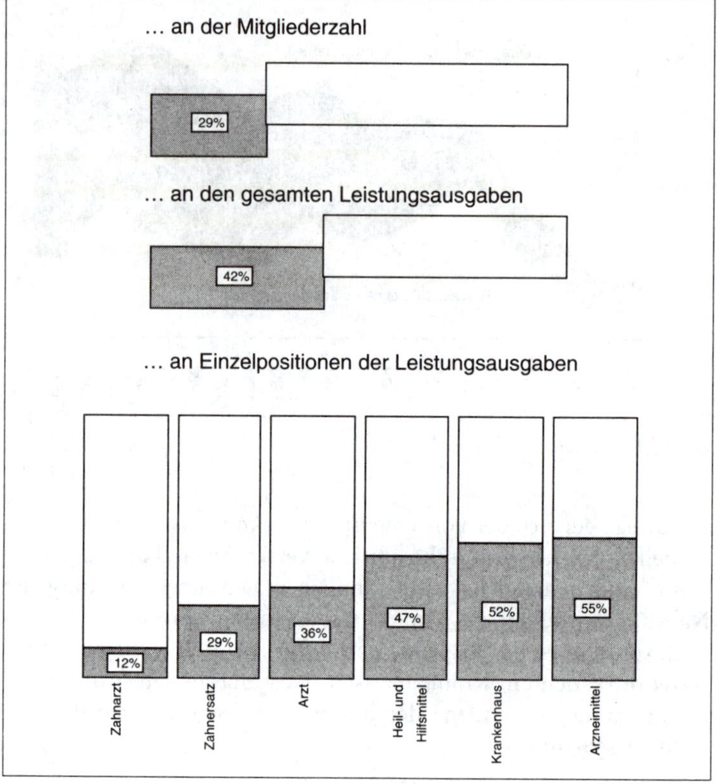

Quelle: BMG

gleichmäßig von allen Mitgliedern der Versichertengemeinschaft getragen. Sein Anteil an den aus seiner Inanspruchnahme von Leistungen resultierenden Kosten ist für ihn nicht fühlbar.

Ein weiteres, als *Moral-Hazard-Phänomen* bezeichnetes Verhalten des Versicherungsnehmers ist typisch für jede Versicherung. Es äußert sich in einer Beanspruchung von Versicherungsleistungen, die über das Maß hinausgeht, das der Versicherungsnehmer in der unversicherten Situation nachfragen würde. Deckt eine Versicherung das versicherte Risiko vollständig ab, so ist der dem Versicherten entstehende Schaden bei Eintritt des Versicherungsfalles geringer als ohne Versicherungsschutz. Von einem rational handelnden Versicherten kann in dieser Situation erwartet werden, daß er seine individuellen Anstrengungen, den Eintritt des Versicherungsfalles zu vermeiden, reduzieren wird, mit der Konsequenz einer erhöhten Eintrittswahrscheinlichkeit des Schadens. Ein Schadensereignis trifft nicht mehr ihn allein, sondern kann auf die gesamte Versichertengemeinschaft abgewälzt werden.

Handelt eine Vielzahl der Versicherten nach dieser Maxime, so führt dies zu steigenden Ausgaben und – da diese durch entsprechende Einnahmen gedeckt werden müssen – zu einer spürbar erhöhten Versicherungsprämie. Ein solches Verhalten läßt sich in größeren Gemeinschaften, eine solche stellt die Krankenversicherung in aller Regel dar, nur durch eine fühlbare Reduktion des Versicherungsschutzes begrenzen. Völlig beseitigen ließe es sich nur durch seine vollkommene Aufhebung. Als Formen eines reduzierten Versicherungsschutzes bieten sich die verschiedenen Formen der *Selbstbeteiligung* an, aber auch *Schadensfreiheitsrabatte*, wie sie von der privaten Versicherungswirtschaft bereits seit langem praktiziert werden. Durch das GRG wurde in § 65 SGB V eine Erprobungsregelung gesetzlich verankert, die eine Beitragsrückzahlung durch die Krankenkasse im Falle einer nur geringen Leistungsinanspruchnahme vorsieht.

Darüber hinaus kann in vielen Leistungsbereichen das Phänomen der sogenannten *angebotsinduzierten Nachfrage* konstatiert werden. Häufig ist es den Anbietern von Gesundheitsleistungen (Ärzte, Krankenhäuser) möglich, die nachgefragte Menge über das medizinisch an sich notwendige Maß hinaus zu erhöhen. Die Leistungsanbieter verhalten sich hierbei rational, weil für sie durch ein Mehr an Gesundheitsleistungen der Umsatz und damit in aller Regel auch der Gewinn wächst, ohne daß dies für sie, innerhalb bestimmter Grenzen, mit negativen Sanktionen verbunden wäre.

Eigentlich wäre zu erwarten gewesen, daß die sogenannte »*Ärzteschwemme*« zu einer Aufteilung der Nachfrage auf eine höhere Zahl von Leistungsanbietern geführt hätte und aufgrund der *preisunabhängigen Nachfrage* der Umsatz des einzelnen Anbieters reduziert worden wäre, dies ist jedoch nicht der Fall. Aufgrund der bestehenden Anreizstruktur findet eine Ausdehnung der Nachfrage statt. Es drängt sich ein Zusammenhang zwischen Arztdichte und Ausgaben der GKV auf: Je höher die Arztdichte, um so höher auch die Krankheitsausgaben. Diese Abhängigkeit zwischen Leistungsangebot und Ausgabenentwicklung der GKV legen auch die Angaben in Tabelle 4 nahe.

Wie aus der Tabelle ersichtlich wird, liegen die Leistungsausgaben je Mitglied in München (611 Einwohner je Kassenarzt) im Jahre 1990 um rund 9 % höher als die der AOK Mittelfranken (867 Einwohner je Kassenarzt) und um 27,93 % höher als die der AOK Hof (1051 Einwohner je Kassenarzt). Bei einem Vergleich der Ausgaben je Mitglied für ambulante Leistungen wird diese Tendenz noch deutlicher. In München liegt dieser Wert knapp 50 % über dem entsprechenden des Bereichs der AOK Hof. Wird unterstellt, daß die Morbiditätsstruktur der AOK-Versicherten in den drei bayerischen Regionen ähnlich ist, so drängt sich eine *positive Korrelation* zwischen der Ärztedichte und den Leistungsausgaben bzw. den Ausgaben für die ambulante Versorgung geradezu auf.

Darüber hinaus trägt die steigende Zahl der Leistungserbringer zu einer Ausgabensteigerung bei, weil deren Leistungen in Form der *Einzelleistungshonorierung* abgerechnet werden. Dieses Verfahren birgt für Ärzte den Anreiz, immer mehr Leistungen zu verordnen und zu erbringen. Der Arzt wird zwar versuchen, die einzelnen Leistungen möglichst effizient zu gestalten, an einem günstigen Kosten-Leistungs-Verhältnis der Gesamttherapie eines Krankheitsbildes ist er hingegen nicht unbedingt interessiert.

Auch durch die Vereinbarung einer *Gesamtvergütungsobergrenze* für die ärztliche Vergütung zwischen Krankenkassen und Kassenärztlichen Vereinigungen, wie sie § 85 Abs. 3 SGB V i. d. F. des GSG vorsieht, wird dieser Verhaltensanreiz nicht wesentlich entschärft. Im sogenannten »*Einheitlichen Bewertungsmaßstab*«

Tabelle 4: Indikatoren der Versorgungsintensität verschiedener AOK-Bezirke in Bayern

AOK-Bezirk	Ärztedichte (Einwohner je Kassenarzt)	Index der Leistungsausgaben je Mitglied (ohne Zahnmedizin)	Index der Ausgaben für ambulante Versorgung je Mitglied
Hof	1 051	100,00	100,00
Mittelfranken	867	117,17	124,27
München	611	127,93	145,98

Quelle: BT-Drucksache 12/3608

(EBM) sind die abrechnungsfähigen Leistungen und ihr wertmäßiges, in Punkten ausgedrücktes Verhältnis zueinander festgelegt. Der Geldwert eines Punktes (Punktwert) wird ebenfalls zwischen Kassen und Ärzten ausgehandelt, kann aber von den Ärzten nur als vorläufig in ihre individuelle Umsatzplanung einbezogen werden. Erst am Ende eines Abrechnungszeitraums, nach Division des Gesamtbudgets durch die insgesamt von allen Ärzten abgerechnete Gesamtpunktzahl, steht der Punktwert fest (*»floatender Punktwert«*). Da der einzelne Anbieter durch die Steuerung seiner Leistungsmenge den Punktwert nur unwesentlich beeinflussen kann (dieser wird aus der Leistungsmenge aller Ärzte ermittelt), verhält er sich rational, wenn er versucht, ein Maximum an Punkten zu erreichen.

Möglich ist den Anbietern im Gesundheitswesen eine derartige Ausweitung der Nachfrage primär durch ihren *Informationsvorsprung* gegenüber dem Patienten. Der Patient merkt nur sehr selten, wann der Leistungsumfang das erforderliche Maß übersteigt, als Ausnahme kann z. B. die montägliche Krankenhausentlassung gelten. Für den Patienten besteht unter den gegenwärtigen Rahmenbedingungen auch kein Anreiz, sich die fehlenden Informationen zu beschaffen, empfindet er doch die Inanspruchnahme ärztlicher Leistungen bei häufig vollständiger Kostenübernahme durch die Krankenkassen als kostenlos.

So stellt lediglich die zum Verbrauch der Gesundheitsgüter erforderliche Zeit ein Begrenzungskriterium für die nachgefragte Menge dar, nicht aber die individuelle Zahlungsbereitschaft der Patienten. Ganz generell entsteht bei allen Beteiligten der falsche Eindruck, die Gesundheitsleistungen würden zum Nulltarif zur Verfügung gestellt, bei diesen handele es sich nicht um knappe, sondern um *freie Güter und Dienste*. Da der Zusammenhang zwischen ihrer Leistungsinanspruchnahme und der Steigerung der GKV-Gesamtausgaben unfühlbar ist, ja sie noch nicht einmal die Kosten der von ihnen in Anspruch genommenen Gesundheitsgüter kennen, entsteht ein *Verantwortungsvakuum*, was ein Fehlverhalten aller Beteiligten im Gesundheitswesen begünstigt oder sogar fördert.

Dieses Verhalten wird häufig noch dadurch verstärkt, daß bei den meisten Menschen die Vorstellung besteht, je teurer eine Gesundheitsleistung sei, um so effektiver sei sie auch. Dadurch werden häufig sowohl zu viele als auch zu teure Gesundheitsleistungen nachgefragt. Es besteht eine *Rationalitätenfalle*: Der einzelne handelt aufgrund der vorhandenen Rahmenbedingungen aus seiner Sicht rational, indem er möglichst viele und teure Gesundheitsleistungen in Anspruch nimmt, gesamtwirtschaftlich aber liegt eine Verschwendung vor, weil weniger und billigere Gesundheitsleistungen für eine erfolgreiche Therapie ausreichen würden. Insoweit besteht eine Diskrepanz zwischen individueller und gesellschaftlicher Rationalität.

Ein wesentlicher Anteil an der Ausgabenentwicklung ist auf die besondere *Dynamik des technischen Fortschritts* in der Medizin zurückzuführen. In diesem Fall kann tatsächlich von einer Besonderheit des medizinisch-technischen Fortschritts gesprochen werden, die wesentlich auf die *Anreizwirkungen*, die von den Institutionen des Gesundheitswesens ausgehen, zurückzuführen ist. Durch die konsequente *Entökonomisierung* des Gesundheitswesens ist der technische Fortschritt auf diesem Gebiet in der Regel dadurch gekennzeichnet, daß bei mehr und mehr Patienten immer neue Krankheiten diagnostiziert und therapiert werden können. Diese sogenannten *»Add-On-Technologien«* sind daher fast immer mit Kostensteigerungen verbunden. Klassische *Prozeßinnovationen,* mit deren Hilfe der für ein gegebenes Ziel erforderliche Input gesenkt werden kann, findet man im Gesundheitswesen nur selten, da sie bisher von der medizintechnischen Industrie als nicht lukrativ genug erachtet werden.

Das *Sachleistungsprinzip* und die vollständige *Kollektivierung* der durch individuelle Nachfrageentscheidungen verursachten Kosten lassen den Kosten-Nutzen-Kalkülen, die in anderen Feldern typischerweise der Anwendung neuen Wissens vorausgehen, keinen Raum, mit dem Resultat eines ständig *steigenden Anspruchsniveaus.*[44] Da vor allem auf seiten der Anwender der neuen Technologien kein Zwang zu einem Wettbewerb über Kostensenkungen besteht, sondern komparative Vorteile scheinbar nur über eine Steigerung des quantitativen und qualitativen Behandlungsinputs aufgebaut werden können, haben sich kostensenkende Prozeßinnovationen bislang kaum durchsetzen können.

Die zuvor beschriebenen Rahmenbedingungen lassen jenes *Verantwortungsvakuum* entstehen, welches zu einem für das Gesamtsystem fatalen Verhalten aller Beteiligten führen muß. Die Schuld hierfür darf nicht den beteiligten Leistungserbringern und Patienten angelastet werden, denn sowohl die Ärzte, die auf eine maximale Sicherheit und optimale Versorgung ihrer Patienten bedacht sind, als auch die Patienten, die möglichst viele medizinische Leistungen nachfragen, verhalten sich aus ihrer subjektiven Perspektive rational. Die Ursachen für diese gesamtgesellschaftlich unerwünschten Erscheinungen liegen vielmehr in den staatlich festgesetzten Rahmenbedingungen begründet. Aus gesamtwirtschaftlicher Perspektive sind die *Verhaltensanreizstrukturen* für die Beteiligten des Gesundheitswesens als kontraproduktiv zu werten, weil sie eine Verschwendung knapper Mittel fördern. Unter den gegenwärtigen Rahmenbedingungen funktioniert das von dem bedeutenden Moralphilosophen und Nationalökonomen Adam Smith (1723–1790) beschriebene *Prinzip der unsichtbaren Hand* im Gesundheitswesen anscheinend nicht. Hierunter verstand er das Phänomen, daß in einem wettbewerblich organisierten Markt das individuelle Vorteilsstreben des einzelnen das Wohl der Allgemeinheit steigert.

Zusammenfassend läßt sich die Situation im Gesundheitswesen als »*Teufelskreis*« bezeichnen (vgl. Abb. 13). Das *Sachleistungsprinzip* und das *Solidaritätsprinzip* verleiten Versicherte und die Leistungserbringer dazu, sich nicht mehr mit den monetären Konsequenzen ihres Handelns auseinanderzusetzen. Der Nutzen der Gesundheitsgüter ist individualisiert, die Kosten werden kollektiviert. Dieses *Verantwortungsvakuum*, die resultierende *Freifahrermentalität*, das versicherungstypische *Moral-Hazard-Phänomen*, der mangelnde Widerstand seitens der Leistungsanbieter und auch deren Anreize zur Leistungsausweitung induzieren ein ständig *steigendes Anspruchsdenken*. Individuelle Kosten-Nutzen-Abwägungen, die dieser Entwicklung Einhalt gebieten könnten, sind aufgrund der Rahmenbedingungen nicht möglich. Die *Rationalitätenfalle* führt zu gravierenden Folgen für das finanzielle Gebaren der GKV. Ständig steigende Leistungsausgaben führen zur permanenten *Ausgabenunterdeckung*, der mit einer ständigen *Ausweitung der Mitgliedschaftspflicht* sowie *Erhöhungen der Beitragssätze* begegnet wird. Steigende Beitragssätze, die *Zwangsbeiträge* darstellen, verstärken wiederum das Bestreben der Versicherten, hierfür einen möglichst hohen Gegenwert in Form von Sachleistungen für sich in Anspruch zu nehmen. Letztlich findet auf diese Weise eine »*Ausbeutung aller durch alle*« statt, verbunden mit einem zunehmenden Mißbrauch und zunehmender *Aushöhlung des Solidarprinzips*.

Es stellt sich also die Frage nach den Mitteln, mit denen den aus bestimmten Strukturelementen resultierenden Mängeln der GKV begegnet werden kann, wie ihre Ursachen bekämpft werden können. Wie kann die Nachfrage nach kostensenkenden Behandlungsmethoden wirksam gestärkt werden? Wie ist eine angebotsinduzierte Nachfrage zu reduzieren? Welche Wege sind einzuschlagen, um individuelle und kollektive Rationalität wieder stärker zusammenzuführen?

Abb. 13: Teufelskreis der GKV

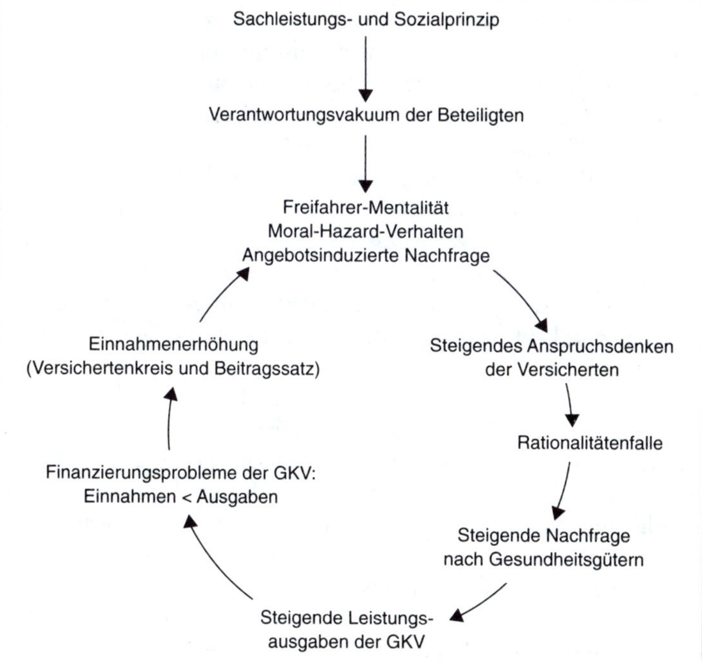

Quelle: Eigene Darstellung

Organisationsdefizite der GKV

Aus der vorwiegenden Bemessung des Versicherungsbeitrages an den Einkünften aus nichtselbständiger Arbeit resultieren Verzerrungen, da viele Versicherte weitere Einkünfte aus anderen Quellen beziehen. Die Beschränkung auf eine Einkunftsart als Maßstab für die Leistungsfähigkeit eines Mitglieds ist nicht sachgemäß.

Die Grenze der Versicherungspflicht stellt es den Leistungsfähigeren sogar frei, an der Solidargemeinschaft teilzunehmen oder nicht. Darüber hinaus findet ein Solidarausgleich nur bis zur Beitragsbemessungsgrenze statt, was dazu führen kann, daß Bezieher höherer Einkommen als freiwillige Mitglieder, die in der Regel mehr Familienangehörige mitversichern als Bezieher niedriger Einkommen, von letzteren sogar noch subventioniert werden. Im Ergebnis werden die aus Sicht der Solidargemeinschaft »guten Risiken« bestrebt sein, diese zu verlassen. Zugleich werden Personen mit einem Einkommen oberhalb der Versicherungspflichtgrenze, die aber aufgrund ihrer persönlichen Umstände für die Solidargemeinschaft der GKV-Versicherten ein eher »schlechtes Risiko« darstellen, versuchen, als freiwillige Mitglieder in der GKV zu verbleiben oder als Mitglieder einer privaten Krankenversicherung wieder zurückzuwechseln. Die Abwanderung der »guten« und der Verbleib oder die Rückkehr der »schlechten Risiken« wird als *adverse Selektion* bezeichnet.

Häufig wird übersehen, daß aus einer Mitgliedschaft in der Solidargemeinschaft der gesetzlich Krankenversicherten nicht nur Rechte, sondern auch Pflichten erwachsen. Für die Inanspruchnahme von Leistungen bedeutet dies, daß nur die Lasten unverschuldeter Krankheitsfälle auf die Solidargemeinschaft verteilt werden dürfen. Gegenstand von Versicherungsleistungen der GKV sind aber seit langem nicht nur unverschuldete Krankheitsfälle. Auch Krankheiten, die infolge ungesunder Lebensweise – etwa durch übermäßigen Alkohol- oder Nikotingenuß und Fehlernährung – eingetreten sind, werden auf Kosten der Solidargemeinschaft behandelt. Ebenso für Unfälle, die bei besonders risikoreichen Sportarten vorkommen, tritt die Solidargemeinschaft GKV ein.

Probleme des Angebotsstruktur

Gravierende Probleme erwachsen aus dem Prinzip der *gemeinsamen Selbstverwaltung*. Sowohl auf seiten der Versicherten als auch auf seiten der Leistungsanbieter besteht die gesetzliche Pflicht zur verbandlichen Selbstorganisation. Diesen, in der Regel mehrgliedrigen Organisationen – auf der Seite der Versicherten die Verbände der Krankenkassen, auf der Seite der Ärzte die kassenärztlichen

Vereinigungen – wird gesetzlich die Aufgabe zugeschrieben, Verhandlungen über den Leistungsumfang und die Leistungsentlohnung durchzuführen. Diese Konstellation könnte als *bilaterales Monopol* verstanden werden.

Da auf seiten der Ärzte die unterschiedlichsten Interessen vorliegen, liegt das primäre Motiv der Kassenärztlichen Vereinigungen eher in einer Erhöhung der Gesamtausgaben der GKV für die ambulante Versorgung als in einer Veränderung der Honorarstruktur.

Der schwerfällige Verhandlungsapparat führt daher tendenziell zu einer Inflexibilität der Versorgungsstrukturen; eine Anpassung an gewandelte Lebensverhältnisse (z. B. Abnahme häuslicher Pflegekapazität) kann nur schwer stattfinden. Die Anpassung des Leistungsangebots an ein gewandeltes Morbiditätsspektrum gelingt nicht oder nur sehr langsam, da aufgrund der diffizilen Verhandlungskonstellationen Regelungen über die relativen Preise der nachgefragten ärztlichen Leistungen unmöglich werden. So besteht im kurativen Bereich seit langem eine *Überversorgung,* im Bereich der psychischen und psychosozialen Morbidität besteht hingegen eine *Unterversorgung*. Neben der Überkapazität im Akutbereich ist zugleich ein Mangel an Pflegebetten zu konstatieren. Dies belegen eindrucksvoll die hohen Fehlbelegungsquoten von Betten im Akutbereich mit Pflegefällen, die bis zu 25 % betragen.[45] Dies scheint der Gesetzgeber mittlerweile erkannt zu haben, hält er es doch für erforderlich, Verschiebungen in der *Honorarverteilung* zwischen den Fachärztegruppen gesetzlich (z. B. § 85 Abs. 4a SGB V i. d. F. des GSG) vorzuschreiben, um durch technischen Fortschritt möglich gewordene Rationalisierungspotentiale zu erschließen.

Im Krankenhausbereich treten durch die Verteilung der Investitions- und Betriebskostenverantwortung auf verschiedene Träger Probleme auf. Die Ausgaben für alle in das *Krankenhausinvestitionsprogramm* aufgenommenen *Investitionen* werden gemäß Krankenhausfinanzierungsgesetz von den Bundesländern getragen, die *Betriebskosten* aber in Form von Pflegesätzen den Krankenkassen angelastet. Die *duale Finanzierung* im Bereich der stationären Versorgung hat ebenfalls entscheidend zur *Entökonomisierung* des Gesundheitswesens beigetragen, da sie zu einer politischen und nicht sachlichen Determinierung der Krankenhausinvestitionsplanung geführt hat. Starre, in langwierigen politischen Auseinandersetzungen festgelegte Planungskonzepte haben zu einer Versorgungsstruktur geführt, die eher kurzfristigen politischen Kalkülen der verantwortlichen Politiker dient, als die Bedürfnisse der Bevölkerung befriedigt. Wettbewerbliche Prozesse zwischen Anbietern im Bereich der stationären Versorgung sind aufgrund der hohen Marktzutrittsbarrieren (Aufnahme in das Krankenhausinvestitionsprogramm) kaum oder nur in Randbereichen möglich. Investitionszuweisungen, die mit der Versorgungsstufe stiegen, haben zu einer Flucht in höhere Bettenzahlen geführt.

Der Sachverständigenrat zur Konzertierten Aktion im Gesundheitswesen zitiert in seinem Gutachten Schätzungen, wonach etwa 15 % aller Krankenhausbetten entbehrlich seien, die dauerhaft fehlbelegt sind.[46] Diese Zahlen, die sich auf 1987 beziehen, bedeuten, daß ca. 100 000 Betten überflüssig sind. Auch die bereits getroffenen Maßnahmen zum Bettenabbau weisen auf eine Überversorgung in diesem Bereich hin. In den Jahren zwischen 1984 und 1989 wurde die Zahl der Betten im Akutbereich um 9000 auf 669 700 reduziert.[47]

Ferner führt die mangelnde Verzahnung verschiedener Leistungsbereiche zu umfangreichen Doppelleistungen. Die Bemühungen des Gesetzgebers um eine bessere Verzahnung von ambulantem und stationärem Bereich im Rahmen des GSG zielen auf eine Beseitigung dieser Überversorgungssituation.[48]

4 Bisherige Maßnahmen zur Lösung der Probleme – Anspruch und Wirklichkeit

Die politische Entwicklung im Bereich der GKV läßt sich sehr instruktiv anhand der »Ausgabenfieberkurve« der GKV von 1962 bis 1992 darstellen (vgl. Abb. 14). Es zeigt sich deutlich, daß insbesondere ab 1971 unter der sozial-liberalen Koalition der Leistungskatalog der GKV ausgedehnt wurde, was zu einer Zunahme der Gesamtausgaben von 25 Mrd. DM 1970 auf 61 Mrd. DM 1975 geführt hat. Dies entspricht einer Zunahme um 144 %. Angesichts dieser rasanten Entwicklung der Ausgaben der GKV sowie konjunkturbedingter Einnahmeausfälle geriet das Gesundheitswesen immer stärker in den Mittelpunkt der politischen und wissenschaftlichen Diskussion.

Die in dieser Zeit aufgekommene und seither nicht mehr abgeflaute Kostendämpfungsdebatte offenbarte das Fehlen einer für die politische Diskussion hilfreichen ökonomischen Fundierung. Die Entstehung einer eigenständigen Forschungsrichtung Gesundheitsökonomie datiert aus dieser Zeit.

Aufgrund der zunehmenden finanziellen Atemnot der GKV, die vor allem durch eine vehemente Ausgabenexpansion ausgelöst wurde, griff die Politik seit den siebziger Jahren verstärkt zu Maßnahmen, die den Ausgabenanstieg bremsen sollten.

Inwieweit diese Kostendämpfungsbemühungen von Erfolg gekrönt waren, soll im folgenden untersucht werden.

Abb. 14: Fieberkurve der GKV

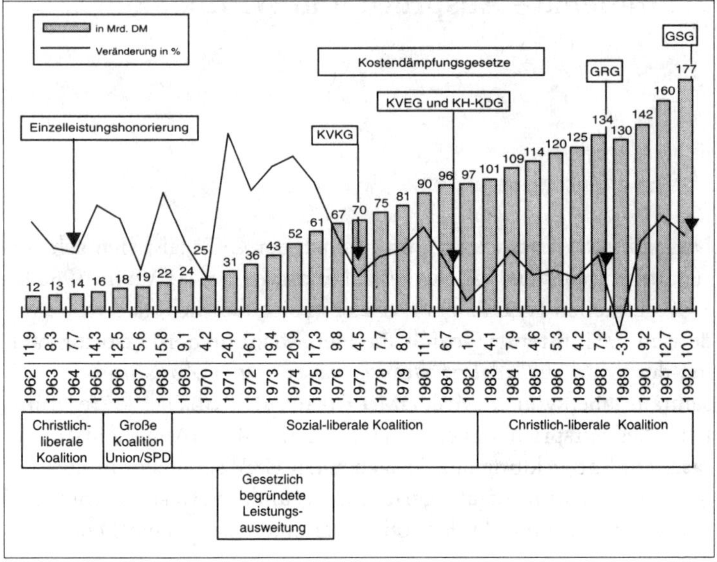

Quelle: BMA, BMG

4.1 Erste Ansätze einer Kostendämpfungspolitik

Angesichts der Ausgabenentwicklung in der GKV fand Mitte der siebziger Jahre ein Umdenken in der Gesundheitspolitik statt. An die Stelle einer ausgabenorientierten Einnahmenpolitik trat die »*einnahmenorientierte Ausgabenpolitik*«. Am 1. Juli 1977 traten das »Krankenversicherungs-Kostendämpfungsgesetz« (KVKG) und am 1. Januar 1982 das »Kostendämpfungs-Ergänzungsgesetz« (KVEG) in Kraft. Mit Hilfe dieser Gesetze sollte der für die GKV bedrohlichen Entwicklung der Finanzlage Einhalt geboten werden; insbesondere sollte durch ein preisbewußteres Verhalten von Ärzten und Patienten die weitere Zunahme der Gesundheitsausgaben der GKV gebremst werden.

Maßnahmen

Das KVKG sieht halbjährliche Plenarsitzungen einer *Konzertierten Aktion im Gesundheitswesen* (KAiG) vor. Die der gesamtwirtschaftlich ausgerichteten Konzertierten Aktion des § 3 Stabilitätsgesetz vom 8. Juni 1967 nachempfundene Einrichtung wurde mit der Rolle bedacht, unter Berücksichtigung einer »bedarfsgerechten Versorgung und einer ausgewogenen Verteilung der Belastungen medizinische und wirtschaftliche Orientierungsdaten sowie Vorschläge zur Erhöhung der Leistungsfähigkeit, Wirksamkeit und Wirtschaftlichkeit im Gesundheitswesen« zu erarbeiten. Diesem Gremium, dessen gesetzliche Basis sich heute in den §§ 141, 142 SGB V findet, ist dem Grundsatz einer einnahmenorientierten Ausgabenpolitik verpflichtet.[49]

Teilnehmer sind Vertreter der Leistungsanbieter (Ärzte, Krankenhausträger, Apotheker, Arzneimittelhersteller u. a.), die Vertreter der Krankenkassen (GKV und Private Krankenversicherung/ PKV), aber auch Gewerkschaften, Arbeitgeber, kommunale Spitzenverbände, die Bundesministerien für Wirtschaft, für Arbeit und Soziales und für Familie und Senioren.

Bei der KAiG handelt es sich um einen Versuch der Globalsteuerung von volkswirtschaftlich bedeutsamen Aggregaten: Einnahmenentwicklung und Ausgabenentwicklung der GKV.[50] Auf der Grundlage eines durch die Politik vorgegebenen Paradigmas, der einnahmenorientierten Ausgabenpolitik, soll die Konzertierte Aktion eine Verhaltensabstimmung der beteiligten Gruppen herbeiführen und so die Diskrepanz zwischen individueller und kollektiver Rationalität im Gesundheitswesen beseitigen helfen. Konkret sollen Ausgabenspielräume ausgelotet, begrenzt und auf die einzelnen Bereiche des Gesundheitswesens verteilt werden.[51]

Die KAiG besitzt somit eine allokative Funktion, weil sie Empfehlungen für die Ausgabenstruktur sowie für die absolute Höhe der Gesundheitsausgaben abgeben soll. Daneben hat sie aber auch eine distributive Aufgabe, weil sie »eine ausgewogene Verteilung der Belastungen«[52] herzustellen hat. Im Wege einer freiwilligen Verhaltensabstimmung soll die Kostenentwicklung, die maßgeblich auch auf den ungebremsten Verteilungskampf zwischen den Partikularinteressen der einzelnen Leistungserbringer zurückzuführen ist, gesteuert werden.

Unter anderem ist im Gesetzestext auch vorgesehen, gemeinsam einen Arzneimittelhöchstbetrag für die GKV festzulegen. Geschieht dies nicht, so sollen die Spitzenorganisationen der Kassenärzte und der Krankenkassen eine solche Empfehlung abgeben. Bei der Festlegung des Höchstbetrags sind die durchschnittliche Grundlohnsumme der beteiligten Krankenkassen, die Entwicklung der Arzneimittelpreise und die Zahl der Behandlungsfälle zu berücksichtigen.

Daneben verlangt das KVKG die Erstellung von Transparenz- und Preisvergleichslisten für Arzneimittel. Mit Hilfe von Transparenzlisten der Transparenzkommission »Arzneimittel« beim Bundesgesundheitsamt sowie durch die Preisvergleichsliste des Bundesausschusses der Ärzte und Krankenkassen soll die Preistransparenz bei Arzneimitteln für die Ärzte erhöht werden. Preisinformationen sollen sie zu einem unter Kostengesichtspunkten effizienteren Verschreibungsverhalten bewegen.

Die *Preisvergleichsliste* enthält – von wenigen Ausnahmen abgesehen – nur Monopräparate. Sie sollte zu einer verbindlichen Informationsquelle für Ärzte werden. Bei der Erstellung dieser Liste galt es, gravierende methodische Hindernisse zu überwinden. So mußten möglichst allgemeingültige Kennzahlen für eine rationelle Arzneimitteltherapie gefunden werden. Gelöst wurden diese methodischen Probleme mit der Definition einer durchschnittlichen mittleren Tagesdosis. Darüber hinaus wurden Kombinationspräparate benachteiligt, da nur Monopräparate erfaßt und empfohlen werden. Kombinationspräparate gelten – fälschlicherweise – nach wie vor als unwirtschaftlich und tauchen daher in großem Umfang auf der später eingeführten Negativliste auf. Die Transparenzliste enthält neben den Preisen auch Informationen über therapeutische, pharmakologische und pharmazeutische Merkmale der Arzneimittel.

Ergebnisse und Bewertung

Die Wirksamkeit der KAiG war bereits von Anfang an eingeschränkt. Wegen der Unverbindlichkeit der KAiG-Vorschläge entstand bei den Adressaten ein Verantwortungsvakuum; sie fühlten sich in ihrem Handeln nicht an diese Empfehlungen gebunden. In den bilateralen Verhandlungen zwischen den Krankenkassen und den Leistungsanbietern gelang es den Vertragspartnern bisher immer, eigene Verbandsinteressen unabhängig von den Beschlüssen der KAiG zu verfolgen und durchzusetzen.

Da die eigentliche Ursache der von allen Seiten konstatierten Probleme des Gesundheitswesens aber nicht aus der dezentralen Planerstellung der Individuen, sondern vielmehr aus den Schwächen der zu ihrer Koordinierung vorgesehenen Regulierungen und Instanzen resultiert, hat die Konzertierte Aktion bis heute keinen grundlegenden Wandel der Situation herbeiführen können, eher hat sie den Blick auf die wirklichen Ursachen weiter verstellt. Daneben ist eine derartige Instanz in einer freiheitlich demokratischen Ordnung eine höchst fragwürdige Einrichtung: Entscheidungsbefugnisse werden demokratisch nur unzureichend legitimierten Verbandsfunktionären zugeordnet, deren Beschlüsse letztlich jeden einzelnen Zwangsversicherten treffen.[53]

Durch den Arzneimittelhöchstbetrag sollte eine Parallelentwicklung von Einkommen und Gesundheitsausgaben festgeschrieben werden, d. h., es sollte das Wachstum des Gesundheitswesens in Gleichklang mit der Einkommensentwicklung gebracht werden. Das Ergebnis beim Verbrauch von Arzneimitteln sah jedoch anders aus. Die demographische Entwicklung, die Veränderung des Morbiditätsspektrums und Verbesserungen der medikamentösen Therapie selbst ließen eher eine Zunahme des Arzneimittelkonsums erwarten, die über einem erzwungenen paritätischen Anstieg von durchschnittlicher Grundlohnsumme und Arzneimittelausgaben liegt. Unwirtschaftlichkeit wäre die Konsequenz einer strikten Durchsetzung dieser Form der Budgetierung gewesen, wenn eine medikamentöse Therapie durch einen teureren operativen Eingriff oder eine verzögerte und schließlich teurere medikamentöse Behandlung substituiert werden muß. Wie die weitere Ausgabenentwicklung zeigt, hat sich dieses Instrument jedoch nicht bewährt, so daß sich in der Realität sehr wohl Strukturveränderungen ergaben.

Die ebenfalls vorgesehenen *Transparenz- und Preisvergleichslisten* fanden nur sehr zögernd Eingang in die ärztliche Verschreibungspraxis. Als Steuerungsinstrumente vermochten weder die eine noch die andere wesentlichen Einfluß auf die Verschreibung von Arzneimitteln zu nehmen. Es zeigte sich, daß ohne pekuniäre Anreize ein Preis- und Kostenbewußtsein auf seiten der Nachfrage (Ärzte, Patienten) nicht erzeugt werden kann. Die später im Rahmen des Kostendämpfungs-Ergänzungsgesetzes (KVEG), des Gesundheits-Reformgesetzes (GRG) und des Gesundheitsstrukturgesetzes (GSG) ergriffenen, wesentlich schärferen Maßnahmen über das Arzneimittelbudget belegen diese These.

Im Rahmen des KVEG reagierte der Gesetzgeber auf diesen Mangel an Steuerungskraft allerdings nicht mit einem verstärkten Einsatz pekuniärer Anreize, sondern mit *Verschreibungsverboten*. Die Kosten sogenannter Bagatellarzneimittel zur Behandlung »geringfügiger« Gesundheitsstörungen wurden ab sofort nicht mehr oder nur noch in begründeten Ausnahmefällen von der GKV erstattet.[54] Die im Sommer 1982 vom Bundesarbeitsministerium vorgelegte *Negativliste*, die am 1. April 1983 in Kraft trat, umfaßt gegenwärtig ca. 2500 Präparate der Arzneimittelgruppen »Medikamente gegen Erkältungskrankheiten und grippale Infekte, Mund- und Rachentherapeutika, Abführmittel sowie Arzneimittel gegen Reisekrankheiten«. Hierbei handelt es sich um solche Indikationsbereiche, bei denen bereits traditionell ein hoher Selbstmedikationsanteil vorlag.

Nachdem die von KVKG und KVEG erwarteten Wirkungen auf die Ausgabenentwicklung der Krankenkassen ausblieben, folgten weitere staatliche Beschränkungen der individuellen Wahl- und Handlungsfreiheit und damit der Souveränität aller Beteiligten des Gesundheitswesens (vgl. Übersicht 1).

Bei diesen Interventionen handelt es sich um Maßnahmen, die zwangsläufig immer weitere Eingriffe nach sich ziehen. Die Akteure des Gesundheitswesens versuchen, durch angepaßte Verhaltens-

Übersicht 1: Kostendämpfung im Gesundheitswesen durch Gesetze und Verordnungen 1977 bis 1992

- Gesetz zur Dämpfung der Ausgabenentwicklung und zur Strukturverbesserung der gesetzlichen Krankenversicherung (Krankenversicherungs-Kostendämpfungsgesetz – KVKG) vom 27. Juni 1977 (BGBl. I S. 1069)
- Gesetz zur Ergänzung und Verbesserung der Wirksamkeit kostendämpfender Maßnahmen in der Krankenversicherung (Kostendämpfungs-Ergänzungsgesetz – KVEG) vom 22. Dezember 1981 (BGBl. I S. 1578)
- Gesetz zur Änderung des Gesetzes zur wirtschaftlichen Sicherung der Krankenhäuser und zur Regelung der Krankenhauspflegesätze (Krankenhaus-Kostendämpfungsgesetz – KH-KDG) vom 22. Dezember 1981 (BGBl. I S. 1568)
- Gesetz zur Wiederbelebung der Wirtschaft und Beschäftigung und zur Entlastung des Bundeshaushalts (Haushaltsbegleitgesetz 1983) vom 20. Dezember 1982 (BGBl. I S. 1857)
- Gesetz über Maßnahmen zur Entlastung der öffentlichen Haushalte und zur Stabilisierung der Finanzentwicklung in der Rentenversicherung sowie über die Verlängerung der Investitionshilfeabgabe (Haushaltsbegleitgesetz 1984) vom 22. Dezember 1983 (BGBl. I S. 1532)
- Gesetz zur Neuordnung der Krankenhausfinanzierung (Krankenhausneuordnungsgesetz [KHNG]) vom 20. Dezember 1984 (BGBl. I S. 1716)
- Verordnung zur Regelung der Krankenhauspflegesätze (Bundespflegesatzverordnung – BPflV) vom 21. August 1985 (BGBl. I S. 1666)
- Gesetz zur Verbesserung der kassenärztlichen Bedarfsplanung vom 19. Dezember 1986 (BGBl. I S. 2593)
- Gesetz zur Strukturreform im Gesundheitswesen (Gesundheits-Reformgesetz – GRG) vom 20. Dezember 1988 (BGBl. I S. 2477)
- Gesetz zur Sicherung und Strukturverbesserung der gesetzl. Krankenversicherung (Gesundheitsstrukturgesetz – GSG) vom 21. Dezember 1992 (BGBl. I S. 2266)

Quelle: eigene Aufbereitung

weisen den vom Gesetzgeber intendierten Wirkungen auszuweichen, und veranlassen diesen so zu immer weiteren Folgeinterventionen. Resultat ist eine sogenannte *Interventionsspirale*. Die Unfreiheit und die Entmündigung aller schreitet fort, weil die bisherigen Maßnahmen, die nichts anderes als eine bloße *Symptombekämpfung* darstellen, nicht greifen.

4.2 Gesundheits-Reformgesetz (GRG)

Auch die in den Folgejahren weiter steigenden Beitragssätze (1988 betrug der durchschnittliche Beitragssatz der GKV 12,9 % des Bruttoeinkommens) sowie die permanente Anhebung der Beitragsbemessungsgrenze vermochten es nicht, die Finanzierungsprobleme der GKV dauerhaft zu lösen. Die Defizite der GKV der Jahre 1984 bis 1988 addierten sich zu über 8 Mrd. DM, so daß einschneidende Maßnahmen unabdingbar wurden.

Mit Hilfe des am 20. Dezember 1988 verabschiedeten Gesundheits-Reformgesetzes (GRG) wurde der Versuch unternommen, die unbefriedigende Situation der GKV grundlegend zu verbessern. Daneben wurde das gesamte Recht der Krankenversicherung neu kodifiziert und mit Ausnahme der Leistungsbereiche »sonstige Hilfen« und der Leistungen bei Schwangerschaft und Mutterschaft, die ihre Rechtsgrundlage auch nach dem 31. Dezember 1988 in der Reichsversicherungsordnung haben, als Fünftes Buch in das Sozialgesetzbuch eingefügt (Art. 1 GRG).

Zielvorstellungen

Im Zentrum des GRG standen die drei Grundsätze:

1. Beitragssatzstabilität (§ 71 SGB V i. d. F. des GRG),
2. Sicherung einer notwendigen medizinischen Versorgung (§ 70 Abs. 1 SGB V i. d. F. des GRG),
3. angemessene Vergütung ärztlicher Leistungen (§ 72 Abs. 2 SGB V).

Die *politische Priorität* lag auf der *Beitragssatzstabilität*. Da es sich

Übersicht 2: Wichtige Bestimmungen des GRG

1. Versicherter Personenkreis

- Arbeiter oberhalb Versicherungspflichtgrenze nicht mehr versicherungspflichtig
- Versicherungspflicht der Studenten nur noch bis 14. Fachsemester, höchstens bis 30. Lebensjahr
- keine Versicherungspflicht mehr für bestimmte Gruppen von Selbständigen
- Rentner sind versicherungspflichtig, soweit sie in der 2. Hälfte des Erwerbslebens zu $^{9}/_{10}$ in der GKV versichert waren.

2. Leistungsrecht

- Sachleistungsprinzip festgeschrieben; Kostenerstattung nur ausnahmsweise
- Leistungsanspruch ruht bei Auslandsaufenthalt
- Aufklärungspflicht der Kassen bzgl. Gesundheitsgefährdungen/Krankheitsverhütung
- Einführung von Zahnprophylaxemaßnahmen bei jungen Menschen
- Versicherte ab 35. Lj. haben Anspruch auf Vorsorgeuntersuchungen
- Kostenerstattung bei kieferorthopädischer Behandlung (80 %)
- Kostenerstattung bei Zahnersatz(-behandlung) (50 %); evtl. auch differenzierte Erstattungshöhe, abhängig von Vorsorge des Versicherten (60 %)
- erhöhte Zuzahlung bei Heilmitteln (10 %)
- Abgrenzung Krankenhausbehandlung/stationäre Rehamaßnahmen; erhöhte Zuzahlung für Krankenhausbehandlung ab 1991 (10 DM pro Tag)
- neu: Leistungen bei Schwerpflegebedürftigkeit: ab 1.1.89 Anspruch auf Kostenerstattung für Urlaubsvertretung der Pflegeperson (längstens 4 Wochen/Jahr, höchstens 1800 DM/Jahr); ab 1. 1. 91 Anspruch auf 25 Pflegeeinsätze im Monat, jedoch höchstens 750 DM je Monat; alternativ: Erstattung von 400 DM möglich, wenn Pflege durch eine Pflegeperson sichergestellt
- reduziertes Sterbegeld 2100 DM/1050 DM für Mitglieder/Familienversicherte
- Härtefallregelung für Zuzahlungsbefreiungen
- Entbindungkostenpauschale entfällt; statt dessen Entbindungsgeld auch für nicht Mutterschaftsgeldberechtigte (150 DM)
- Möglichkeit der Erprobung weiterer Leistungen und Verfahren
- Zwang zur Erprobung von Beitragsrückzahlungen

3. Sonstige Neuregelungen betreffen

- das Vertragsrecht zwischen Krankenkassen und Leistungserbringern
- die Konzertierte Aktion im Gesundheitswesen
- das Recht der Verbände der Krankenkassen
- das Recht der Krankenkassenfinanzierung
- den Medizinischen Dienst der Krankenversicherung
- den Datenschutz
- die Krankenhausfinanzierung
- die Neukodifizierung des Krankenversicherungsrechts und Einfügung (Ausnahmen!) als 5. Buch in das Sozialgesetzbuch

Quelle: eigene Aufbereitung

bei den vorgestellten Grundsätzen um konfligierende Zielvorstellungen handelt, konnte diese Prioritätssetzung nicht ohne Konsequenzen für die »notwendige« medizinische Versorgung sowie für die »angemessene« Vergütung der ärztlichen Leistung bleiben. Entweder mußte, sollte Beitragssatzstabilität erreicht werden, der Leistungsumfang der GKV beträchtlich reduziert werden, und/oder die ärztlichen Honorare mußten merklich beschnitten werden.

Maßnahmen

Das GRG ist mit einer Reihe von Instrumenten ausgestattet worden, die primär auf eine Reduktion des Leistungskataloges und eine Einschränkung der Diagnose- und Therapiehoheit des Arztes hinauslaufen (vgl. Übersicht 2).

Obwohl der Anteil der Arzneimittelausgaben 1988 nur ca. 15 % der GKV-Gesamtausgaben betrug und auch seit 1970 nicht überdurchschnittlich zugenommen hatte, war er der zentrale Ansatzpunkt des GRG. Der Gesetzgeber scheint bei der Arzneimittelversorgung ein besonders großes Einsparpotential und bei den Betroffenen einen relativ geringen Widerstand gegen die Reform unterstellt zu haben.[55] In der Regel gelingt es der pharmazeutischen Industrie, anders als den Ärzten, nicht, Patienten für die eigenen Verteilungsinteressen »einzuspannen«, da der Industrie der direkte Patientenkontakt fehlt.

So wurde die Erstellung einer sogenannten *Negativliste* gesetzlich vorgeschrieben, die alle Medikamente enthalten sollte, die Ärzte nicht mehr zu Lasten der GKV verschreiben dürfen. In eine solche Negativliste sollten nach § 34 Abs. 3 Satz 2 SGB V i. d. F. des GRG insbesondere Arzneimittel aufgenommen werden,

- »die für das Therapieziel oder zur Minderung von Risiken nicht erforderliche Bestandteile enthalten; oder
- deren Wirkungen wegen der Vielzahl der enthaltenen Wirkstoffe nicht mit ausreichender Sicherheit beurteilt werden können; oder
- deren therapeutischer Nutzen nicht nachgewiesen ist«.

Objektive Kriterien für die Festlegung der auszugrenzenden Präparate existieren jedoch nicht und konnten von daher auch nicht gesetzlich kodifiziert werden, große Ermessensspielräume der Verantwortlichen, legitimiert durch die »Insbesondere«-Regelung, öffnen Willkürentscheidungen Tür und Tor.

Neben diesen Arzneimitteln, die man aufgrund ihrer Wirkstoffzusammensetzung von einer Erstattung ausschloß, wurden auch die medikamentösen Therapien ganzer Indikationgebiete aus der Erstattungspflicht genommen.[56] Hiervon betroffen sind die sogenannten Bagatellarzneien.

Ferner wurde eine *Festbetragsregelung* eingeführt, mit der ebenfalls beträchtliche Einsparungen bei der Arzneimittelversorgung erzielt werden sollten. Die Festbetragsregelung sollte zugleich die als zu gering erachtete Wettbewerbsintensität auf dem Pharmamarkt spürbar erhöhen.[57] Bei Festbeträgen handelt es sich um eine besondere Form der Selbstbeteiligung, bei der für bestimmte GKV-Leistungen Höchstbeträge der Erstattung festgelegt werden. Bezieht der Patient Leistungen, deren Preis oberhalb des Festbetrages liegt, so muß er den überschießenden Betrag selbst zahlen; liegt der Preis auf Festbetragsniveau oder darunter, übernimmt die Krankenkasse die gesamten Kosten.

Nach § 35 SGB V hat der Bundesausschuß der Ärzte und Krankenkassen in Richtlinien vorzugeben, für welche *Arzneimittelgruppen* Festbeträge festzusetzen sind. Diese Arzneimittelgruppen bestehen jeweils aus Präparaten, die gegeneinander ohne Therapiebeeinträchtigung austauschbar sein sollen, eine Forderung, die nach Auffassung des wissenschaftlichen Beirats der Bundesapothekerkammer nicht zu erfüllen ist.[58] Arzneimittelgruppen mit einheitlichem Festbetrag können nach drei Kriterien gebildet werden:

1. bestehend aus Arzneimitteln mit *demselben Wirkstoff*, wobei unterschiedliche Bioverfügbarkeiten zu beachten sind,
2. bestehend aus Arzneimitteln mit pharmakologisch-therapeutisch *vergleichbaren Wirkstoffen*, insbesondere mit chemisch verwandten Stoffen,
3. mit pharmakologisch-therapeutisch *vergleichbarer Wirkung*, insbesondere Arzneimittelkombinationen. Die Vergleichbarkeit der Wirkung kann hier durchaus im gleichen zu therapierenden

Krankheitsbild oder in den gleichen zu bekämpfenden Erkrankungsursachen oder -symptomen bestehen.[59]

Die aus Preissenkungsprozessen resultierenden Umsatzeinbußen werden die Hersteller über Mengenausweitungen zu kompensieren versuchen. Auch eine mögliche Substitution von Arzneimitteln der Negativliste mit solchen, die dort nicht enthalten sind, mit dem Ziel, dem Patienten eine Zuzahlung zu ersparen, scheint der Gesetzgeber erahnt zu haben. Daher sieht er bereits im GRG Maßnahmen vor, die das Verschreibungsverhalten der Ärzte im Sinne einer umfassenden Senkung der Arzneimittelausgaben beeinflussen sollen. So sollen nach §84 SGB V i.d.F. des GRG zwischen den Partnern der Gesamtverträge, also den Krankenkassen und den Kassenärztlichen Vereinigungen, *Richtgrößen* vereinbart werden. Diese stellen arztgruppen- und patientengruppenspezifische Vorgaben für eine mengenmäßig zurückhaltende ärztliche Verschreibungspraxis dar. Das Verschreibungsvolumen wird zwar nicht für jeden Arzt individuell festgelegt, dennoch besteht die Möglichkeit der *Wirtschaftlichkeitsprüfung* nach §106 Abs.2 Nr.2 SGB V i.d.F. des GRG bei *Richtgrößenüberschreitungen*. Die Richtgrößen sollen Ärzte nicht nur veranlassen, sich auf die Verordnung von Festbetragspräparaten zu konzentrieren, sondern auch durch eine reduzierte Verschreibungsmenge Einsparpotentiale zu erschließen. Richtgrößen stellen daher ein zentrales Instrument zur Unterstützung der Ziele des Festbetragskonzepts dar.[60]

Die *Verordnungsgebühr* für Arzneimittel, für die kein Festbetrag besteht, wurde von 2 auf 3 DM je Packung erhöht. Daß bei einer solchen wertunabhängigen Zuzahlung immanent die Gefahr besteht, daß Patienten versuchen, eine möglichst große und teure Packung verordnet zu bekommen, hat der Gesetzgeber erkannt. Ab dem 1. Januar 1992 sollte daher für alle Arzneimittel, für die bis zu diesem Zeitpunkt kein Festbetrag festgelegt werden konnte, eine Selbstbeteiligung von 15 % des Preises, maximal 15 DM, gelten. Die wertabhängige prozentuale Zuzahlung, die immer in gesundheitsökonomischen und ordnungspolitischen Diskussionen um eine Neuorientierung des Gesundheitswesens gefordert worden war,[61] hätte den Vorzug gehabt, alle Arzneimittel des Nichtfestbetragsmarktes relativ gleich zu behandeln.

Neben der gesetzlichen Verankerung verschiedenster Kostendämpfungsmaßnahmen wurden aber auch neue Leistungskomplexe aufgenommen, so auch die *ambulante häusliche Pflege*. Ab dem 1. Januar 1989 wurde langjährig Versicherten ein Anspruch auf eine maximal vierwöchige professionelle pflegerische Versorgung (Urlaubspflege) zuerkannt. Voraussetzung hierfür ist, daß bereits mindestens zwölf Monate lang Schwerpflegebedürftigkeit besteht. Ab dem 1. Januar 1991 wurde den Versicherten ein Anspruch auf Dauerpflege (25 Pflegeeinsätze pro Monat mit Maximalkosten in Höhe von 750 DM je Versicherungsfall) eingeräumt.

Darüber hinaus beinhaltet das Gesetz Änderungen in der Abgrenzung des versicherten Personenkreises, wie z. B. die *Gleichstellung* von Angestellten und Arbeitern durch Wegfall der Versicherungspflicht für Arbeiter mit einem Einkommen oberhalb der Beitragsbemessungsgrenze.

Eine strukturelle Neuordnung erfuhr auch die Versorgung mit Zahnersatz. So wurde eine Selbstbeteiligung von 50 % der Kosten bei zahntechnischen Leistungen und der zugehörigen zahnärztlichen Behandlung eingeführt. Für derartige Leistungen gilt künftig das *Kostenerstattungsprinzip*. Elemente der *Eigenvorsorge* und *Eigenverantwortung* wurden implementiert, wie beispielsweise eine reduzierte Selbstbeteiligung bei Zahnersatz, wenn eine regelmäßige Zahnpflege und eine regelmäßige Inanspruchnahme zahnärztlicher Untersuchungen nachgewiesen werden kann.

Kinder und Jugendliche bis 18 Jahre sowie einkommensschwache Versicherte sind von den Zuzahlungsregelungen vollständig (§ 61 SGB V i. d. F. des GRG) oder teilweise (§ 62 SGB V i. d. F. des GRG) ausgenommen.

Bewertung

Die Einführung der *Negativliste* hat dazu geführt, daß Ärzte, denen es aufgrund des mit der zunehmenden Ärztedichte verbundenen härter werdenden Wettbewerbs immer schwerer fällt, Patientenwünsche nach der Verschreibung von Medikamenten zurückzuweisen, sich »gezwungen« sahen, teure, dafür aber als wirksam erachtete Arzneimittel, die nicht Bestandteil der Negativliste sind, zu verschreiben. Das Auftreten derartiger Substitutionsvorgänge macht klar, daß es sich bei »Unwirtschaftlichkeit«, dem Attribut, mit dem die Präparate der Negativliste abqualifiziert werden sollen, um ein Kriterium handelt, das sich nicht allein aus der isolierten Bewertung eines Medikamentes ergibt. Erforderlich sind vielmehr Ziel-Mittel-Betrachtungen.

Festbeträge stellen zwar rechtlich keine Höchstpreise dar, denn nach wie vor ist es den Arzneimittelherstellern möglich, eigene Preisvorstellungen zu äußern und auch Preise autonom festzusetzen, faktisch sind aber die meisten Unternehmen gezwungen, die Preise ihrer Präparate am Festbetrag zu orientieren. Hersteller von Generika, deren Preise unterhalb des einzuführenden Festbetrags liegen und deren vornehmliches Verkaufsargument bisher der niedrige Preis war, werden vermutlich ihre Preise langfristig in Richtung des Festbetrags erhöhen. Das Ergebnis der Festbetragsregelung ist also keine Intensivierung des Wettbewerbs bezüglich des Aktionsparameters Preis, sondern vielmehr dessen Reduzierung.

Aus der *Festbetragsregelung* resultiert für die Patienten der Anreiz, nach Leistungen zu fragen, deren Preise im zuzahlungsfreien Bereich liegen. Die Festbetragsregelung hat zwar einen Trend zu billigeren Medikamenten, genauer: zu Arzneimitteln mit Festbetrag, ausgelöst, kann aber keineswegs das Mengenproblem lösen. Da zudem die nach § 84 SGB V i. d. F. des GRG vorgesehene Einführung von *Richtgrößen* nicht erfolgte, trug das GRG auch nicht zu einer Einschränkung der verordneten Arzneimittelmenge bei.

Ordnungspolitisch ist zu beanstanden, daß die Festbeträge von den Spitzenverbänden der Krankenkassen und Ärzte *zentral* festgelegt werden und so einem an die pharmazeutische Industrie gerichteten Preisdiktat in der Wirkung nahekommen. Neben großen Spielräumen bei der Einordnung von Medikamenten in Festbetragsgruppen bestehen erhebliche Differenzen zwischen Krankenkassen und Herstellern aufgrund zahlreicher unbestimmter Rechtsbegriffe.

Für die Patienten wurde durch die Einführung des Festbetragskonzepts eine vollwertige Versorgung ohne jede *Zuzahlung* verankert. Aus wahltaktischen Gründen eine sicherlich verständliche Zielvorstellung, die aber mit dem grundsätzlichen Reformziel einer erhöhten Eigenverantwortung nichts mehr gemein hat. Aus der Regelung resultierte daher auch nur ein kurzfristiger Preissenkungseffekt, wogegen eine effizientere Durchführung medikamentöser Therapien, bezogen auf die Gesamtkosten und nicht nur auf den Packungspreis, nicht erzielt werden konnte.

Das *Pflegekonzept* des GRG muß als gescheitert angesehen werden, da es an den Bedürfnissen der Betroffenen vorbeizielt. So hat das Bundesarbeitsministerium für das Jahr 1992 hierfür zwar 6,4 Mrd. DM eingeplant, in Anspruch genommen wurden jedoch nur 1,2 bis 1,3 Mrd. DM. Die Gründe für diese Nichtbeanspruchung sind vielfältig: Ein großer Teil der Pflegebedürftigen kann die Leistung gar nicht in Anspruch nehmen, weil der Gesetzgeber *lange Vorversicherungszeiten* zur Bedingung gemacht hat. Die Schwerpflegebedürftigkeit wurde vom Bundesausschuß Ärzte/Krankenkassen unter medizinischen Gesichtspunkten sehr restriktiv definiert, vor allem mit dem Ziel, eine mögliche Überinanspruchnahme von vornherein auszuschließen. Darüber hinaus muß die Schwerpflegebedürftigkeit vorab vom Hausarzt und dem Medizinischen Dienst

Übersicht 3: Blüms Reform: Wunsch und Wirklichkeit

Einsparungen durch	**Ziel 1992**	**erreicht 1992**
Festbeträge	1 400 Mio. DM	600 Mio. DM
Struktureffekt durch Transparenz	2 000 Mio. DM	0 Mio. DM
Wirtschaftlichkeit im Krankenhaus	1 570 Mio. DM	0 Mio. DM
Neue Leistungen, häusliche Pflege	6 400 Mio. DM	1 250 Mio. DM
Beitragssatz	12,6 %	12,7 %
Defizit	0 Mio. DM	> 10 000 Mio. DM

Quelle: Ärzte-Zeitung

der Krankenkassen in einem komplizierten und zeitraubenden Antragsverfahren bescheinigt werden. Es hat sich herausgestellt, daß die Anspruchsberechtigten Geldleistungen Sachleistungen vorziehen, was aber nur in wertmäßig geringerem Umfang möglich war.

Nahezu alle Kernziele des GRG wurden nicht erreicht (vgl. Übersicht 3). Realistisch waren nur jene Einsparungen, die durch Leistungsabbau (Sterbegeld und Selbstbeteiligung der Patienten, z. B. Zahnersatz) bewirkt werden sollten, hingegen wurden die auf strukturelle Wirkungen ausgerichteten Kostendämpfungsziele völlig verfehlt. Besonders eklatant sind die Defizite zwischen Anspruch und Wirklichkeit bei den Struktureffekten durch eine höhere Transparenz des Arzneimittelmarktes für die Ärzte sowie bei der Festbetragsregelung.

Es wird vermutet, daß nur rund 50 % statt der beabsichtigten 80 % des gesamten Arzneimittelmarktes festbetragsfähig sind. Das prognostizierte Einsparvolumen von insgesamt rund 2 Milliarden DM wird daher wohl bei weitem nicht erreicht werden können.[62] Aufgrund dieser nur sehr zögerlichen Umsetzung des Festbetragskonzepts wurde die Zuzahlungsregelung für die Präparate des Nichtfestbetragsmarktes (15 %, max. 15 DM) zunächst aufgeschoben und später endgültig durch eine neue Regelung des Gesundheitsstrukturgesetzes (GSG) ersetzt.

Es muß darauf hingewiesen werden, daß im GRG die Kostendämpfung und nicht das Ziel einer bedarfsgerechten Gesundheitsversorgung im Mittelpunkt stand. Die im GRG enthaltenen kostendämpfenden Maßnahmen konzentrieren sich außerdem auf wenige Gesundheitsbereiche, vor allem auf die Versorgung mit Arznei-, Heil- und Hilfsmitteln sowie auf zahnärztliche Leistungen. Keine Berücksichtigung fanden im Rahmen des GRG wie zum Teil bereits erwähnt der Krankenhausbereich, die ambulante Versorgung sowie die zukünftigen Herausforderungen, auf die im folgenden noch eingegangen wird.

Zusammenfassend kann das GRG nur als punktuell ansetzende *Symptomtherapie* bezeichnet werden, bei der die kostentreibenden Strukturen im wesentlichen unbehandelt blieben. Es traten zwar kurzfristige Spareffekte (»Blüm-Delle«) als Folge der Vorwegnah-

Abb. 15: Überschuß-/Defizitentwicklung in der GKV in den Jahren von 1987 bis 1992

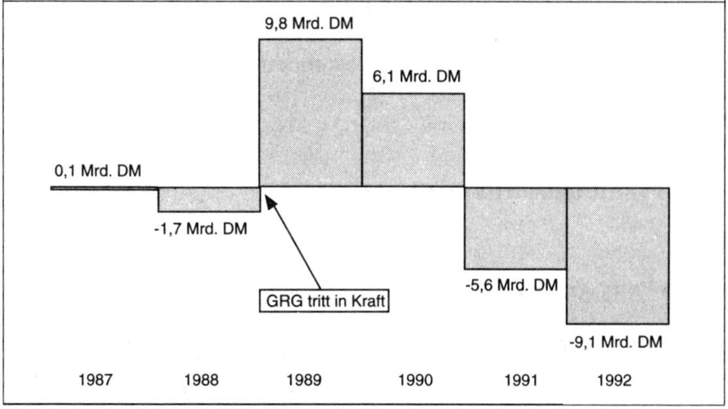

Quelle: BMG

me von Leistungen im zahnärztlichen Bereich im Jahre 1988 (»Blüm-Bauch«) ein, die eigentlich kostenverursachenden Strukturen blieben hiervon aber unberührt. Die Behauptung, wonach die erzielten Einsparungen als Zeichen eines Umbruchs oder als Beginn eines anhaltenden strukturellen Abschmelzungsprozesses der Gesundheitsausgaben zu deuten seien, mag zwar wahltaktisch verständlich sein, erwies sich aber sehr bald schon als unhaltbar.

Ordnungspolitisch stellt das GRG das Ergebnis planwirtschaftlichen und dirigistischen Denkens *zentralverwaltungswirtschaftlicher Provenienz* dar. Es geht von einem *kollektivistischen Menschenbild* aus, das beherrscht wird vom *Glauben der Planbarkeit* und der *Illusion der Machbarkeit*. Der einzelne Bürger, ob Patient oder Leistungserbringer, wird zunehmend entrechtlicht und bevormundet.

Wie bei allen willkürlichen staatlichen Interventionen, so ist auch hier zu befürchten, daß angesichts der zunehmenden Probleme immer weiter reichende Regulierungen und Interventionen erforderlich sind, um neuen unerwünschten Entwicklungen im

Gesundheitswesen, hierzu zählen insbesondere die Ausweichreaktionen der Akteure auf die vorhergehende Intervention, entgegenzusteuern. Es besteht immer die große Gefahr einer *Interventionsspirale*.

So ließ denn auch das nächste Kostendämpfungsgesetz nicht lange auf sich warten ...

4.3 Gesundheitsstrukturgesetz (GSG)

Entstehungsgeschichte

Die nach Inkrafttreten des GRG sich abzeichnende Erholung auf der Ausgabenseite, 1989 ergab sich ein Überschuß der Einnahmen über die Ausgaben in Höhe von fast 10 Mrd. DM, hielt nur kurz an. Bereits 1990 stiegen die Ausgaben wieder stärker als die Einnahmen. Der Überschuß verringerte sich 1990 auf 6 Mrd. DM, 1991 ergab sich wieder ein Defizit. Aufgrund des Defizits des Jahres 1992 in Höhe von fast 9 Mrd. DM[63] und der Gefahr steigender Beitragssätze sah sich die Bundesregierung zum Handeln gezwungen: Das GRG war gescheitert (vgl. Abb. 15).

Steigende Beitragssätze in der gesetzlichen Krankenversicherung bedeuten nicht nur eine höhere Belastung der Lohneinkommen und hemmen damit die Leistungsbereitschaft der Arbeitnehmer, sondern zugleich nehmen die Lohnnebenkosten für die Arbeitgeber zu, was die Beschäftigungschancen negativ beeinflußt. Die Wettbewerbsfähigkeit des Industriestandortes Deutschland geriet u.a. hierdurch in Gefahr.

Bundesgesundheitsminister Seehofer hatte in der Rekordzeit von vier Wochen ein umfassendes Reformkonzept erarbeitet, das die Ausgabenexpansion und damit das Ausgabenfieber in der GKV begrenzen sollte. Zunächst sind der Mut und die Entschlossenheit Seehofers zu bewundern. Die diffamierenden Angriffe, die verschiedene Interessenverbände gegen ihn starteten, hatten mit einer demokratischen Streitkultur nur wenig gemein und schadeten

Übersicht 4: GSG-Maßnahmen und erwartete Effekte

Einsparungen	
Krankenhaus	
Grundlohnanbindung	rd. 2,500 Mrd. DM
Kostenerstattung liquidationsberechtigter Ärzte	rd. 0,720 Mrd. DM
Zuzahlung	rd. 0,070 Mrd. DM
Ärztliche Versorgung	
Grundlohnanbindung	rd. 0,750 Mrd. DM
Zahnärztliche Versorgung	
Grundlohnanbindung zahnärztlicher Behandlung	rd. 0,400 Mrd. DM
Absenkung der Honorare bei Zahnersatz	rd. 0,325 Mrd. DM
Degressiver Punktwert Zahnärzte	rd. 0,300 Mrd. DM
Absenkung zahntechnischer Preise bei Zahnersatz	rd. 0,200 Mrd. DM
Neubestimmung des Leistungskatalogs Zahnersatz	rd. 0,650 Mrd. DM
Absenkung der Honorare bei Kieferorthopädie	rd. 0,059 Mrd. DM
Absenkung zahntechnischer Preise bei Kieferorthopädie	rd. 0,025 Mrd. DM
Neubestimmung kieferorthopäd. Leist. für Erwachsene	rd. 0,110 Mrd. DM
Arzneimittel	
Preismoratorium Pharmahersteller	rd. 1,500 Mrd. DM
Budget (Mengenstabilisierung)	rd. 0,560 Mrd. DM
Zuzahlung	rd. 1,300 Mrd. DM
Heilmittel	
Budget (Mengenstabilisierung)	rd. 0,200 Mrd. DM
Stationäre Kuren	
Grundlohnanbindung	rd. 0,350 Mrd. DM
Zuzahlung	rd. 0,010 Mrd. DM
Verwaltungsausgaben Krankenkassen	
Grundlohnanbindung	rd. 0,240 Mrd. DM
Beitragsbemessung freiwillig Versicherter im Ruhestand (Mehreinnahmen)	rd. 0,350 Mrd. DM
Summe der finanziellen Entlastungen	**rd. 10,655 Mrd. DM**
Mehrausgaben	
Individualprophylaxe und Fissurenversiegelung	rd. 0,170 Mrd. DM
Förderung ambulantes Operieren	rd. 0,040 Mrd. DM
Personalregelung Krankenpflege	rd. 0,210 Mrd. DM
Psychiatrie-Personalverordnung	rd. 0,100 Mrd. DM
Hebammen-Personalbemessung	rd. 0,025 Mrd. DM
Summe der Mehrausgaben	**rd. 0,545 Mrd. DM**
Nettoentlastung für die GKV	**rd. 10,110 Mrd. DM**

Quelle: Ärzte-Zeitung

nicht nur der Sache, sondern vor allem der Demokratie. Auch Interessenverbände müssen begreifen, daß die vielfältigen Probleme im Gesundheitswesen nur dann dauerhaft gelöst werden können, wenn bisherige Verhaltensweisen auf den Prüfstand kommen und Besitzstände jeglicher Art zur Disposition gestellt werden.

Maßnahmen und Ziele

Nachfolgend seien die wichtigsten Regelungen des am 21. Dezember 1992 verabschiedeten Gesundheitsstrukturgesetzes (GSG) vorgestellt. Insgesamt sollte mit deren Hilfe eine Entlastung der Ausgabenseite der GKV von über 10 Mrd. DM erzielt werden (vgl. Übersicht 4).

Das Gesetz folgt in seinen wesentlichen Zügen dem Grundgedanken von der totalen Budgetierung aller Leistungsbereiche und der Verwaltungsausgaben. Die Budgets stellen Obergrenzen dar, Steigerungen sollen nur noch im Rahmen der Steigerung der beitragspflichtigen Einnahmen der Mitglieder zulässig sein. Besondere Schwerpunkte im Rahmen des GSG bilden der Krankenhausbereich, die ambulante ärztliche und zahnärztliche Versorgung, die Organisationsreform der GKV und wiederum die Versorgung mit Arzneimitteln.

Die einschneidendsten Veränderungen der Krankenkassenlandschaft wird wohl die geplante Organisationsreform der GKV hervorrufen. Die Ungleichbehandlung von Arbeitern und Angestellten bei der Wahl ihrer Krankenkasse sowie die berufsbezogenen Gliederungskriterien der GKV haben zu in beträchtlichem Umfang divergierenden Risikostrukturen, Risikoselektionsmöglichkeiten und Beitragssätzen geführt. Die Regelungen des § 173 SGB V i. d. F. des GSG sehen daher die grundsätzlich freie Wahl einer Krankenkasse, deren Zuständigkeit sich auf den Beschäftigungs- oder Wohnort erstrecken muß, erstmals ab 1. Januar 1997 vor. Mitglieder können erstmals am 1. Januar 1996 die Mitgliedschaft bei ihrer Krankenkasse, mit einjähriger Kündigungsfrist, aufkündigen und einer anderen Kasse beitreten, deren Zuständigkeit sich auf ihren Beschäftigungs- oder Wohnort erstrecken muß.

Die Krankenkassen unterliegen einem *Kontrahierungszwang*, d. h., sie sind dazu verpflichtet, beitrittswillige Personen in ihren Versichertenkreis aufzunehmen. Zugleich dürfen sie diese nicht diskriminieren (*Diskriminierungsverbot*), indem *eine* Krankenkasse unterschiedliche Beitragssätze von Pflichtversicherten fordert.

Mit dem Ziel, Wettbewerbsverzerrungen zu neutralisieren, wurde vorgesehen, bereits ab 1. Januar 1994 in der allgemeinen Krankenversicherung und ab 1. Januar 1995 unter Einbeziehung der KVdR einen *permanenten, bundesweiten und kassenartenübergreifenden Risikostrukturausgleich* zu implementieren, der Unterschiede in den beitragspflichtigen Einnahmen (Grundlohn), in der Zahl der kostenfrei mitversicherten Familienangehörigen (Familienlast), der alters- und geschlechtsbedingten Risikofaktoren sowie Invalidität ausgleichen soll. Einnahmen- und Ausgabenunterschiede, die nicht auf den in den Risikostrukturausgleich einbezogenen Faktoren beruhen, dürfen nicht ausgeglichen werden.

Weitere bestehende Wettbewerbsungleichheiten sollen durch eine Vereinheitlichung des bisher noch unterschiedlichen Vertragsrechts von Ersatz- und Primärkassen erreicht werden, so daß die Sonderstellung der Ersatzkassen entfällt.

Die *duale Finanzierung der Krankenhäuser*, bei der die Investitionskosten von der öffentlichen Hand,[64] die Betriebskosten hingegen durch tagesgleiche Pflegesätze der Krankenkassen finanziert wurden, wird schrittweise durch eine Finanzierung rein über Fallpauschalen, Sonderentgelte und differenzierte Pflegesätze abgelöst. Zum 1. Januar 1993 wurde das *Selbstkostendeckungsprinzip* in Form der begleitenden prospektiven Budgetierung auf der Basis tagesgleicher Pflegesätze, das wesentlich zu unwirtschaftlichen Verhaltensweisen im Krankenhausbereich beigetragen hat, durch Gesamtbudgets abgelöst. Das Selbstkostendeckungsprinzip war eine Konsequenz der staatlichen Angebotsplanung durch selektive Investitionsförderung im Krankenhaussektor, die die Art der Betriebskosten weitgehend fremdbestimmt hat.[65]

Die das Selbstkostendeckungsprinzip ersetzenden Budgets im

Krankenhausbereich sind spätestens am 1. Januar 1996 durch Sonderentgelte und Fallpauschalen abzulösen. Bei den *Sonderentgelten* handelt es sich um genau spezifizierte, prozeßorientierte Leistungskomplexe, die ein möglichst homogenes Leistungsgeschehen (z. B. eine bestimmte Operation) honorieren sollen und deutlich voneinander abgrenzbar sind. Hingegen handelt es sich bei *Fallpauschalen* um eine nach Art und Schwere der Erkrankung und nicht nach dem Behandlungsverfahren differenzierende Vergütungsform.

Neben der Veränderung der Vergütungsform greifen erleichterte *Kündigungsmöglichkeiten* seitens der Krankenkassen in den Fällen, in denen das Krankenhaus nicht mehr den Erfordernissen einer bedarfsgerechten, leistungsfähigen und zugleich wirtschaftlichen Behandlung der Versicherten genügt. Diese grundsätzliche Abkehr von dem bisher vorwiegend angewendeten dirigistischen Instrumentarium wird allerdings konterkariert durch eindeutig dirigistische Vorschriften, zu denen die Pflegepersonalverordnung und auch die weiter ausgebaute *Großgeräteplanung* gezählt werden müssen.[66]

Durch eine bessere *Verzahnung von ambulanter und stationärer Versorgung* sollen sowohl ambulante Operationen in der Arztpraxis als auch im Krankenhaus gefördert werden. Bei vielen Operationen können Kosten eingespart werden, wenn nicht »automatisch« in jedem Fall die gesamte stationäre Pflegeinfrastruktur beansprucht wird.

Auch im Bereich der *ärztlichen und zahnärztlichen Versorgung* ist für die Jahre 1993 bis 1995 ein grundlohngebundenes Honorarbudget vorgeschrieben, das, erhöht um die Steigerungsraten der Grundlohnsumme, auf dem Gesamthonorar des Jahres 1991 basiert.[67]

Dem mit der wachsenden Zahl der niedergelassenen Ärzte und Zahnärzte verbundenen Anstieg der Leistungen und Verordnungen soll durch eine Bedarfsplanung für die vertragsärztliche und vertragszahnärztliche Versorgung entgegengetreten werden.[68] Auf Bundesebene werden hierzu Kennziffern festgelegt, die für die Behandlung jener Anträge auf Zulassung zur vertragsärztlichen Versorgung, die nach dem 31. Januar 1993 gestellt wurden, verbindlich sind. Es handelt sich hierbei um Zahlen, die genaue Vorgaben über das Verhältnis von Ärzten zu Einwohnern in klar abgegrenzten Zulassungsbezirken darstellen. Basis ist der tatsächliche durchschnittliche Versorgungsgrad am 31. Dezember 1990.

In Bezirken, in denen dieser Versorgungsgrad um mehr als 10 % überzogen ist, sind weitere Zulassungsanträge wegen Überversorgung abzulehnen. Allerdings haben der Bundesgesundheitsminister und auch andere Politiker im Gesetzgebungsverfahren allen gegenwärtig Studierenden der Medizin die Möglichkeit der Niederlassung eingeräumt, allerdings nicht am Ort ihrer Wahl.

Ab 1. Januar 1999 soll diese Regelung abgelöst werden durch die sogenannte *verschärfte Bedarfszulassung*. Nach § 102 SGB V dürfen Vertragsärzte dann nur noch aufgrund gesetzlich festgelegter Quoten, die das Verhältnis zwischen Haus- und Fachärzten festlegen, zugelassen werden.

Daneben greift eine Altersgrenze von 68 Jahren für die Teilnahme an der vertragsärztlichen Versorgung ab 1. Januar 1999.[69]

Der Bereich der hausärztlichen Versorgung wird durch eine veränderte Honorarverteilung, insbesondere zu Lasten der Vergütung des Laborbereichs, aufgewertet.[70] Im Rahmen des einheitlichen Bewertungsmaßstabs für ärztliche Leistungen werden ab 1995 viele Einzelleistungen zu *Leistungskomplexen* zusammengefaßt.

Auch die Ausgaben für Arzneimitteln werden budgetiert. Als Grundlage für das Jahr 1993 gelten die Ausgaben des Jahres 1991, erhöht um den Anstieg der Vertragsärzte und bereinigt um die finanziellen Auswirkungen der Festbetragsregelung, die Veränderungen der Arzneimittelpreise, die Effekte einer Neuregelung der Zuzahlungen und der Leistungspflicht der Krankenkassen.[71]

Ein Überschreiten des Budgets von 24 Mrd. DM ist mit finanziellen Einbußen der Ärzteschaft verbunden. Für die Deckung eines Defizits bis zu 280 Mio. DM haften die Ärzte, bei einer höheren Überschreitung haftet zusätzlich die pharmazeutische Industrie ebenfalls bis zu 280 Mio. DM. Eine Ausgleichsforderung gegenüber der Industrie wird durch eine Verlängerung des *Preismoratoriums*, das ebenfalls durch das GSG eingeführt wurde, geschaffen. Hierbei handelt es sich um eine gesetzlich vorgeschriebene Preissenkung von festbetragsfreien Arzneimitteln.

Artikel 30 GSG schreibt vor, die Preise festbetragsfreier, verschreibungspflichtiger Medikamente ab 1. Januar 1993 um 5 % und die Preise für festbetragsfreie, aber zu Lasten der GKV zu verordnende, nicht verschreibungspflichtige Präparate, die der Apothekenpflicht unterliegen, um 2 % zu senken und bis zum 31. Dezember 1994 im Preis unverändert zu lassen. Ausgenommen von dieser Regelung sind Präparate, die gemäß der Negativliste nach § 34 Abs. 3 SGB V nicht zu Lasten der GKV verordnet werden können.

Nach § 84 Abs. 4 SGB V konnte das Budget frühestens zum 1. Januar 1994 durch eine *indikationsbezogene Richtgrößenvorgabe* abgelöst werden. Hierbei sollte die im GRG vorgesehene Einführung von arztgruppenspezifischen Richtgrößen für das Volumen verordneter Leistungen weiter differenziert werden. Mit Hilfe von indikationsbezogenen Richtgrößen sollte die Verantwortung für eine sparsame Verordnung von Arzneimitteln weg vom Kollektiv auf die Ebene des einzelnen Arztes verlagert werden. Dies ist aber in den meisten Bundesländern nicht geschehen, so daß auch 1994 die Budgetregelung fortgeführt wird.

Daneben soll eine wirtschaftliche Verschreibungsweise von Arzneimitteln durch die Einführung einer *Positivliste,* die jene Medikamente enthält, die zu Lasten der GKV verordnet werden dürfen, gefördert werden (§ 34 a i. V. m. § 92 a SGB V). Eigens zu diesem Zweck ist das Institut »Arzneimittel in der Krankenversicherung« zu gründen. Als Kriterien für Medikamente, die nicht enthalten sein dürfen, gelten:

- geringfügiger therapeutischer Nutzen nach dem jeweiligen Stand der Wissenschaft,
- Medikamente gegen geringfügige Gesundheitsstörungen,
- Unwirtschaftlichkeit,
- bekannte Risiken oder zweifelhafte therapeutische Zweckmäßigkeit.[72]

Die *Selbstbeteiligung* bei Arzneimitteln (§ 31 SGB V) wird von der bisherigen Rezeptgebühr von 3 DM (die prozentuale Regelung des GRG war nie umgesetzt worden) auf eine gestaffelte Zuzahlung umgestellt. Ab 1. Januar 1993 beträgt die Zuzahlung für Arzneimittel und Verbandsmittel pro Abgabeeinheit:

- bei einem Preis bis 30 DM: 3 DM,
- bei einem Preis über 30 bis 50 DM: 5 DM sowie
- bei einem Preis über 50 DM: 7 DM.

Ab 1. Januar 1994 ist diese Selbstbeteiligung abhängig von der Packungsgröße:

- 3 DM für die kleine Packung (kurze Anwendungsdauer),
- 5 DM für die mittlere Packung (mittlere Anwendungsdauer) sowie
- 7 DM für die Großpackung (längere Anwendungsdauer).

Durch diese Neuregelung der Selbstbeteiligung bei Arzneimitteln beabsichtigt der Gesetzgeber dem teilweise sehr schwer begründbaren Mengenwachstum auf dem Arzneimittelbereich und insbesondere Wunschverordnungen entgegenzuwirken.

Im Einzelfall können diese Zuzahlungen durch *Härtefallregelungen* und *Überforderungsklauseln* gemildert werden. Im Gesetz sind zwei Formen von Härtefällen enthalten, die zur teilweisen oder vollständigen Befreiung von Zuzahlungen führen. Auf Antrag kann sich bei seiner Krankenkasse derjenige von der Zuzahlung befreien lassen, der als Alleinstehender nicht mehr als 1484 DM (in den neuen Bundesländern 1092 DM) brutto im Monat verdient. Diese Grenze erhöht sich für den ersten Familienangehörigen um 15 %, für den zweiten und jeden weiteren um jeweils 10 %.

Vollständig befreit werden Versicherte, die Sozialhilfe, Arbeitslosenhilfe oder Ausbildungsförderung erhalten oder die in einem Heim eines Sozialhilfeträgers untergebracht sind. Eine teilweise Befreiung erhalten alleinstehende Versicherte, deren Einkommen die Beitragsbemessungsgrenze von 5700 DM (4425 DM in den neuen Bundesländern) brutto im Monat nicht übersteigt. Für sie wurde die Selbstbeteiligung auf 2 % des Bruttoeinkommens begrenzt. Auch hier wird die Einkommensgrenze für den ersten Familienangehörigen um 15 %, für jeden weiteren um 10 % erhöht. Alleinstehende, deren Einkommen über dieser Grenze liegt, wird eine Zuzahlung im Krankheitsfall von maximal 4 % ihres Einkommens zugemutet.

Es existiert keine Härtefallregelung für Zuzahlungen im Krankenhaus sowie für Zuzahlungen bei Arzneimitteln, deren Preis über dem Festbetrag liegt.

Würdigung der Maßnahmen

Durch die Einführung der Wahlfreiheit bei der Kassenart werden zentrale reformpolitische Forderungen erfüllt. Dennoch sind die Mängel nicht zu übersehen.

So entfaltet ein bundesweiter Risikostrukturausgleich *wettbewerbsverzerrende Wirkungen* zwischen Kassen, die ihren Beitragssatz bundesweit kalkulieren, und solchen, die regional kalkulierte Beitragssätze fordern. Die gegenwärtig vorliegenden gravierenden Unterschiede in der regionalen Gesundheitsversorgung und die hieraus resultierenden regionalen Aufschläge auf den Beitragssatz bei Kassen, die ihren Beitrag regional kalkulieren, werden diese vermutlich zwingen, sich stärker zusammenzuschließen, um ebenfalls zu einer Ermittlung des Beitragssatzes auf höherer Ebene, eventuell sogar bundesweit, überzugehen. Ergebnis ist dann eine wettbewerbspolitisch negative, wesentlich ausgedünnte Angebotsstruktur und eine infolge von Konzentrationsprozessen erneut eingeschränkte Wahlfreiheit für die Versicherten.

Die interregionale Umverteilung, die durch einen bundesweiten Risikostrukturausgleich bewirkt wird, verhindert, daß die Unterschiede im Beitragssatz ausschließlich aus der unterschiedlichen wirtschaftlichen Leistungsfähigkeit der Kassen resultieren.[73]

Grundgedanke des Risikostrukturausgleichs war es, von daher erklärt sich auch sein zeitlicher Vorlauf, Unterschiede im Beitragssatz auszugleichen, die sonst in der Wettbewerbssituation nach dem 1. Januar 1996 zu ungleichen Startchancen jener Kassen mit u. a. risikostrukturbedingt höheren Beitragssätzen geführt hätten. Da es sich aber bei dem gesetzlich vorgeschriebenen Risikostrukturausgleich um ein permanentes Instrument handelt, ist die verabschiedete Regelung diesem Grundgedanken nicht gerecht geworden.

Auch stellt der Preis eines Produktes, hier der Beitragssatz, nur *einen* Entscheidungsparameter dar, von größerer Bedeutung ist das Preis-Leistungs-Verhältnis. Zwar sind die Leistungskataloge der Krankenkassen weitgehend gesetzlich vorgeschrieben, dennoch besitzen Krankenkassen die Möglichkeit, über die Satzung das gesetzlich vorgesehene Leistungsspektrum näher zu spezifizieren. Auch durch Standortwahl, Beratungsqualität, Kulanzregelungen oder durch den Aufbau eines besonderen Images entwickeln Krankenkassen ein *akquisitorisches Potential.*

Ein Finanzausgleich, nichts anderes stellt der Risikostrukturausgleich dar, wirkt immer wettbewerbshemmend, in erster Linie dient dieses Instrument der Bestandssicherung bestimmter Krankenkassen. Die Auswahl der Risikofaktoren, die im Rahmen eines Risikostrukturausgleichs nivelliert werden sollen, entscheidet unmittelbar über den Bestand einzelner Kassen oder Kassenarten. Geschützt werden also nicht die Interessen der GKV-Versicherten, sondern der Bestand bestimmter Kassen und Kassenarten. Daneben ist der Risikostrukturausgleich ressourcenverschlingend, vor allem mit Blick auf den erforderlichen Personaleinsatz, da zu erwarten ist, daß die Kassen mit aller Kraft versuchen werden, Ausgleichsverbindlichkeiten zu vermeiden und möglichst viel aus dem Risikostrukturausgleich zu erhalten. Dieser Ressourceneinsatz stellt aber die Versichertengemeinschaft insgesamt nicht besser.[74]

Im Mittelpunkt der Bemühungen des Gesetzgebers standen anscheinend nicht die Interessen der Versicherten, sondern vielmehr die Konstruktion möglichst optimaler Bedingungen für den Fortbestand bestimmter Organisationen (Gesetzliche Krankenkassen) und der in ihnen bestehenden Arbeitsplätze.

Um zu einer Ordnung der GKV zu gelangen, die den Bedürfnissen der Versicherten gerechter wird, hätte es dieser bestandsschützenden Regulierung nicht bedurft. Es wäre lediglich erforderlich gewesen, die Wahlfreiheit der Versicherten zu garantieren. Hierzu hätten die Bestimmungen über die freie Kassenwahl sowie die gesetzliche Verankerung eines Kontrahierungszwanges und eines Diskriminierungsverbots ausgereicht. Mitgliederbewegungen hätten dann insoweit zu einer Angleichung der Beitragssätze geführt, als der Beitragssatz für das einzelne Mitglied das entscheidungsrelevante Kriterium ist. Kontrahierungszwang und Diskriminierungsverbot eröffneten dann auch Mitgliedern von Kassen mit hohem Beitragssatz, die selbst eher schlechte Versicherungsrisiken darstellen, die Möglichkeit der Abwanderung. Längerfristig wäre sogar mit einer Angleichung der Beitragssätze zu rechnen, wenn der Beitragssatz das einzige Entscheidungskriterium für die Mitgliedschaft in einer bestimmten Krankenkasse wäre. Dies ist aber eben nicht der Fall.

Wettbewerbliche Prozesse sind immer mit ungleichen Marktlagen für die Wettbewerber verbunden. Die Aufgabe des Gesetzgebers liegt darin, gleiche rechtliche Rahmenbedingungen für die Wettbewerber zu schaffen sowie den Marktzutritt für neue Krankenversicherungsanbieter, aber auch den Marktaustritt von Krankenkassen zu ermöglichen. Gerade letzteres geschah nicht.

So sieht das GSG Erschwernisse bei der Neugründung von Betriebs- und Innungskrankenkassen und auch bei deren Schließung vor. Absicht des Gesetzgebers war es, Entsolidarisierungsprozesse durch die Neugründung von Betriebs- und Innungskrankenkassen zu vermeiden.

Konzentrationsprozesse auf der Seite der Krankenkassen, erstaunlicherweise nicht kassenartenübergreifend, werden ausdrücklich gefördert. Den Landesregierungen wird explizit das Recht zugestanden, Krankenkassen zwangsweise zu fusionieren. Aber auch der erschwerte Marktaustritt bei nicht nachfragegerechtem Angebot der Krankenkassen fördert konzentrative Tendenzen.

Der gegenwärtige Trend zur Bildung großer Nachfrageblöcke (Fusionswelle der Ortskrankenkassen) erschwert zudem gegenläufige Prozesse auf der Seite der Leistungsanbieter, liefert sogar noch Argumente zur Beibehaltung der großen »Anbieterkartelle« wie Kassenärztliche oder Kassenzahnärztliche Vereinigungen.

Eine freiheitlichen, marktwirtschaftlichen Prinzipien genügende Ausgestaltung des Krankenkassenwettbewerbs in der GKV hätte den Kassen weitere Aktionsparameter auf seiten des Leistungseinkaufs eröffnet. Dies hat der Gesetzgeber im Rahmen des GSG nicht vermocht.

Um Präferenzen bei den Versicherten aufzubauen, bleibt den

Kassen nur ein eher kostentreibender Wettbewerb über Serviceleistungen und Marketingaktionen, soweit nicht die Budgetierungsvorschrift für den Verwaltungsaufwand greift. Die Möglichkeit, das eigene Vertragswesen, d. h. die Beziehungen zu den Leistungserbringern, so zu gestalten, wie es dem verantwortlichen Kassenmanagement für die Erzielung von Wettbewerbsvorteilen dienlich erscheint, besteht nicht. Die eingeschränkten vertragspolitischen Handlungsspielräume, sowohl auf der Leistungseinkaufsseite, aber auch in Beziehung zu den Versicherten (Vertragsumfang) lassen eher eine rasche Austrocknung des Kassenwettbewerbs erwarten.

Es bleibt daher nur die Hoffnung auf weitere Reformschritte des Gesetzgebers, die diese mangelhaften Rahmenbedingungen des Kassenwettbewerbs korrigieren und dazu beitragen, den Wettbewerb der Krankenkassen und die Wahlfreiheit der Mitglieder langfristig zu sichern.

Unter der gegenwärtigen Ausgestaltung des Kassenwettbewerbs kann aber auch eine andere Deutung der Bestimmungen des GSG nicht von vornherein als abwegig verworfen werden. Danach könnten die ersten Schritte des Wettbewerbskonzepts, wie sie das GSG festlegt, zugleich auch die letzten sein, da die zuvor beschriebenen fehlkonstruierten Elemente des Wettbewerbskonzepts nur marginaler Modifikationen bedürfen, um den kaum umkehrbaren Weg hin zu einheitlich strukturierten Krankenkassen mit gleichen Beitragssätzen, gleichem Leistungsangebot und strikten Budgetrestriktionen unterworfenem Management zu eröffnen. Diese Struktur hätte aber mit der ursprünglichen Vorstellung einer wettbewerblichen Neuorientierung der GKV nichts mehr gemein. Von Wahlmöglichkeiten für die GKV-Mitglieder kann dann nicht mehr die Rede sein.

Auf die vom jeweiligen Honorierungssystem der Leistungsbereiche (Ärzte, Krankenhäuser, Medikamente) ausgehenden Anreize zur unwirtschaftlichen Leistungserbringung und zur Mengenausweitung reagierte der Gesetzgeber bisher (Arzneimittelhöchstbetrag des KVKG) und auch im Rahmen des GSG mit der Vorgabe von festen, an die Grundlohnentwicklung gebundenen Jahresbudgets, für deren Einhaltung die Leistungsanbieter haften. Neu ist hingegen die vollständige Anbindung der Ausgabenentwicklung aller

Leistungsbereiche an die Entwicklung der Grundlöhne, wenn auch vorerst nur befristet bis einschließlich 1995.

Die Anbindung an den Anstieg der Grundlohnsumme mag dem Anspruch der Stabilität des Beitragssatzes genügen, den Bedürfnissen der Versicherten wird mit einer solchen Anbindung aber kaum Rechnung getragen. In vielen Ländern haben empirische Untersuchungen gezeigt, daß, unabhängig von den politischen und sozialen Verhältnissen, die Gesundheitsausgaben mit einem höheren Prozentsatz als das Einkommen ansteigen. Wird eine Anbindung der Gesundheitsausgaben an die Grundlohnentwicklung staatlich vorgeschrieben, kann, jedenfalls sobald die möglichen Rationalisierungspotentiale erschöpft sind, nicht mehr von einer bedarfsgerechten Versorgung gesprochen werden.

Die zentrale Planung und Steuerung des Gesundheitswesens über eine konsequente Budgetierung ist daher verfehlt. Die Unmöglichkeit, alle erforderlichen Informationen in die Budgetierung einzubeziehen, da sie nicht zentral vorliegen, kann anhand der vernachlässigten Substitutionsbeziehungen zwischen den Leistungsbereichen verdeutlicht werden.

So werden beispielsweise Patienten, deren Behandlung das Budget der Ärzteschaft zu sehr strapazieren würde, soweit wie möglich in einen anderen Leistungsbereich verschoben. In Krankenhäusern werden Operationen zeitlich, soweit medizinisch vertretbar, aufgeschoben, so daß die Kosten in einem anderen Budgetzeitraum anfallen.

Unter der gegenwärtigen Regelung besteht für die Ärzteschaft ein permanenter Anreiz, ihr Arzneimittelbudget zu entlasten, indem bezüglich der Medikamententherapie besonders »teure« Patienten ins Krankenhaus überwiesen werden. In einer Untersuchung des Überweisungsverhaltens von »Primärärzten« wurde festgestellt, daß sowohl die Überweisungen zu Fachärzten als auch die Einweisungen in Krankenhäuser gegenüber 1992 um 9 % bzw. 10 % gestiegen sind.[75] Dieses veränderte Überweisungsverhalten führt zu Mehrausgaben bei der GKV und reduziert die Einspareffekte, die man sich von der Einführung des Arzneimittelbudgets versprochen hatte, drastisch.

Wie schon Jahre zuvor beim GRG, sind auch beim GSG Vorzieheffekte zu beobachten, die ebenfalls partiell der Intention des Gesetzgebers zuwiderlaufen (vgl. Abb. 16).

Die Budgetierungsnormen des GSG stellen daher lediglich Symptombekämpfungen dar. Maßnahmen, die an den Ursachen ansetzen, sind kaum enthalten, sollen jedoch später folgen. Darauf läßt auch die zeitliche Befristung der Budgetierungregelungen schließen.

Einen besonderen Schwerpunkt innerhalb der Bestimmungen des GSG bildet der Arzneimittelbereich. Man scheint sich von Regulierungen in diesem Feld besonders rasche Wirkungen zu versprechen, weil angenommen wird, daß hier die Verschwendung am größten ist und deshalb am ehesten gespart werden kann.

Das *Preismoratorium* stellt einen schwerwiegenden Eingriff in die unternehmerische Handlungsfreiheit dar. Wie schon durch die Einführung der Festbetragsregelung werden die pharmazeutischen Unternehmen zu Preissenkungen gezwungen, nun allerdings nicht mehr nur faktisch, sondern durch die strikte Vorgabe eines Absenkungsprozentsatzes. Besonderes problematisch erscheint die unsachgemäße Ausgestaltung des Preismoratoriums, die dazu führt, daß nicht nur der GKV-Bereich berührt wird, sondern auch Absenkungen im Bereich der Selbstmedikation vorgeschrieben worden sind.

Die neuen Maßnahmen zur Beschränkung des Zugangs zur vertragsärztlichen und vertragszahnärztlichen Versorgung stellen einen weiteren Schritt weg von der Freiberuflichkeit der ärztlichen Tätigkeit dar. Standortentscheidungen kann ein niederlassungswilliger Arzt kaum noch selber treffen. So waren im September 1993, je nach ärztlicher Fachrichtung, bereits zwischen 48 % und 72 % aller Zulassungsbezirke für weitere Niederlassungen gesperrt.

Auch wenn diese Maßnahme kurzfristig von kostensenkenden Effekten begleitet sein mag, im wesentlichen handelt es sich um die Bekämpfung von Symptomen mit nicht absehbaren Konsequenzen für die ambulante ärztliche und zahnärztliche Versorgung der Bevölkerung. Es ist evident, daß eine zu einem mehr oder weniger beliebigen Zeitpunkt ausgewählte Kennziffer nichts mit dem Bedarf

Abb. 16: Vorzieheffekte durch Einführung des Arzneimittelbudgets ab 1. Januar 1993

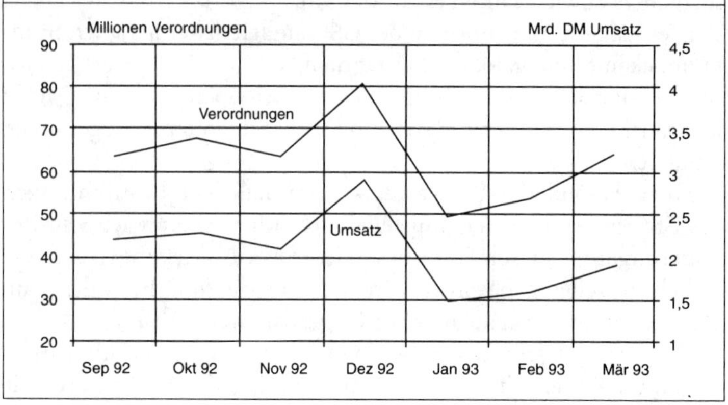

Quelle: WIdO

an medizinischen Dienstleistungen der Bevölkerung einer Region gemein haben kann. Auf diese Weise ermittelte Werte sind höchst zufällig, systematisch nicht zu begründen und somit völlig willkürlich.[76] Tiefer greifende Maßnahmen müssen bereits im Bereich der Vertragsfreiheit der Kassen und der Ärzte sowie deren Organisationsstrukturen und auch auf der Nachfrageseite ansetzen.

Flexiblere Honorierungsformen, die Ausschreibung der vertragsärztlichen Behandlung nach vorhergehender Auflösung der Angebots- und Nachfragekartelle könnten mögliche Ansätze sein. Eine Ausgabensenkung wäre dann aber nur ein mögliches Ergebnis von vielen.

Vor allem aber würde sich die resultierende Versorgungsstruktur stärker an den Bedürfnissen der Versicherten orientieren als bisher.

Mit dem GSG werden Versicherte und Patienten mit ca. 2,5 Mrd. DM, hauptsächlich durch Zuzahlungen und durch Leistungsbeschränkungen, belastet. Der Übersicht 4 (s. S. 85) ist zu entnehmen, daß insgesamt eine Nettoentlastung der GKV von rund 10 Mrd. DM erwartet wurde.

Die exakte Voraussehbarkeit der Reaktionen aller im Gesundheitswesen Beteiligten ist bei diesen Prognosen besonders problematisch, dies zeigte bereits der geringe Zielerreichungsgrad des GRG, bei dem man sich Einsparungen in Höhe von 14 bis 15 Mrd. DM versprochen hatte, längerfristig konnte das GRG aber keine ausgabensenkende Wirkung entfalten. Vielmehr kam es beim GRG 1988 zu einer Aufblähung der GKV-Ausgaben (»Blüm-Bauch«) durch eine Vorwegnahme von Ausgaben und 1989 zu einem Rückgang (»Blüm-Delle«). 1990 wurde dann wieder das ursprüngliche Ausgabenniveau erreicht, Defizite waren wieder zu vermelden. Nichts anderes ist auch im Gefolge des GSG zu erwarten.

Das Gesundheitsstrukturgesetz (GSG) ist ordnungspolitisch ambivalent. Zum einen enthält es sehr konstruktive Ansätze, die mit einer marktwirtschaftlichen Ordnung vereinbar sind. So sind die Aufhebung des Prinzips der Selbstkostendeckung und die Abschaffung der dualen Finanzierung der Krankenhäuser, die erhöhte Selbstbeteiligung der Patienten und die Wahlfreiheit der Kassenart für die Versicherten wichtige Schritte auf dem richtigen Weg, da sie mit den Grundprinzipien einer sozialen Marktwirtschaft vereinbar sind. Die drastischen Eingriffe in die Entscheidungsfreiheit aller Beteiligten, insbesondere die dirigistisch verfügte Deckelung der GKV-Ausgaben in allen Leistungsbereichen stellt aber wiederum nur einen Versuch dar, die Symptome zu bekämpfen. An den eigentlichen Ursachen wird nicht angesetzt.

Es entbehrt nicht einer gewissen Tragik, daß viele Politiker vom Erfolg ihrer Maßnahmen überzeugt sind, ohne zu erkennen, daß die Ursachen der vielfältigen Probleme und Mängel im GKV-System primär in den unzweckmäßigen Rahmenbedingungen und in den von diesen ausgehenden Anreizstrukturen liegen. Es ist daher ordnungspolitisch und auch therapeutisch der falsche Weg, mit Budgets, Richtgrößen, Zulassungssperren für Ärzte, staatlichen Honorar- und Preisdiktaten, alles in allem mit einer Verschärfung der bürokratischen Bevormundung und staatlichen Regulierung, die Ausgabenentwicklung im Gesundheitswesen in den Griff bekommen zu wollen. Im Rahmen dieser den Krankenkassen gesetzlich auferlegten Maßnahmen wird die Selbstverwaltung zum Vollzugsorgan der Politik degradiert.

Langfristig wird sich zeigen, daß mit dirigistischer Kostendämpfungspolitik à la Ehrenberg, Blüm und Seehofer die Probleme im deutschen Gesundheitswesen nicht zu lösen sind. Durch Staatsdirigismus wird die Situation nur verschärft, und Versicherte und Ärzte werden entmündigt.

Es kann damit festgehalten werden, daß alle bisherigen Maßnahmen, und das gilt auch für das GRG und das GSG, nicht die erhoffte Genesung der GKV vom »Ausgabenfieber« brachten, weil lediglich an den Symptomen angesetzt wurde und nicht an den Ursachen der vielfältigen Probleme.

5 Welt im Wandel – Was kommt auf uns zu?

5.1 Europäische Union: Herausforderung und Chance

Neben den vielfältigen systemendogenen Problemstellungen ist das deutsche Gesundheitswesen mit gravierenden exogenen Strukturbrüchen konfrontiert. Der europäische Binnenmarkt mit seinen gegenwärtig über 340 Mio. Menschen stellt in Zukunft eine enorme Herausforderung für unser Gesundheitswesen dar. Aufgrund der Freizügigkeit der Bürger, der Niederlassungsfreiheit der Unternehmen und des freien Dienstleistungsverkehrs werden sich die Wanderbewegungen der Arbeitnehmer und der Leistungserbringer auch in unserem Gesundheitssystem bemerkbar machen.

Vom gegenwärtigen Präsidenten der EU-Kommission Jacques Delors wird immer wieder die Forderung nach der Ausgestaltung der sozialen Dimension des Binnenmarktes erhoben. Er scheint jedoch erkannt zu haben, daß ohne wirtschaftlichen Erfolg ein sozialer Fortschritt in der EU nicht möglich ist. Die Grundlage für die Verwirklichung eines europäischen Sozialraumes bilden ein Arbeitsdokument der Kommission vom 14. September 1988 sowie die Mitteilung der Kommission über ihr Aktionsprogramm zur Anwendung der »Gemeinschaftscharta der sozialen Grundrechte«.

Die Charta zielt auf den wirksamen Abbau der Unterschiede in den sozialpolitisch relevanten Vorschriften der Mitgliedsstaaten ab, um einheitliche Wettbewerbsbedingungen in der EU zu schaffen. Den Bürgern und insbesondere den Arbeitnehmern der Union soll dabei das Recht auf Freizügigkeit, »gerechtes« Arbeitsentgelt, freie Wahl und Ausübung des Berufs, Verbesserung der Lebens- und Arbeitsbedingungen (u. a. auch das Recht auf bezahlten Jahresurlaub), angemessenen sozialen Schutz, das Recht auf Koalitionsfreiheit und auf Tarifverhandlungen, auf Gleichbehandlung von Männern und Frauen, auf Unterrichtung, Anhörung und Mitwirkung, namentlich bei Unternehmen und Unternehmenszusammenschlüssen mit Betriebsstätten in mehreren Mitgliedsstaaten, verbürgt werden.

Bisher sind diese Grundrechte zwar sehr allgemein formuliert, jedoch ist die Tendenz unverkennbar, daß es letztlich im voraus um eine Harmonisierung der sozialen Grundrechte in der EU geht. Ende November 1989 veröffentlichte die EG-Kommission eine Mitteilung über ihr Aktionsprogramm zur Anwendung der Gemeinschaftscharta der sozialen Grundrechte, um die Harmonisierung im Bereich der Sozialpolitik voranzutreiben, offen blieb hierbei – wie sollte es auch anders sein –, wie eine solche Harmonisierung praktisch vollzogen werden sollte.

Jede Harmonisierung im voraus im Bereich der sozialen Krankenversicherung stellt jedoch eine Regulierung und Reglementierung dar, denn wer soll nach welchen Kriterien und wie weit eine solche Harmonisierung herbeiführen, ohne hier willkürlich vorzugehen. Diese Bestrebungen führen nicht nur zu einer Reduktion der nationalen Souveränität der einzelnen EU-Mitgliedsstaaten, sondern darüber hinaus zu einer Bevormundung der einzelnen Bürger, denn sie müssen sich, sei es als Arbeitnehmer oder Arbeitgeber, Normen unterwerfen, die oft nicht ihren, letztlich nur ihnen selbst bekannten, Bedürfnissen entsprechen. Vor den großen Gefahren einer unnötigen Zentralisierung und bürokratischen Harmonisierung in der EU kann deshalb nur entschieden gewarnt werden.

Angesichts der hohen Leistungsunterschiede der Volkswirtschaften ist eine auf dem »Reißbrett« geplante Angleichung der nationalen sozialen Sicherungssysteme der Mitgliedsstaaten weder möglich noch sinnvoll. Die Vielfalt der »gewachsenen Sicherungssysteme« entspricht der sozialen und kulturellen Geschichte der EU-Mitgliedsländer. Eine Angleichung der Niveaus der sozialen Leistungen muß aufgrund der finanziellen Restriktionen scheitern und ist aus Gründen der Freizügigkeit innerhalb der EU auch gar nicht erforderlich.

Es müssen selbstverständlich die Voraussetzungen dafür geschaffen werden, daß die Freizügigkeit der Arbeitnehmer nicht unnötig behindert wird. So ist es unerläßlich, einem EU-Bürger die in einem EU-Mitgliedsland erworbenen sozialen Ansprüche grenzüberschreitend anzurechnen. Dies sehen bereits die existierenden Richtlinien und Verordnungen vor.

Letztlich heißt dies auch, daß es nicht notwendig ist, weitere wirtschafts- und sozialpolitische Kompetenzen an die EU zu übertragen, um den Binnenmarkt zu realisieren. Vielmehr ist es wichtig, die vielfältigen Vorteile einer dezentralen, oft regionalen Entscheidungsfindung zu nutzen. Eine richtig ausgestaltete dezentrale Sozialpolitik ist bürgernah und erleichtert eine wirksame Kontrolle der Bürokratie.

Die Harmonisierungstendenz wird aber verstärkt durch die Schaffung einer gemeinsamen europäischen Währung. Dadurch entfällt die aufgrund der verschiedenen Währungen bestehende Intransparenz bezüglich der Unterschiede in den Lebensstandards und auch der Unterschiede in der Gesundheitsversorgung, die Ergebnis des Produktivitätsgefälles zwischen den Mitgliedsstaaten und den hieraus resultierenden Unterschieden in den Finanzierungspotentialen sind.[77] Wanderungsbewegungen, die aus dem unterschiedlichen Niveau der Sozialleistungen resultieren, und auch die verstärkte Forderung nach Ausbau der nationalen Gesundheitssysteme der ärmeren Mitgliedsstaaten könnten die Folge sein. Die Verantwortlichen der Sozialsysteme in den wohlhabenderen Staaten gehen mit den Vertretern der ärmeren Mitgliedsstaaten hier eine fragwürdige Allianz ein, die in einer weiteren Harmonisierung der nationalen Standards im Bereich der Gesundheitsversorgung auf dem hohem Niveau der wohlhabenderen und der gleichzeitigen Subventionierung dieses Liftings in den ärmeren Mitgliedsstaaten durch Sozialtransfers münden könnte.

Derartige Befürchtungen werden unterstützt durch das im Maastrichter Vertrag über die Europäische Union vom 7. Februar 1992 enthaltene originäre Mandat zur Gesundheitspolitik. Art. 129 EG-V, eingeordnet unter dem Titel X »Gesundheitswesen«, ermöglicht der EU letztlich die unmittelbare Einflußnahme auf die Gestaltung der nationalen Gesundheitssysteme, wenn es auch nicht wörtlich dem Art. 129 EG-V zu entnehmen ist.[78]

Der besondere Einfluß der EU leitet sich vielmehr aus dem Zusammenhang der Art. 129 (Gesundheitswesen), 129a (Verbraucherschutz) sowie 130r bis 130t (Umwelt) EG-V ab.[79] Diese Kodifizierung führt zu einer Auskoppelung der Gesundheitspolitik aus dem bisherigen Politikfeld »Soziale Dimension des Binnenmarktes« und soll dazu führen, auch in allen weiteren Aktionsräumen der EU, die aus Art. 129 Abs. 1 EG-V (»Sicherstellung eines hohen Gesundheitsschutzniveaus«) abgeleiteten Erfordernisse konsequent zu beachten. Dies schreibt Abs. 1 Satz 3 dieses Artikels sogar ausdrücklich vor.

Der Speyerer Staatsrechtler Rainer Pitschas sieht die folgenden Zuständigkeitsbereiche als solche an, die aus dem EG-V indirekt ableitbar sind:

- Harmonisierung und Koordinierung von Finanz- und Leistungsströmen zwischen den EU-Mitgliedsstaaten im Bereich der Krankenversicherung,
- Arbeitsmarkt und weitere Teilmärkte des Gesundheitswesens,
- Gesundheitsversorgung in Grenzregionen,
- Entwicklung einer gemeinschaftlichen Gesundheitsinformations- und -kommunikationspolitik,
- Forschungsförderung zur Gesundheitssystemforschung,
- Auf- und Ausbau von »Public Health«-Systemen,
- gesundheitlicher Arbeitsplatz- und Umweltschutz.[80]

Wesentliche Probleme bei der Integration der nationalen Märkte für Gesundheitsgüter entspringen den Handelshemmnissen, die nach wie vor zwischen den einzelnen Mitgliedern bestehen und gepflegt werden. Zwar ist es den Mitgliedsstaaten nach Art. 36 EG-V erlaubt, aus Gründen des Gesundheitsschutzes Beschränkungen des freien Warenverkehrs zu erlassen, der Europäische Gerichtshof (EuGH) hat hierfür jedoch restriktive Maßstäbe entwickelt. Das bekannte Duphar-Urteil des EuGH aus dem Jahre 1984 enthält die Anforderung an den nationalen Gesetzgeber, sich bei der Auswahl von Produkten, die von der Erstattungspflicht durch das nationale Gesundheitssystem ausgenommen werden sollen, ausschließlich von

Kriterien leiten zu lassen, die durch den Schutz der öffentlichen Gesundheit zu rechtfertigen sind, und eine Diskriminierung aufgrund des Ursprungs der Erzeugnisse zu vermeiden.

Zugleich erkennt der EuGH aber auch Zugangsbeschränkungen zum nationalen Markt für Gesundheitsgüter aus Gründen der Erhaltung des finanziellen Gleichgewichts der nationalen Gesundheitssysteme an. Diese Beschränkungen dürfen sich jedoch nicht aus der Herkunft des Erzeugnisses ergeben, sondern müssen auf objektiven und überprüfbaren Kriterien beruhen. Obwohl in Art. 36 EG-V der Grund »Haushaltssicherung« nicht als Ausnahme von Art. 30 EG-V aufgeführt wird, scheint der EuGH derartige Maßnahmen zu dulden.[81]

Problematisch erscheint insbesondere die territoriale Begrenzung der Dienstleistungsfreiheit (Territorialprinzip), die nur wenige Ausnahmen vorsieht. Die Möglichkeit, als GKV-Versicherter Leistungen im Ausland in Anspruch zu nehmen, ist nur in engbegrenzten Ausnahmefällen möglich. Diese generelle Diskriminierung ausländischer Anbieter im Gesundheitswesen beruht nicht auf objektiven und überprüfbaren Kriterien und soll dem Erhalt des Sachleistungsprinzips dienen. Aber auch administrative Unzulänglichkeiten, mangelnde Kostentransparenz und organisatorische Defizite sind die Ursache dieser strikten Abschottung der nationalen Märkte von Gesundheitsleistungen.

Aus Gründen der Sicherung eines finanziellen Gleichgewichts des nationalen Sozialsystems erscheint eine Öffnung der nationalen Märkte für ausländische Anbieter von Gesundheitsgütern geradezu geboten, und es ist zu erwarten, daß sie auch stattfinden wird.

Eine sich entwickelnde internationale Arbeitsteilung wird einen großen Beitrag zur finanziellen Gesundung der Sicherungssysteme leisten, was aber insgesamt eine stärkere Marktorientierung des Gesundheitswesens in Europa unabdingbar voraussetzt.

Die Bestimmung des § 129 Abs. 1 Nr. 2 SGB V kann allerdings nicht als erster Schritt einer Öffnung gedeutet werden. Diese Bestimmung schreibt deutschen Apothekern vor, in möglichst vielen Fällen importierte Arzneimittel abzugeben. Die Ausnutzung der Preisunterschiede auf den verschiedenen nationalen Arzneimittel-

Abb. 17: Arzneimittelpreise im EU-Vergleich am 1.1.93

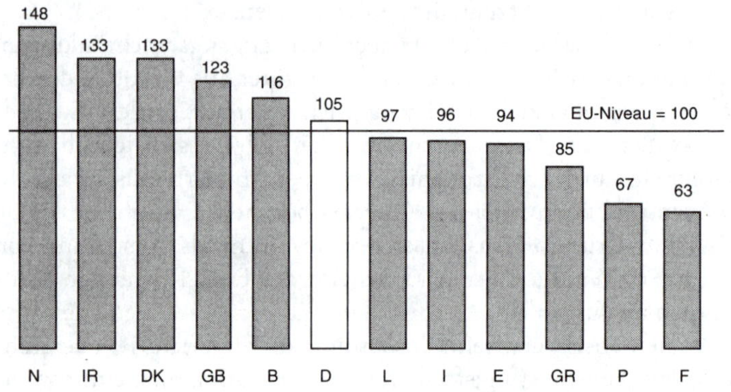

Quelle: ABDA

märkten (vgl. Abb. 17) soll zur Dämpfung der Ausgabenentwicklung der GKV beitragen.

Diese Preisunterschiede sind aber nicht Ausfluß einer schonungslos deutsche Patienten diskriminierenden Preissetzungspolitik der pharmazeutischen Industrie, sondern vielmehr das Resultat strikter staatlicher Preiskontrollen, letztlich der staatlichen Preispolitik in vielen Mitgliedsstaaten.

Die Gefahren einer solchen Vorrangregelung für importierte Arzneimittel liegen in den zu erwartenden Reaktionen der pharmazeutischen Industrie. Zum einen wird sie gezwungen sein, ihre forschenden Aktivitäten zu beschränken, da die Forschungs- und Entwicklungskosten innovativer Präparate nicht mehr amortisiert werden können, zum anderen werden produktionskosteninduzierte Standortverlagerungen ins Ausland zu erwarten sein. Da diese Entwicklungen in der Arzneimittelbranche nicht marktleistungsbedingt sind und wohl kaum den Präferenzen der Patienten für eine hochwertige Versorgung mit pharmazeutischen Produkten entsprechen, sind sie zu verurteilen.

Zugleich weist das nach wie vor fortbestehende, im Vergleich zu anderen Gütern starke Preisgefälle darauf hin, daß vielfältige nationalstaatliche Regulierungsansätze weiterhin den grenzüberschreitenden Handel mit pharmazeutischen Erzeugnissen nachhaltig beschränken. Ansonsten hätte längst ein Preisangleichungsprozeß stattfinden müssen; lediglich um die Transportkosten dürften dann die Preise noch voneinander abweichen.

Die vorstehend geschilderten, aus den inkompatiblen Strukturen der nationalen Gesundheitssysteme und den unzulänglichen Koordinierungsbemühungen resultierenden Verwerfungen verweisen auf die Komplexität des Geschehens im Gesundheitsbereich.

Aus Erfahrung ist bekannt, daß Wettbewerb als Such- und Entdeckungsverfahren immer dann allen anderen Methoden überlegen ist, wenn es gilt, komplexe Systeme zu koordinieren. Da aber auch Wettbewerbsprozesse bestimmter Regeln bedürfen, ist es erforderlich, solche Regeln zu erlassen, die allgemein gelten, konform mit den EU-Zielen Freizügigkeit und Niederlassungsfreiheit sind, zugleich aber dennoch sozialpolitisch motivierte Wanderungsbewegungen reduzieren.

Gelingt dies nicht, so wird es zunehmend zu einer Ausnutzung der Vorteile des deutschen sozialen Krankenversicherungssystems durch die Bürger der anderen EU-Staaten kommen.[82]

Es kann und darf aber nicht das Ziel sein, die individuellen wirtschaftlichen Grundfreiheiten des EG-Vertrags zu unterbinden, indem Patientenströme und die Angebotsstruktur von Gesundheitsgütern vorab auf EU-Ebene geplant werden, um die allgemein negativ bewerteten Verwerfungen zu beheben, die das Resultat marktinkonformer Elemente der nationalen Sicherungssysteme sind. Eine sich aus derartigen zentralistischen Koordinierungsbemühungen ergebende Struktur national voneinander abgeschotteter Gesundheitssysteme hätte nichts mehr mit der ursprünglichen Absicht gemein, in Europa eine internationale Arbeitsteilung mit freiem Wettbewerb, mit positiven Wohlstandswirkungen für alle Mitgliedsstaaten, zu ermöglichen.

5.2 Neue Bundesländer, neue Märkte?

Die Integration der fünf neuen Bundesländer stellt nach wie vor eine Herausforderung dar. Immer noch existieren große Defizite im sozialen Sicherungssystem der neuen Länder. Wesentliche Probleme resultieren aus der völlig unterschiedlichen Ausgestaltung der ambulanten Versorgung in West- und Ostdeutschland. Viele Ärzte, die zuvor in Polikliniken beschäftigt waren, beantragten nach der Wiedervereinigung ihre Niederlassung als Kassenarzt und ließen eine in ihrer Betriebsfähigkeit gefährdete Poliklinik zurück.

Jene Ambulatorien und Polikliniken,[83] die aufgrund des Einigungsvertrages weitergeführt werden konnten, hatten aber auch aufgrund personeller Überbesetzungen Schwierigkeiten, sich in der neuen Situation zurechtzufinden. Die inflexiblen Strukturen des westdeutschen Kassenarztrechts, das zum damaligen Zeitpunkt keine Möglichkeit der abhängigen Beschäftigung von Ärzten in der ambulanten Praxis vorsah, konnten die nicht niederlassungswilligen oder -fähigen Ärzte nicht angemessen berücksichtigen. Die einseitige Fokussierung auf den niedergelassenen Arzt führte auch dazu, daß die grundsätzlich in Ärztesozietäten bestehenden Möglichkeiten einer effizienteren Leistungserstellung ungenutzt blieben.

Im Bereich der stationären Versorgung setzt eine Beurteilung der früheren Strukturen eine Unterscheidung zwischen dem Bereich der Grundversorgung und einem Bereich der spezialisierten Versorgung voraus. Im Bereich der Grundversorgung bestanden vor allem bauliche und solche Mängel, die auf die unzureichende personelle Ausstattung zurückzuführen waren. Das Leistungsgeschehen im spezialisierten Bereich war wesentlich durch Rationierungszwänge geprägt. Sowohl technische als auch personelle Knappheiten zwangen zu einer diagnostisch und therapeutisch völlig unzulänglichen Versorgung der Patienten.

Von den Mangelerscheinungen eines zentralverwalteten Wirtschaftssystems blieben auch die Krankenhäuser nicht verschont.

Wirtschaftlichkeitsanreize fehlten völlig, daneben aber führten die Rationierungszwänge aller Wirtschaftsbereiche und deren Rückwirkungen auf den Krankenhaussektor zu einer fast vollständigen Unterlassung von Instandhaltungsmaßnahmen und Ersatzinvestitionen. So entsprach 1991 – wenn überhaupt – höchstens ein Drittel der Ost-Krankenhäuser annähernd dem Standard der alten Bundesländer, ein Drittel der Bettenkapazität galt als nicht mehr sanierungsfähig.[84]

Dieser investive Nachholbedarf bereitet heute große Probleme, da er fast zwangsläufig die Weiterführung der dualen Finanzierungsstruktur der Krankenhäuser erfordert, bei der Investitionen von den Bundesländern, Pflegekosten von den Krankenversicherungen aufzubringen sind. Der im Rahmen des GSG angestrebte Übergang zu einer Finanzierung der Investitionskosten über die Pflegesätze wird dadurch erschwert, allerdings nicht unmöglich gemacht. Dies belegen die Projekte privater Krankenhausunternehmer.[85]

Mit dem Übergang auf das westliche System der Gesundheitsversorgung sind auch die Probleme der GKV der alten Bundesländer mitübertragen worden. Der bereits in den achtziger Jahren bestehende Pflegenotstand auf dem Gebiet der DDR wurde durch den Pflegenotstand und die höheren Löhne in den alten Bundesländern verschärft. Zur Linderung und Behebung des Mangels sind umfangreiche Anreize (Weiterbildung, Entlohnung, Arbeitszeitflexibilisierung) für das Pflegepersonal zu schaffen, was einen hohen finanziellen Aufwand erfordert.

Es wird zwar immer wieder betont, daß es keinen internen Finanzausgleich zwischen der GKV der fünf neuen Bundesländer und des alten Bundesgebietes gibt und geben wird, es muß jedoch davon ausgegangen werden, daß eine solche Vorstellung mehr einem politischen Wunschdenken als der Realität entspricht. Auf die Möglichkeit der Finanzierung des Versorgungssystems der neuen Bundesländer durch Transfers aus den alten Ländern (Sozialversicherungsbeiträge, Kreditaufnahme, Steuern) weist auch der Sachverständigenrat für die Konzertierte Aktion im Gesundheitswesen hin und unterbreitet entsprechende Vorschläge.[86] Es ist deshalb zu erwarten, daß im Rahmen des Wiedervereinigungsprozesses enorme Belastungen auf alle, insbesondere die Erwerbstätigen in den alten Bundesländern durch das soziale Sicherungssystem, zukommen.

Im Rahmen des Einigungsvertrages mit der ehemaligen DDR wurde die Pharmabranche als einzige mit einem expliziten Solidarbeitrag belastet. Das im Zeitraum vom 1. April 1991 bis Ende 1993 gültige Abschlagsmodell sah vor, daß die pharmazeutische Industrie, der Großhandel und die Apotheker durch Rechnungsabschläge den Anteil der Arzneimittelausgaben an den Gesamtausgaben der GKV in den neuen Bundesländern unter 15,6 % halten müssen. Die Hersteller gewährten daher im ersten Jahr der Regelung einen Abschlag in Höhe von 25 % und seit Januar 1993 einen Abschlag von 22 %. Mit Hilfe dieser Regelung sollten die ostdeutschen Krankenkassen in die Lage versetzt werden, trotz geringer Beitragseinnahmen eine dem bundesdeutschen Standard entsprechende Arzneimittelversorgung zu sichern.

Diese durchaus verständliche Zielsetzung hätte jedoch nicht mit diskriminierenden Sonderopfern bestimmter Branchen, sondern im Rahmen einer Defizitdeckung für die GKV-Ost aus allgemeinen Steuermitteln verfolgt werden müssen.

Zugleich bietet die gegenwärtige Situation der Gesundheitsversorgung in den neuen Bundesländern immer noch vielfältige Möglichkeiten, aber vor allem Zwänge, die eingefahrenen Wege im Gesundheitswesen zu verlassen. Der hohe Finanzbedarf auf dem Feld der stationären Versorgung und die angespannte Situation der öffentlichen Kassen (der Finanzbedarf der Umstrukturierung wird auf rund 30 Mrd. DM geschätzt)[87] wird Gebietskörperschaften zunehmend zwingen, privates Kapital zu akquirieren. Krankenhäuser in privater Trägerschaft kennzeichnet eine Effizienz, die sich beispielsweise in einem um ein Drittel geringeren durchschnittlichen Tagespflegesatz äußert. Da sie zudem häufig ihre Investitionen selbst finanzieren, erscheinen diese Unternehmen als kostengünstige Alternative für den Aufbau einer leistungsfähigeren stationären Versorgung in den neuen Bundesländern.

Einige derartige Projekte seien exemplarisch angeführt:

- Meiningen (Thüringen, Vollversorgungskrankenhaus, 500 Betten),
- Bad Berka (Thüringen, Operations- und Intensivzentrum, 561 Betten),
- Leipzig (Sachsen, Herzzentrum, 300 Betten).

5.3 Demographische Entwicklung: Generationenvertrag noch stabil?

Darüber hinaus stellt die demographische Entwicklung der deutschen Bevölkerung, und hieran ändert auch die Wiedervereinigung nichts Grundlegendes, eine große Herausforderung dar. Auch in der GKV besteht ein Generationenvertrag. Die gegenwärtig Erwerbstätigen finanzieren im Rahmen des Solidarausgleichs einen großen Teil der Ausgaben der KVdR und gehen davon aus, daß auch ihnen im Alter gleiches widerfährt. Die demographische Entwicklung rüttelt bereits seit längerer Zeit am Fortbestand dieses Generationenvertrags.

Für die Entwicklung der Bevölkerung sowie der Alters- und der Geschlechtsstruktur eines Landes sind drei Faktoren maßgebend:

- die Geburtenentwicklung,
- die Sterblichkeit sowie
- die Zu- und Abwanderung über die Landesgrenzen.[88]

Mangelnder Nachwuchs

Die *Nettoreproduktionsrate* (der Anteil, zu dem die jeweilige Müttergeneration später durch die Tochtergeneration ersetzt wird) lag 1989 bei 0,67 und liegt damit ein Drittel unter dem Niveau, das zur Bestandserhaltung der Bevölkerung erforderlich wäre. Je Frau wurden im Durchschnitt 1,4 Kinder geboren, was bei weitem nicht ausreicht, um die Bevölkerung zahlenmäßig auf dem gegenwärtigen Niveau zu halten.[89]

Abb. 18: Geburtenüberschuß/-defizit in Deutschland

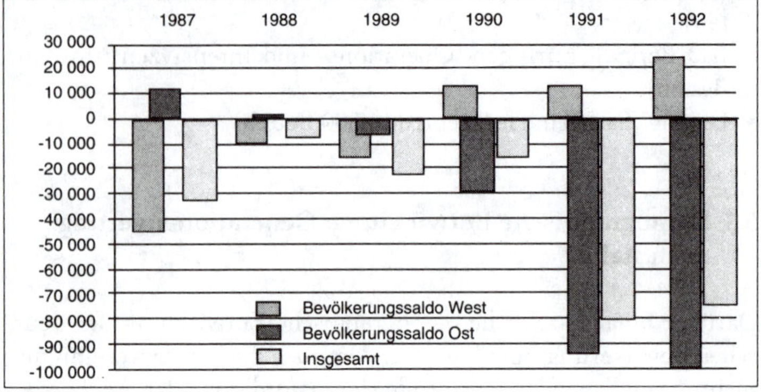

Quelle: Der Spiegel

1992 starben 76 000 Personen mehr als geboren wurden. Dieser Sterbefallüberschuß ist hauptsächlich auf die Entwicklung in den neuen Bundesländern (–94 658) zurückzuführen (vgl. Abb. 18).

Mortalität

Im Laufe der Zeit stieg die Lebenserwartung der deutschen Bevölkerung aufgrund des medizinischen und hygienischen Fortschritts beträchtlich an. Betrug die durchschnittliche Lebenserwartung einer zu Ende des 19. Jahrhunderts geborenen Frau nur 38,5 Jahre, so stieg dieser Wert in den späten achtziger Jahren des 20. Jahrhunderts bereits auf 79 Jahre. In den neuen Bundesländern lag die durchschnittliche Lebenserwartung einer Neugeborenen zu diesem Zeitpunkt mit 76,4 Jahren leicht darunter (vgl. Abb. 19).

Abb. 19: Lebenserwartung in Jahren bei Geburt im Jahre …

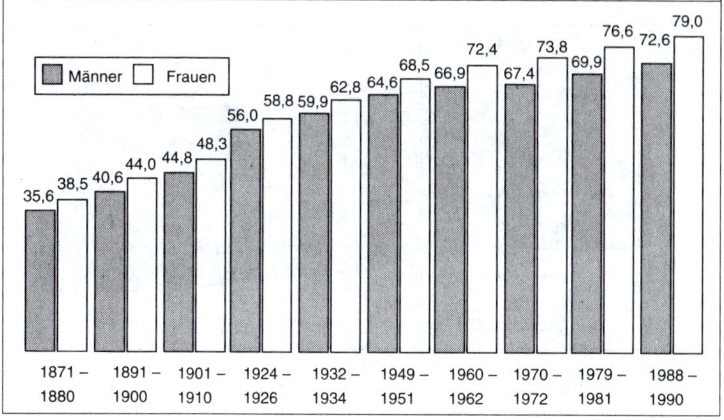

Quelle: Statistisches Bundesamt

Wanderungsbewegungen

Seit langem ist die Bundesrepublik Deutschland ein wichtiges Zielland internationaler Wanderungen. Zwischen 1960 und 1973 (Erlaß des Anwerbestopps) kamen etwa 3,6 Mio. Menschen, das entspricht einer jährlichen Zuwanderung von etwa 257 000 Personen, nach Westdeutschland. Nach Jahren eines eher verhaltenen Zustroms nahmen nach 1986 die Zuwanderungszahlen, bedingt durch die Öffnung der Grenzen und den Umbruch in Osteuropa, wieder zu. Bis 1990 siedelten sich 2,9 Mio. Menschen in Westdeutschland an, was einer jährlichen Zuwanderung von 580 000 entspricht.[90] 1991 kam es in Deutschland (gesamt) zu einer Bevölkerungszunahme aufgrund von Wanderungsbewegungen in Höhe von 601 000, 1992 zogen per Saldo 788 000 Menschen zu, davon 25 % Deutsche und 75 % Ausländer.[91]

Es kann in Zukunft erwartet werden, daß auch weiterhin insbesondere aus Osteuropa bis zur Jahrtausendwende zwischen 350 000 und 500 000 Menschen jährlich nach Deutschland zuwandern. Die

Abb. 20: Bevölkerungsentwicklung nach Altersgruppen

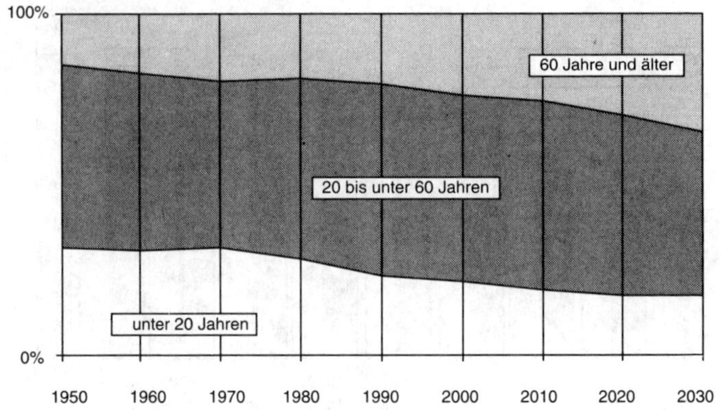

Quelle: Statistisches Bundesamt

Indikatoren der Wirtschaftslage im allgemeinen und der Arbeitsmärkte im besonderen in den Herkunftsländern, insbesondere die mit den Transformationsprozessen in Osteuropa verbundenen wirtschaftlichen Probleme, lassen vermuten, daß die Zahl der ökonomisch motivierten Zuwanderungen eher noch beträchtlich wachsen wird, gleiches gilt für politisch bedingte Wanderungsströme.

Da das Zuwanderungspotential der kommenden Jahre die Aufnahmefähigkeit und -bereitschaft Deutschlands beträchtlich übersteigen wird, hängt die tatsächliche Zuwanderung entscheidend von der deutschen Immigrationspolitik ab. Diese wird sich, neben anderen Zielgrößen, insbesondere an der langfristigen Entwicklung des Arbeitskräftepotentials orientieren müssen. Ohne einschneidende strukturelle Änderungen der Konstruktionsprinzipien der sozialen Sicherungssysteme werden auch deren finanzielle Probleme die künftige Immigrationspolitik nachhaltig beeinflussen.

Entwicklung der Belastungsquotienten

Der Altersaufbau der Bevölkerung läßt sich grob beschreiben durch die Anzahl und den Anteil der Personen, die zu einem bestimmten Zeitpunkt,

- unter 20 Jahre
- zwischen 20 und 40 Jahre
- über 60 Jahre alt sind (vgl. Abb. 20).

Vereinfacht könnte man sagen, daß es sich bei den unter Zwanzigjährigen und den über Sechzigjährigen um noch nicht oder nicht mehr Erwerbstätige handelt.

Der *Altenlastquotient* gibt das Verhältnis der Bevölkerung im Alter von 60 und mehr Jahren zur Bevölkerung im Alter von 20 bis unter 60 Jahren an. Darüber hinaus wird häufig auch der *Gesamtlastquotient,* nämlich die Relation der unter Zwanzigjährigen und der über Sechzigjährigen in Beziehung zu den Erwerbstätigen der über Zwanzig- und unter Sechzigjährigen in Beziehung gesetzt.

Nach den Ergebnissen der siebten koordinierten Bevölkerungsvorausberechnung wird der Gesamtlastquotient in Deutschland (gesamt) von 72,6 im Jahre 1990 auf 108,5 im Jahre 2030 steigen. Dies bedeutet, daß im Jahr 2030 auf 100 Personen im Alter von 20 bis 60 Jahren, vereinfacht könnte von Erwerbstätigen gesprochen werden, 108,5 Personen über 60 oder unter 20 Jahren, vereinfacht als nicht oder nicht mehr erwerbstätig betrachtet, entfallen.

Der Altenlastquotient wird im gleichen Zeitraum von 35,2 auf 72,7 zunehmen. Das bedeutet konkret, daß 1990 100 Erwerbstätige etwa 35 Rentner »ernähren« mußten, während es im Jahre 2000 bereits annähernd 43 Rentner und im Jahre 2030, bei einem als unverändert unterstellten effektiven Renteneintrittsalter von 60 Jahren, sogar fast 73 Rentner sein werden.[92]

Hierbei muß berücksichtigt werden, daß aufgrund der steigenden Lebenserwartung die Multimorbidität (d.h. die Mehrfacherkrankung), chronisch-degenerative Krankheiten sowie die Zahl der Pflegefälle enorm ansteigen werden. Die typischen Erkrankungen der älteren Patienten (über 60 Jahre) sind Herzversagen, koronare Herzkrankheit, akuter Herzinfarkt, Hüftgelenkschäden, Schlaganfall und Schenkelhalsfraktur. Diese Leiden erfordern neben der akuten Behandlung, um Lebensbedrohung, Schmerz und Funktionsausfall zu überwinden, eine intensive rehabilitative Betreuung.

Aufgrund der Schwere der Erkrankungen dieser Altersgruppe lassen sich diese oft nicht mehr mit den Mitteln der ambulanten Medizin behandeln. Mit der Intensität der erforderlichen Behandlungen steigen die Inanspruchnahme stationärer Einrichtungen durch die älteren Altersgruppen *und* damit auch die Ausgaben. Eine Untersuchung in Hamburg hat gezeigt, daß der Anteil der älteren Menschen (über 60) an den Krankenhauspatienten etwa doppelt so hoch ist wie der Anteil dieser Altersklasse an der Gesamtbevölkerung.[93]

Aufgrund des sich wandelnden Krankheitsspektrums und der demographischen Entwicklung (Vergreisung) der deutschen Bevölkerung ist damit zu rechnen, daß die Gesundheitsausgaben auch weiterhin enorm zunehmen werden.

Die Zukunft der GKV wird durch eine disproportional verlaufende Entwicklung zwischen Bevölkerung und Nachfrage nach Gesundheitsleistungen gekennzeichnet sein: Obwohl die Gesamtzahl der Empfänger von Leistungen der GKV auf lange Sicht abnimmt, wird die Nachfrage nach altersgerechten Gesundheitsleistungen aufgrund der zukünftigen Veränderungen innerhalb der Bevölkerungsstruktur und auch im Hinblick auf die höhere Krankheitshäufigkeit älterer Menschen ansteigen.

Der Anteil der Rentner an der Gesamtzahl der GKV-Mitglieder wird also in Zukunft weiter wachsen. Diese Zunahme der Rentner stellt deshalb ein großes Problem für die GKV dar, weil die Beitragseinnahmen der Krankenversicherung der Rentner, entrichtet durch die Rentenversicherungsträger und durch die Rentner selbst, weniger als die Hälfte der von den Rentnern verursachten Kosten decken (vgl. S. 49 ff.).

Sozialpolitisch verursachte Defizite der Alterssicherung wirken sich auf diesem Wege immer stärker auch auf die GKV aus. Der Solidarausgleich zwischen den Erwerbstätigen und den Rentnern in der GKV erreichte im Jahr 1992 eine Höhe von über 30 Mrd. DM.

Aufgrund der demographischen Entwicklung werden die Erwerbstätigen immer stärker belastet, die Bereitschaft zur Umverteilung im Rahmen eines Solidarausgleichs zwischen AKV und KVdR nimmt ab.

Prognosen über den Fortbestand des Generationenvertrags gestalten sich äußerst schwierig, da sowohl die Ausgabenentwicklung, die auf medizintechnischem Fortschritt beruht, als auch die wirtschaftliche Entwicklung Deutschlands zu berücksichtigen sind. Beide Größen sind kaum zu prognostizieren.

5.4 Ärzte- und Apothekenschwemme

Ein weiteres großes Problem für die Ausgabenentwicklung der sozialen Krankenversicherung stellt die Zunahme der Ärzte dar. Niedergelassene Ärzte verantworten einen bedeutenden Teil der Gesamtausgaben in der GKV, da sie zumeist der erste Ansprechpartner für den Patienten sind und dessen weitere Behandlung veranlassen. 1990 hatten niedergelassene Ärzte Ausgaben in Höhe von 95,4 Mrd.

Abb. 21: Ärztezahlen und Einwohner je Arzt

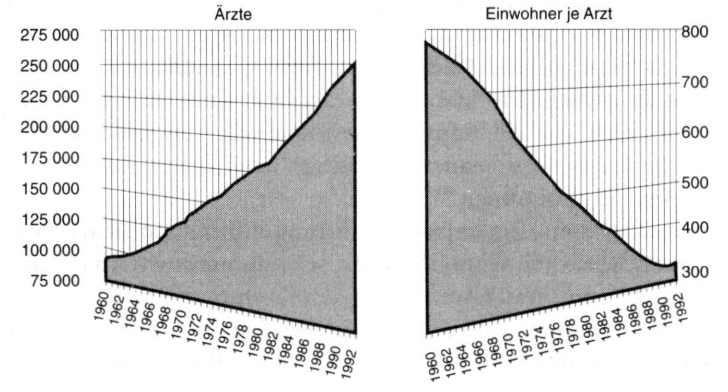

Quelle: Statistisches Bundesamt

DM veranlaßt. Selbst erbracht haben die niedergelassenen Ärzte jedoch nur Leistungen im Wert von 24,4 Mrd. DM.[94] Daher wird unterstellt, daß durch die Steuerung der Ärztezahlen entscheidender Einfluß auf die gesamte Ausgabenentwicklung der GKV genommen werden kann.

Die Gesamtzahl der Ärzte in den alten Bundesländern hat sich von 130183 (1975) auf 260493 im Jahr 1992 verdoppelt (vgl. Abb. 21).

Die weitere Entwicklung hängt entscheidend davon ab, inwieweit der Zugang zum Studium weiter reglementiert wird und inwieweit das Urteil des Bundesverfassungsgerichts von 1960 über die unbeschränkte Zulassung von Ärzten zur kassenärztlichen Versorgung Gültigkeit behält.

Das GSG enthält Regelungen, die eine strikte Bedarfsprüfung für die Zulassung zur vertragsärztlichen Versorgung ab 1999 vorsehen (§ 102 SGB V). Eine derartige Bestimmung, die in erheblichem Maße in die Wahlfreiheit des Berufs (Art. 12 Abs. 1 GG) eingreift, war durch ein Urteil des Bundesverfassungsgerichts aus dem Jahre 1960 für rechtswidrig erklärt worden. Die dem Urteil zugrundeliegende moderate Schätzung der künftigen Entwicklung der Ärztezahlen ist jedoch in den Folgejahren wesentlich übertroffen worden. Die Zahl der an der vertragsärztlichen Versorgung teilnehmenden Ärzte hat sich von 37000 (1960) auf 80590 (1990) mehr als verdoppelt.[95] Es ist daher damit zu rechnen, daß die GSG-Regelungen einer verfassungsgerichtlichen Überprüfung standhalten. Das Bundesverfassungsgericht könnte nun zu einem anderen Schluß kommen als 1960 und die Berufsfreiheit dem »überragend« wichtigen Gemeinschaftsgut »Finanzierbarkeit der gesetzlichen Krankenversicherung« unterordnen.[96]

An sich ist eine Zunahme der Leistungserbringer in allen ökonomischen Bereichen wünschenswert, weil in marktwirtschaftlichen Ordnungen im Wettbewerb unter den Leistungsanbietern die Bedürfnisbefriedigung der Konsumenten sowohl in qualitativer als auch in quantitativer Sicht steigt. So eröffnet die steigende Ärztedichte grundsätzlich die Möglichkeit einer verstärkten Zuwendung zum Patienten. Der Arzt hat mehr Zeit für den einzelnen Patienten, und er wird sich in aller Regel auch bemühen, seine Patienten zu behalten.

Anders ist dies jedoch in Bereichen – wie z. B. dem Gesundheitswesen –, in denen wettbewerbliche Prozesse ausgeschaltet werden sollen, indem sie einer strikten staatlichen Regulierung unterworfen werden. Auch die zuvor konstatierte Ärzteschwemme ist selbst das Resultat derartiger staatlicher Regulierungsaktivitäten.

Das System der *Einzelleistungshonorierung* animiert bei steigender Ärztedichte den einzelnen Arzt, die Leistungsmenge über das medizinisch sinnvolle Maß hinaus auszudehnen, weil er dadurch seinen Umsatz und damit in der Regel auch sein Einkommen steigern kann. Begleitet wird eine solche Entwicklung durch ein besonderes Entgegenkommen gegenüber medizinisch sinnlosen Patientenwünschen. Oft wird auch der Patient länger als notwendig bei einem Arzt »festgehalten«.

Findet in einer solchen Situation eine Budgetierung des ärztlichen Gesamthonorars statt – wie dies gegenwärtig im GSG geschieht –, so wird aufgrund des sinkenden Honorars je ärztlicher Leistung (sogenannter »floatender Punktwert«) ein weiterer Druck auf den einzelnen Arzt entstehen, die Menge, d. h. die erbrachten und verordneten Leistungen, auszudehnen, um auf diese Weise seinen Erlös und damit sein Einkommen zu Lasten der anderen Ärzte zu sichern oder zu erhöhen.

Es ist dem Gesetzgeber zwar gelungen, die Gesamtausgaben nach oben zu begrenzen, unterhalb der Budgetobergrenze bestehen aber nach wie vor keine Anreize zu einer effizienteren Therapie.

Es läßt sich festhalten, daß als medizinische Konsequenz eines unbeschränkten Zugangs einerseits die Gefahr besteht, daß die Qualität der ärztlichen Versorgung im Kampf um Punkte tendenziell sinken wird. Als ökonomische Konsequenz ergibt sich andererseits bei einer Nichtbudgetierung der ärztlichen Honorare eine Ausgabensteigerung aufgrund der Leistungsausweitung pro Fall. Leistungen werden nur erbracht, um den Patienten längerfristig an die eigene Praxis zu binden oder können nur erbracht werden, weil der Patient nicht erkennt, daß die Maßnahme nicht notwendig ist, und er auch kein Interesse daran hat, sich hierüber zu informieren.

Der Festsetzung der Preise in Form des Einheitlichen Bewertungsmaßstabes (EBM) folgte die Flucht der Ärzte in die Menge. Der Gesetzgeber reagierte hierauf durch die Festsetzung eines Gesamtbudgets, hierauf antworteten die Ärzte weiterhin mit einer »Flucht« in die Menge, da aber das Gesamthonorar für die ambulante Versorgung nicht weiter steigen darf, besteht die Gefahr, daß die Mengenausdehnung über Qualitätsreduzierungen kompensiert wird. Für den Gesetzgeber und die Krankenkassen ergibt sich die Notwendigkeit, mit einem umfassenden System von Qualitätskontrollen und -sicherungsmaßnahmen zu antworten. Diese Kette aus Reaktion und Gegenreaktion kann am Ende nur noch durch genaue Diagnose- und Behandlungsleitfäden, die genaue Vorgaben über den quantitativen und qualitativen Ressourceneinsatz bei einer bestimmten Indikationsstellung enthalten, durchbrochen werden. Erste Ansätze für derartige Leitfäden finden sich in Form der Arzneimittelrichtlinien des Bundesausschusses der Ärzte und Krankenkassen (§ 92 SGB V), der zu schaffenden Positivliste für die Arzneimittel, die noch zu Lasten der GKV verordnet werden dürfen (§ 92aSGB V).

Diese interventionistische »Schraubzwinge« wird zur völligen Aufhebung der ärztlichen Therapiefreiheit in weiten Bereichen des ärztlichen Handelns führen. Die für bestimmte Therapiebereiche festgelegten Leitfäden werden den medizinischen Fortschritt in diesen Feldern nahezu vollständig verhindern, da der Suche nach kostensparenden, qualitätssteigernden oder solchen Neuerungen, die das Wohl des Patienten verbessern, jeglicher Anreiz genommen wird.

Auch im Apothekenbereich kam es in den vergangenen Jahren zu einer stetigen Zunahme, und trotz sinkender betriebswirtschaftlicher Ergebnisse steigt die Zahl der Apotheken weiter an (vgl. Abb. 22).

Ursache hierfür ist, daß aufgrund der Arzneimittelpreisverordnung im Apothekenbereich für apothekenpflichtige Arzneimittel eine Preisbindung der zweiten Hand vorliegt. Die Idee einer Regulierung der Abgabepreise für Arzneimittel ist sehr alt. Bereits im Mittelalter wurden die ersten Arzneitaxen mit dem Ziel

Abb. 22: Entwicklung von Apothekenzahl und Apothekendichte in den alten Bundesländern

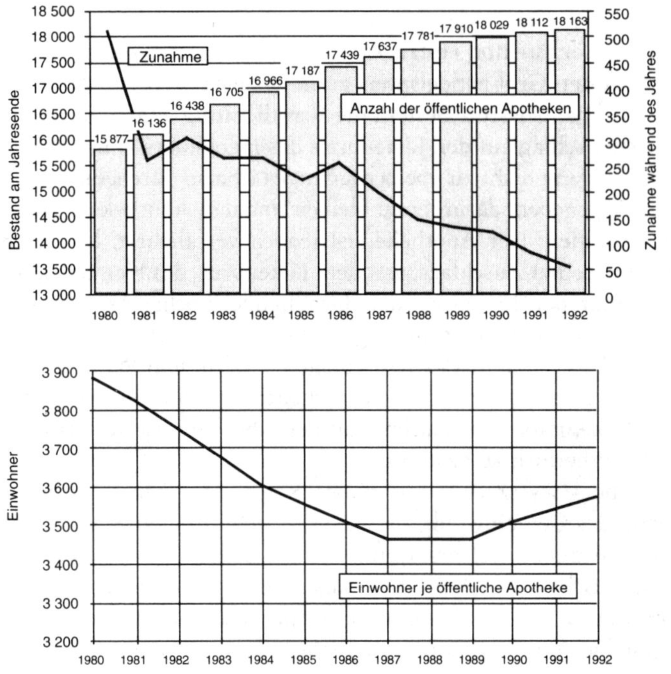

Quelle: ABDA, Statistisches Bundesamt

einer kostengünstigen Arzneimittelversorgung für Kranke erlassen. 1980 wurden die bisherigen Regelungen zur Preisgestaltung von Arzneimitteln in der Arzneimittelpreisverordnung nach §78 des Arzneimittelgesetzes (AMG) zusammengefaßt. Die dort kodifizierte Regelung wird merkwürdigerweise vom Gesetzgeber mit der Notwendigkeit eines Gegengewichts zum Apothekenmonopol des §43 Abs. 1 AMG begründet. §43 AMG enthält eine Apothekenvertriebsbindung für bestimmte Medikamente (Apothekenpflicht). Für diese Medikamente besäßen die Apotheken ein Vertriebsmonopol, das unabweislich die Gefahr in sich berge, den kranken Menschen durch willkürliche Preissetzungen zu übervorteilen, ihn der freien Kalkulation der abgebenden Apotheke zu überlassen.

Zum Zwecke der Preiseinheitlichkeit schreibt die AMPreisVO genaue Höchst- und Festzuschläge vor, die auf den Herstellerpreis und auf den Großhandelspreis aufgeschlagen werden dürfen. Auf der Großhandelsstufe besteht die Verpflichtung, einen bestimmten Höchstzuschlag auf den Listenpreis des Herstellers zum Zeitpunkt der Lieferung nicht zu überschreiten, es ist also durchaus die Möglichkeit gegeben, darunter zu bleiben und den Apothekern Rabatte einzuräumen. Der Apotheker ist jedoch verpflichtet, bei der Berechnng seiner Zuschlagsbasis dem Listenpreis des Herstellers zum Zeitpunkt der Lieferung den Großhandelshöchstzuschlag zuzurechnen, auch wenn er günstiger eingekauft haben sollte, und den Apothekenfestzuschlag aufzuschlagen. Auf diesem Wege ist es der pharmazeutischen Industrie möglich, bereits bevor ihre Produkte in den Verkehr kommen, die endgültigen Abgabepreise auf der letzten Stufe einheitlich zu bestimmen.

Da der Gesetzgeber mit dieser Regelung einen vernünftigen Zweck des Gemeinwohls, nämlich die Sicherung einer kostengünstigen Arzneimittelversorgung, verfolge, hat das Bundesverfassungsgericht die AMPreisVO als eine verfassungsgemäße Beschränkung der Berufsfreiheit des Apothekers gewürdigt. Es stellt sich jedoch die Frage, ob ein derartiger Eingriff in das individuelle Grundrecht der Berufsfreiheit gerechtfertigt ist, wenn große Zweifel an der Fähigkeit dieses Instrumentes, das Gemeinwohlziel zu erreichen, bestehen. Die folgende Abbildung 23 verdeutlicht den Verlauf der Zuschläge bei steigendem Herstellerabgabepreis.

Obwohl sich mit steigendem Arzneimittelpreis die relative Höhe der Apothekenspanne degressiv entwickelt, steigt der absolute Zuschlag auch weiterhin an. Der absolute Rohertrag des Apothekers nimmt mit steigendem Abgabepreis zu. Es ist daher fraglich, ob die sonstigen Kostendämpfungsstrategien im Arzneimittelbereich (Abgabe preiswerter Generika oder Importarzneimittel) nicht durch diese überkommene Regelung konterkariert werden, schließlich wird die Abgabe des jeweils teuersten Präparates honoriert. Diese

Abb. 23: Relative Zusammensetzung des Apothekenabgabepreises nach den Bestimmungen der Arzneimittelpreisverordnung

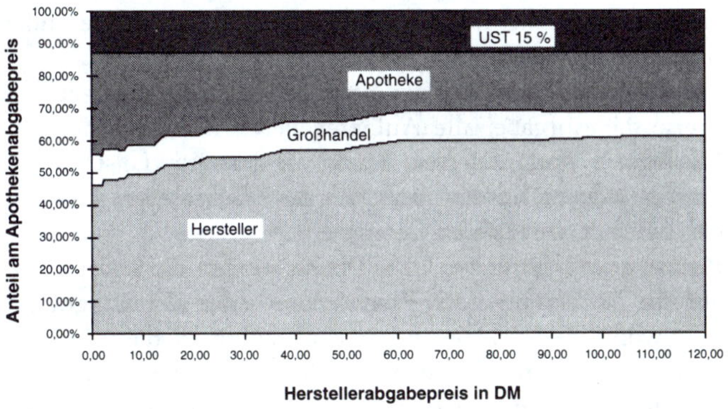

Quelle: Arzneimittelpreisverordnung vom 14. November 1980 (BGBl. I S. 2147)

Anreizwirkung wird von den Apothekern nicht bestritten. Es wird jedoch nicht die Forderung nach einer ersatzlosen Streichung der AMPreisVO erhoben, sie erhoffen sich vielmehr von einem Festhonorar pro abgegebenem Arzneimittel bei gleichzeitiger Beibehaltung der Preiseinheitlichkeit eine Stärkung der Glaubwürdigkeit gegenüber dem Patienten.

Neben der zuvor beschriebenen Zielinkonformität (die AMPreisVO wirkt in gewisser Weise kostentreibend[97]) sprechen vor allem ordnungspolitische Aspekte *gegen* eine Beibehaltung der AMPreisVO, die den Preis als Wettbewerbsparameter für den Apotheker in seiner Eigenschaft als Anbieter ausschaltet. In einer wettbewerblich organisierten Marktwirtschaft kommen dem Preis ganz entscheidende Funktionen zu. Nachfolgend seien einige kurz skizziert:

- *Koordinierungsfunktion:* Preise sind das zentrale Koordinierungsinstrument zwischen den einzelwirtschaftlichen Plänen, d. h., sie stimmen die Wünsche der Nachfrager und die Angebotspläne der Leistungserbringer aufeinander ab.

- *Signalfunktion:* Mit Hilfe von Preisen werden Informationen vermittelt, beispielsweise findet in der relativen Preishöhe die relative Knappheit der Güter ihren Niederschlag. Preisänderungen zeigen sofort eine Knappheitsveränderung an und eröffnen Anbietern sowie Nachfragern Möglichkeiten, sich der veränderten Situation anzupassen.
- *Selektionsfunktion:* Auf der Seite der Leistungserbringer haben Preise die Aufgabe, alle Anbieter, deren Kosten höher als der Marktpreis sind, aus dem Markt zu drängen. Leistungsfähige Anbieter, deren Kosten unterhalb des Marktpreises liegen, werden belohnt, sie erzielen Gewinne.
- *Rationierungsfunktion:* Über Preise werden die knappen Güter auf die Nachfrager nach Produktions- oder Konsumgüter verteilt, wobei die Nachfrager zum Zuge kommen, die aufgrund der Dringlichkeit ihrer Bedürfnisse oder als Produzenten aufgrund der wirtschaftlich günstigeren Verwendungsmöglichkeit bereit sind, den höchsten Preis zu bezahlen.
- *Lenkungsfunktion:* Preisen fällt auch die Aufgabe der Lenkung (Allokation) der Produktionsfaktoren zu. Durch steigende Preise eines Gutes werden Unternehmer angelockt, dieses Gut anzubieten. Zur Realisierung ihrer unternehmerischen Pläne benötigen sie Faktoren (Arbeitskräfte, Kapital, Geschäftsräume), die sie auf anderen Märkten nachfragen müssen. Aufgrund möglicherweise steigender Absatzpreise sind sie bereit, höhere Faktorpreise zu bezahlen als Unternehmer, die Güter anbieten, deren Preis stagniert oder sinkt. Auf diese Weise paßt sich das Angebot und damit der Faktoreinsatz der veränderten Situation an. Mit Hilfe der Allokationsfunktion lösen Preise damit auch das Problem, was, wieviel, von wem, wann und wo erzeugt wird.

Die partielle Ausschaltung der freien Preisbildung auf dem Markt für apothekenpflichtige Arzneimittel hat dazu geführt, daß der Preis seine Funktionen nicht mehr ausreichend wahrnehmen kann. So lenken aufgrund der relativ hohen Arzneimittelpreise immer neue Unternehmer (Apotheker), trotz hoffnungslosen Apothekenüberangebots Produktionsfaktoren in diesen Bereich (vgl. Abb. 23, S. 123). Durch den Einsatz anderer Wettbewerbsparameter

(Standort, Beratungsservice) sind durchaus leistungsbedingt unterschiedliche Gewinn- und Einkommenssituationen beobachtbar, jedoch verhindert die Preisbindung der zweiten Hand den Einsatz des Wettbewerbsparameters Preis und eine weitere Ausschöpfung marktleistungsbedingter Vorteile. Zwar kann mit Hilfe der AM-PreisVO das Ziel, den Patienten vor apothekenindividuellen (willkürlichen) Preissetzungen zu schützen, erreicht werden, doch sind damit gesamtwirtschaftlich vermutlich erhebliche finanzielle Mehrbelastungen verbunden. Das Ziel einer insgesamt kostengünstigen Versorgung mit Arzneimitteln kann auf diesem Wege nicht erreicht werden. Schließlich können Größenvorteile nicht im Preis weitergegeben werden, ineffiziente Anbieter werden somit künstlich vom Marktaustritt abgehalten. Der Preis kann seine Lenkungsfunktion nicht wahrnehmen, so daß sich immer weitere Apotheker niederlassen.

Vor 30 Jahren lag in Deutschland eine ähnliche Situation im Lebensmitteleinzelhandel[97a] und im Textileinzelhandel vor. Damals galt auch in diesen Bereichen eine Preisbindung der zweiten Hand, die ebenfalls gesetzlich verankert war. Der Preis schied, wie bei den Apotheken, als Wettbewerbsparameter und auch als Selektionskriterium aus. Eine Konsequenz hiervon war, daß es zu einer zunehmenden Überbesetzung der Branchen kam, was sich in entsprechend sinkenden Umsätzen und sinkenden Handelsspannen niederschlug. Als dann aufgrund des Vordringens von Selbstbedienungsgeschäften und Verbrauchermärkten die Preisbindung der zweiten Hand zunehmend ausgehöhlt wurde, wurde sie im Rahmen der dritten Kartellnovelle ab 1. Januar 1973 sogar grundsätzlich gesetzlich verboten und nur noch ausnahmsweise z. B. für Verlagserzeugnisse und Arzneimittel zugelassen.

Eine ähnliche Entwicklung wird sich im Apothekenbereich einstellen. Hier wird durch das Vordringen englischer und anderer ausländischer Apothekenketten sukzessive die Preisbindung der zweiten Hand untergraben werden. Es wird dann zu einer starken Zunahme der Konkurse deutscher Apotheken kommen. Daher ist zu erwarten, daß aus der Apothekerschaft angesichts dieser Situation der »ruinösen Konkurrenz« der Ruf nach Maßnahmen laut werden wird, die einen solchen Selektionsprozeß verhindern sollen. Es wird sehr entscheidend davon abhängen, inwieweit die Interessengruppe der Apotheker in der Lage ist, politisch diese Forderung auch durchzusetzen. Unbestritten ist jedoch, daß die Erhaltung der nicht mehr konkurrenzfähigen Apotheken, wie auch immer dies geschehen mag, eine Verschwendung knapper Ressourcen darstellt und damit zum Nachteil der Verbraucher ist.

Ein wirkungsvoller Wettbewerb auf dem Apothekenmarkt setzt aber noch weitere Deregulierungen zur Erleichterung des Zutritts weiterer Anbieter und des Austritts von »Grenzanbietern« voraus. So müßten das Mehr- und Fremdbesitzverbot bei Apotheken ersatzlos abgeschafft werden. Das Mehrbesitzverbot des § 2 Nr. 5 Apothekengesetz (ApoG) untersagt Apothekern den Besitz von mehr als einer Apotheke. Daneben besteht ein Fremdbesitzverbot, wonach die Führung einer Apotheke durch einen angestellten Apotheker als Verwalter nur in ganz bestimmten Ausnahmefällen und dann auch nur zeitlich befristet erlaubt ist.

Mit diesen Regelungen verfolgt der Gesetzgeber das Ziel einer »im öffentlichen Interesse gebotene(n) Sicherstellung einer ordnungsgemäßen Arzneimittelversorgung der Bevölkerung«.[98] Die Verhältnisse in anderen Ländern (z. B. Großbritannien), in denen derartige Regelungen nicht bestehen, lassen darauf schließen, daß auch auf anderen Wegen das Gesundheitsschutzziel im Bereich der Arzneimittelversorgung erreicht werden kann. Insbesondere die Schaffung eines einheitlichen europäischen Binnenmarktes verstärkt den Druck auf die Politik, diese niederlassungsfeindlichen, nur schwer mit den individuellen Grundfreiheiten des EG-Vertrags zu vereinbarenden Regelungen abzuschaffen.

Bei derart wettbewerbsfeindlichen Regulierungsbemühungen, die stark dazu beitragen, den Bestand der gegenwärtigen Apotheken zu schützen, erstaunt es nicht, daß es nicht die Verbraucherverbände sind, die sich vehement für die Beibehaltung dieser Form der Marktregulierung einsetzen. Vielmehr sind es die Standespolitiker der Apotheker, die sich seit Jahren gegen die europäische Bedrohung ihres »Reservates« stemmen. Mittlerweile ist es zwar Betreibern von Apothekenketten im Ausland erlaubt, sich in Deutschland niederzulassen. Sie haben hierbei aber die Bedingungen zu beachten, die auch für die deutschen Apotheker gelten. Zum einen darf der ausländische Unternehmer nur eine Apotheke in Deutschland besitzen (Mehrbesitzverbot), zum anderen stellt die in Deutschland verankerte Pflicht zur persönlichen Leitung der Apotheke sicher, daß der Besitzer die Apothekenkette nur in einem Mitgliedsstaat betreiben darf, in dem eine entsprechende Anwesenheitspflicht gesetzlich nicht normiert ist.

Weiterhin steht die Überlegung im Raum, *Krankenhausapotheken*, die bisher nur zur Arzneimittelversorgung von stationär und teilstationär behandelten Krankenhauspatienten gesetzlich ermächtigt waren, im Zuge einer stärkeren Verzahnung von ambulanter und stationärer Behandlung auch zur Abgabe an weitere Nachfragergruppen zu ermächtigen. Auch gegen diese Liberalisierungstendenz wendet sich die Bundesvereinigung Deutscher Apothekerverbände (ABDA).[99] Schließlich würde ein Mehr an Wettbewerb ineffiziente öffentliche Apotheken in den Ruin treiben.

Auch fordert der Verband (ABDA) eine strikte Eingrenzung des Verkaufssortiments. So solle auf die bewährte Institution eines Positivkatalogs, der die »apothekenüblichen Waren« abschließend aufzähle, nicht verzichtet werden. Durch die Freigabe des Sortiments würde die Umwandlung der Apotheke zum »Drugstore« gefördert, und dies um so mehr, als sich die Apotheke ohnehin in einem intensiven Wettbewerb mit anderen Apotheken, aber auch mit anderen Abgabestellen für freiverkäufliche Arzneimittel und Waren des Nebensortiments befinde.[100]

Eine konsequente Liberalisierung ist aber keineswegs zwangsläufig mit einer nicht ordnungsgemäßen Arzneimittelversorgung verbunden. Auch in der pharmazeutischen Industrie, für die es weder Preissetzungsvorschriften noch Mehrbesitzverbot, für die es weder Sortimentsvorschriften noch Fremdbesitzverbot gibt, hat der bestehende gesetzliche Ordnungsrahmen zur Erreichung eines hohen Qualitäts- und Sicherheitsstandards ausgereicht. Obwohl die pharmazeutische Industrie bisher nicht als wettbewerbspolitischer Ausnahmebereich behandelt wurde, trat keine Gefährdung einer ordnungsgemäßen Arzneimittelversorgung ein.

Von daher kann der Versuch, das Preisniveau von Arzneimitteln ausschließlich durch Preisbildungsvorschriften (AMPreisVO) für die Distributionsstufen (Großhandel und Apotheken) zu regeln, nur als inkonsequent gewürdigt werden, vor allem aber hat sich das Verfahren als kontraproduktiv und ordnungspolitisch verfehlt erwiesen.

Die wettbewerbsfeindlichen Regulierungen des Apothekenmarktes haben eine lange Tradition. Sie sind vor allem auf standespolitische Bestrebungen und gesundheitspolitische Zielsetzungen des Gesetzgebers zu derartigen Schritten bewogen. Die in den siebziger Jahren aufkommende Diskussion über die Kostenexplosion im Gesundheitswesen und die mittlerweile in finanzielle Atemnot geratende GKV veranlassen die Politik, immer stärker die Mobilisierung von Rationalisierungsreserven einzufordern, auch vor dem Hintergrund, die politisch schwer durchsetzbare Rationierung von Gesundheitsgütern zu verhindern, zumindest aber hinauszuzögern. Aufgrund der vielfältigen Wettbewerbsbeschränkungen im Bereich der öffentlichen Apotheke blieben bislang an vielen Stellen Rationalisierungsreserven ungenutzt. Eine Liberalisierung in Richtung erhöhter Freiheiten der Apotheker bezüglich des Einsatzes ihrer Wettbewerbsparameter Preis, Sortimentsgestaltung oder Betriebsform, ohne jedoch Sicherheits- und Qualitätsaspekte der Arzneimittelversorgung völlig aufzugeben, könnte einen wesentlichen Beitrag auch zur finanziellen Entlastung der GKV leisten. Durchsetzen würde sich dann der Typ des innovativen Apothekers, dessen Selbstverständnis über das des bloßen Trägers pharmazeutischer Spezialkenntnisse hinausgeht und der sich bewußt auch unternehmerischen Anforderungen stellt.

5.5 Medizinisch-technischer Fortschritt – Risiko oder Chance?

In der Vergangenheit fand eine Explosion der Machbarkeit in der Medizin statt. Immer mehr Menschenleben wurden durch Diagnose- und Therapiefortschritte im Gesundheitswesen »gerettet«.

Zugleich dominieren in der modernen Medizin immer mehr die sogenannten »halfway-technologies«, Technologien, die zwar das Leben eines Menschen verlängern können, ihn aber nicht wieder vollständig gesunden lassen.

Die moderne Medizin steckt in einer »Fortschrittsfalle«, da jede neue Diagnosetechnologie die Zahl der als krank diagnostizierten Menschen anwachsen läßt. Neue medizinische Möglichkeiten führen nicht zu einer Reduzierung des Ausgabenvolumens, sondern verstärken die bedrohliche finanzielle Entwicklung der GKV noch weiter.

Auch in der Medizin finden immer wieder Paradigmenwechsel statt. Waren es zu Beginn des 20. Jahrhunderts vor allem die Erkenntnisse über Hygiene und Asepsis sowie die Entdeckung von Medikamenten zur Bekämpfung von Infektionskrankheiten, so sind es im letzten Dezennium insbesondere die Entwicklungen auf den Gebieten der Transplantation organischer Körperteile, Operationen am offenen Herzen, die Ersetzung von organischen Körperteilen durch anorganische Ersatzteile, z. B. Kniegelenke, Hüftgelenke, die teils innere, teils äußere Unterstützung von Körperfunktionen (Herzschrittmacher, künstliche Niere) sowie die teilweise Ersetzung operativer Techniken durch minimalinvasive und äußerliche Anwendung (Nierensteinzertrümmerer), die das Bild der Medizin nach außen hin prägen.

Eine Berechnung des englischen Office of Health Economics hat ergeben, daß im Falle einer Beibehaltung des medizinischen Standes von vor 100 Jahren die Ausgaben für das Gesundheitswesen auf einem Niveau lägen, das nur 1 % des gegenwärtigen ausmacht. Für die restlichen 99 % sei eine auf den medizinischen Fortschritt zurückzuführende Bedarfsexplosion verantwortlich.[101]

Darüber hinaus sind auf vielen Gebieten der medizinischen Forschung weitere enorme Fortschritte zu erwarten. Im Rahmen einer sogenannten Delphi-Umfrage unter japanischen Spitzenwissenschaftlern wurde versucht, die wichtigsten »Science-fiction«-Projekte zu identifizieren, ihre Chancen zu bewerten, aber auch den Zeitpunkt zu ermitteln, wann welche Innovationen Wirklichkeit werden (vgl. Übersicht 5).

Durch diese Entwicklung wird die Diskrepanz zwischen dem me-

Übersicht 5: Explosion des Machbaren: die wichtigsten Innovationen der nächsten 30 Jahre

Jahr	Innovation
2002	Sprechgeräte für Sprachbehinderte
2003	70 Prozent der Krebserkrankten leben noch mindestens fünf Jahre (heute sind es 50 Prozent)
2004	künstliche Organe aus synthetischen Materialien Roboter für Blinde Virus-Hepatitis behandelbar technische Systeme, mit denen Gelähmte wieder gehen können künstliche Lungen
2005	künstliche Knochen, die sich regenerieren künstliches Blut
2006	Aids-Heilung
2007	die meisten Krebsarten sind heilbar Gensonden erkennen Tumorzellen und steuern sie an Organe konservierbar Arteriosklerose heilbar die Haut bleibt dank Kosmetik bis ans Lebensende jung
2008	Züchtung von menschlichen Organen
2009	Mikrogeräte arbeiten in Blutadern fremde Gene werden in menschliche Chromosomen integriert Babypflegeroboter
2010	Roboter übernehmen Alten- und Krankenpflege
2011	die Alzheimer-Krankheit ist heilbar
2012	fast alle Allergien sind heilbar
2013	alle Krebsarten sind heilbar das Absterben von Gehirnzellen wird verhindert
2015	Krebszellen werden in normale Zellen umgepolt durchtrennte Stränge im Zentralnervensystem werden repariert
2016	Schmerzen werden in angenehme Wahrnehmungen umgewandelt
2018	Alterungsprozesse werden gestoppt
2019	künstliche Zellen durch Biosynthese künstliche Augen
2020	Schizophrenie ist heilbar

Quelle: WirtschaftsWoche

dizinisch Möglichen und der Begehrlichkeit der Bürger auf der einen Seite und den finanziellen Mitteln, die hierfür zur Verfügung stehen, immer größer.

Im Gegensatz zur Entwicklung in anderen Branchen ist die medizinische Versorgung nicht preiswerter, sondern teurer geworden. Diese Entwicklung läßt sich auf die Erfindung von immer weiteren zusätzlichen medizinischen Technologien (Zusatztechnologien) zurückführen, die darauf abzielen, bislang Unmögliches möglich zu machen (Organverpflanzungen, Herzoperationen etc.). Nur in seltenen Fällen hat die medizintechnologische Forschung kostensenkende Prozeßinnovationen hervorgebracht (Ersatztechnologien).[102]

Als wesentliche Ursache kann der beitragsunabhängige Zugang zu den Leistungen im Gesundheitswesen angesehen werden. Den Erfindern neuer medizinischer Technologien mangelt es an einem wichtigen Orientierungspunkt: einer preisgesteuerten Nachfrage. Dem Patienten fehlt jeder Anreiz, den angestrebten Gesundheitszustand möglichst kostengünstig zu erreichen. Schließlich wird er durch seine Inanspruchnahme nicht fühlbar monetär be- oder entlastet. Ein besonderes Interesse an der Nutzung neuer, besonders *kostengünstiger* Behandlungsmethoden hat er folglich nicht. Im Gegenteil: Er wird versucht sein, sich möglichst Zugang zu den besten und neuesten Behandlungstechnologien zu verschaffen (Freifahrermentalität). Auch für die Erbringer dieser Leistungen (Ärzte, Krankenhäuser) bestanden bisher kaum Anreize, kostengünstige Behandlungsmethoden zu verwenden. Die Anbieter hatten sogar die Möglichkeit, sich durch die Verwendung der jeweils neuesten Technologien Wettbewerbsvorteile gegenüber Konkurrenten zu verschaffen. Das GSG enthält mit der Abkehr vom Selbstkostendeckungsprinzip und der Einführung von Fallpauschalen im Krankenhaus erste Ansätze zu einem Richtungswechsel, da diese Instrumente das Eigeninteresse der Leistungsanbringer an einer kostengünstigen Leistungserstellung wirksam stärken.[103]

Anders gewendet heißt dies, daß sich aufgrund des medizinischen und pharmakologischen Fortschritts ungeahnte Möglichkeiten der

Diagnose und Therapie eröffnen. Inwieweit dieses Potential auch ökonomisch realisiert wird und der Bevölkerung zur Verfügung steht, hängt neben der Einkommensentwicklung sehr entscheidend auch von den institutionellen und rechtlichen Rahmenbedingungen des Gesundheitswesens ab. Auch für dieses Problem muß die soziale Krankenversicherung in Zukunft eine Lösung finden.

5.6 Das Gesundheitswesen als Spielball der Politik

Zunehmend gerät der Gleichheitsgrundsatz und die Tendenz zur Gleichstellung aller Bürger in den Mittelpunkt des politischen Geschehens, Egalisierungstendenzen machen sich breit. Trotz der offenkundigen, sich verstärkenden Finanzierungskrise der GKV wird den Bürgern versprochen, sie alle kämen im Rahmen ihrer Mitgliedschaft in der GKV in den Genuß der modernen Hochleistungsmedizin – zu Lasten der Solidargemeinschaft, versteht sich.

Der Anspruch der Politik, den Bürgern im Rahmen der GKV eine lückenlose, umfassende Krankenversicherung zu offerieren, hat zu unklaren, auslegungsbedürftigen Rechtsbegriffen geführt. Diese Lücken wurden von den Sozialgerichten bereitwillig ausgefüllt.

Vorwiegend geschah dies mit dem Argument, auf diesem Wege der Entstehung einer sogenannten Zweiklassenmedizin vorzubeugen. Die Referenzbasis für eine solche Aussage bildet die Fiktion einer klassenlosen Gesellschaft, d. h. eine Gesellschaft der Unterschiedslosigkeit; letztlich handelt es sich um eine Gesellschaft der Gleichartigen, nicht nur der Gleichberechtigten.

Die Folge dieser Egalisierungstendenzen in der Sozialpolitik im allgemeinen und in der GKV im besonderen ist die zunehmende Zentralisierung, denn es muß nun zentral festgelegt werden, welche Leistungen die GKV zu übernehmen hat, um weiteren Finanzkrisen vorzubeugen. Auf diese Weise wird zwar eine Politik der Gleichmacherei betrieben, allerdings kann auch durch eine noch so gleichmäßige Verteilung der Gesundheitsgüter kein gleichmäßiger Gesundheitsstatus der Bevölkerung erreicht werden.[104] Es ist deshalb ein Irrglaube anzunehmen, durch die materielle Gleichstellung aller Bürger auch im Gesundheitswesen würde die Lebensqualität für alle erhöht werden.

Hinter dieser Politik verbirgt sich oft ein Konkurrenzkampf der politischen Parteien um die politische Macht mit Hilfe der Sozialpolitik. Soziale Leistungen degenerieren immer stärker zu politischen Gütern, die als Wahlgeschenke an die jeweilige Klientel verteilt werden. Die Leidtragenden dieser Entwicklung sind zunächst die Erwerbstätigen, die als mittlere Generation das Gros der Leistungen finanzieren müssen, später jedoch auch die junge Generation, denn sie ist dann aufgefordert, für die einmal verankerten sozialen Leistungen die Finanzierung sicherzustellen.

Diese Tendenz zu wahltaktisch motivierter Leistungsausdehnung wird sich in der Zukunft massiv verstärken, denn bereits in naher Zukunft werden jene Wähler, für die die staatlichen Transferleistungen wesentliche Bestandteile des eigenen Einkommens sind (Rentner, Arbeitslose, Erwerbs- und Berufsunfähige, Sozialhilfeempfänger), die Mehrheit der Wahlberechtigten darstellen. Bei späteren Wahlen ist damit zu rechnen, daß wesentlich stärker staatliche Umverteilungen den Wettbewerb um Wählerstimmen dominieren werden.

Begleitet wird eine solche Politik durch ein steigendes Anspruchsdenken und ein entsprechendes Verhalten der Versicherten. Verstärkt fordern die Bürger, daß der Staat im Rahmen der sozialen Krankenversicherung immer mehr Leistungen erbringt und die Bezahlung sowie Finanzierung übernimmt.

Es ist leicht nachzuvollziehen, zu welchen ökonomischen und auch medizinischen Konsequenzen eine solche Entwicklung führen kann. Aufgrund der Politik der Gleichmacherei und der weiteren Degradierung des Subsidiaritätsprinzips werden die finanziellen Probleme der sozialen Krankenversicherung in Zukunft sehr wahrscheinlich noch größer werden, als sie es gegenwärtig schon sind.

5.7 Pflegerisiko

Verstärkt wird die problematische Entwicklung der Gesundheitsausgaben der GKV noch durch die Tatsache, daß etwa 20 bis 30 % der über Achtzigjährigen zu Pflegefällen werden und der zukünftige Pflegebedarf ständig zunehmen wird. Ein Großteil der Pflege alter Menschen wird gegenwärtig noch von Familienangehörigen übernommen. Diese intrafamiliäre Pflegemöglichkeit im Alter wird jedoch aufgrund der abnehmenden Geburtenrate und der daraus resultierenden zunehmenden Kinderlosigkeit abnehmen. Darüber hinaus sind viele Frauen im »pflegefähigen« Alter, insbesondere bei eigener Kinderlosigkeit, berufstätig und nicht mehr bereit, ihren Arbeitsplatz für die Pflege von Familienangehörigen aufzugeben. Das sogenannte Töchter-Pflegepotential wird somit weiter zurückgehen.

Aufgrund der demographischen und medizinischen Entwicklung wird der Bedarf an ausgebildetem Pflegepersonal zukünftig beträchtlich ansteigen. Um diesen Bedarf, insbesondere im Hinblick auch auf den Rückgang der Erwerbstätigen als Folge des Geburtenrückgangs, decken zu können, müssen entsprechende Rahmenbedingungen geschaffen werden

Nach über zwanzigjähriger Diskussion soll das »soziale Jahrhundertwerk« der CDU/FDP-Koalition, die Pflegeversicherung, endlich die letzte verbliebene Lücke der sozialen Sicherung schließen. Es ist vorgesehen, am 1. Januar 1995 eine Pflegefallversicherung mit folgenden wesentlichen Eckpunkten einzuführen:

- Ab dem 1. Januar 1995: Pflichtversichert in der gesetzlichen Pflegeversicherung sind alle Pflichtmitglieder der GKV, freiwillige Mitglieder der GKV haben die Möglichkeit, in einer Übergangszeit zu einer privaten Pflegeversicherung zu wechseln.
- Organisation der Pflegeversicherung unter dem Dach der GKV.
- Ab 1. April 1995: Leistungen zur häuslichen Pflege werden gewährt. Es besteht ein Anspruch auf monatliches Pflegegeld im Sinne von Geldleistungen, je nach Grad der Bedürftigkeit, in Höhe von 400 DM bis 1300 DM. Alternativ, aber auch ergänzend, werden Sachleistungen im Wert von bis zu 2800 DM, in besonderen Härtefällen bis zu 3750 DM, gewährt.

Abb. 24: Monatliche Kosten eines Pflegeplatzes in einem Altenheim

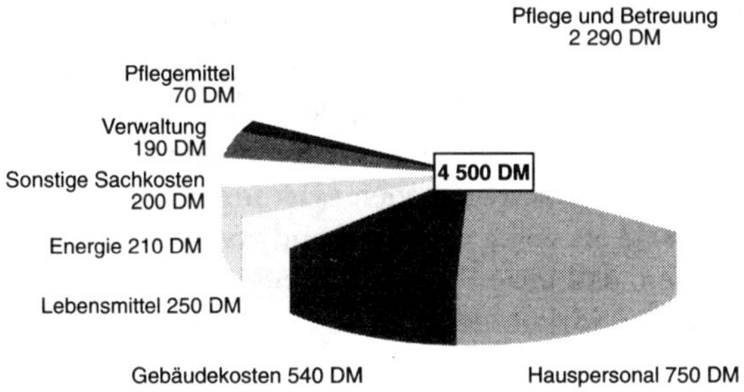

Quelle: Diakonisches Werk Württemberg

- Bei Verhinderung der Pflegeperson wird die Pflegekasse einmal jährlich für 4 Wochen die Kosten für eine Ersatzpflegekraft bis zu 2800 DM übernehmen.
- Die häuslichen Pflegekräfte sind in die Unfallversicherung und je nach Pflegestufe und Umfang der Pflegetätigkeit auch in die Rentenversicherung einbezogen.
- Ab 1. Juli 1996: Leistungsgewährung auch bei stationärer Pflege. Hierbei werden Pflegekosten bis zu 2800 DM, bei besonderen Härtefällen bis zu 3300 DM, übernommen. Die Kosten für Heimunterbringung und Verpflegung trägt der Pflegebedürftige selbst, die Investitionskosten tragen die Länder.
- Für die Pflegeversicherung wird ab dem 1. Januar 1995 ein Beitrag in Höhe von 1 % und ab dem 1. Juli 1996 ein Beitrag in Höhe von 1,7 % des monatlichen Bruttoeinkommens höchstens bis zur Beitragsbemessungsgrenze der GKV erhoben.
- Arbeitnehmer und Arbeitgeber zahlen je die Hälfte des Beitragssatzes. Zugleich sollen die Arbeitgeber hierfür durch Streichung eines Feiertags finanziell entlastet werden. Solange keine Einigung über die Streichung von Feiertagen erzielt werden kann, haben die Arbeitnehmer zunächst den gesamten Beitragsanteil zur Pflegeversicherung zu übernehmen.

Mit dieser Regelung wird das Problem des Pflegefallrisikos nicht adäquat gelöst, weil nach wie vor eine Differenz zwischen den tatsächlichen Pflegeplatzkosten in Höhe von durchschnittlich 4500 DM (vgl. Abb. 24) und der durchschnittlichen Rente von 1850 DM zuzüglich der Leistung der Pflegeversicherung bestehenbleibt. Berücksichtigt man die Erfahrung der letzten Jahre, wonach die Heimkosten wesentlich stärker als die Renten gestiegen sind, könnten sich die für 1996 beschlossenen Leistungen der Pflegeversicherung bereits bald als völlig unzureichend erweisen. Es ist daher damit zu rechnen, daß viele Pflegebedürftige auch künftig auf einen Zuschuß von der Sozialhilfe angewiesen sein werden.

Somit hat diese Regelung lediglich eine Entlastung der Kommunen zur Folge, die im Rahmen der Sozialhilfe weniger pro Pflegefall ausgeben müßten. Die verabschiedete Lösung stellt keine adäquate Lösung des Pflegefallproblems dar. Vor allem auch deshalb nicht, weil es sich nicht um ein Problem der Sozialversicherung, sondern vielmehr um ein gesamtgesellschaftliches Problem handelt.

Damit haben wir es bei der gegenwärtigen Konzeption der Pflegeversicherung, vor allem vor dem Hintergrund der demographischen Entwicklung, mit einer »Zeitbombe« zu tun, die in nicht allzu ferner Zukunft zu enormen Finanzierungsproblemen führen wird. Neben der GKV mit ihren aus der Überalterung der Gesellschaft resultierenden finanziellen Schwierigkeiten und der Gesetzlichen Rentenversicherung mit ihrer ebenfalls problematischen Zukunft wird ein weiterer, von Anfang an fehlkonstruierter Zweig der Sozialversicherung eingeführt.

Prognosen gehen von einer Zunahme der Pflegelast (Verhältnis von Pflegefällen zu erwerbstätiger Bevölkerung) um mindestens 75 % aus. Steigt die Zahl der Einpersonenhaushalte noch weiter an, werden gänzlich neue finanzielle Dimensionen der Pflegeversicherung erreicht.[105] Mit dauerhaft niedrigen Beitragssätzen von 1 % bzw. 1,7 % des beitragspflichtigen Einkommens, wie vorgesehen, wird die Pflege nicht zu finanzieren sein.

Problematisch an einer umlagefinanzierten gesetzlichen Pflegeversicherung ist die Verschiebung der finanziellen Lasten auf nachwachsende Generationen, ähnlich wie bei der Staatsverschuldung.

Die heute eingegangenen Verpflichtungen gehen angesichts der absehbaren Veränderungen der Altersstruktur der Bevölkerung (Vergreisung) in hohem Maße zu Lasten zukünftiger Generationen.

Es wäre deshalb angemessener gewesen, die Eigenvorsorge und die Eigenverantwortlichkeit durch die Einführung einer allgemeinen Pflegefallversicherungspflicht und somit das Subsidiaritätsprinzip zu stärken. Es bliebe dann dem einzelnen selbst überlassen, bei welchem Unternehmen er diese Pflegerisikoversicherung abschließt.[105a]

Eine weitere Alternative hätte darin bestanden, weiterhin die nicht durch Eigenleistungen gedeckten Pflegekosten über die Sozialhilfe zu bezahlen und den hierfür notwendigen Betrag aus Steuereinnahmen des Bundes zur Verfügung zu stellen.

5.8 Ausdehnung des Leistungskatalogs der GKV

Prävention

Die Prävention erlangt in letzter Zeit einen hohen Stellenwert in der gesundheitspolitischen Diskussion. Ausgehend von der These, die Verhinderung von Krankheiten sei die beste Gesundheitspolitik, wird eine Umorientierung von einer Gesundheitsversorgungspolitik hin zu einer Politik, die durch Stärkung des präventiven Bereichs die Entstehung von Krankheiten verhindern soll, gefordert. Damit einher geht die Annahme, daß angesichts der Kostenexpansion im Gesundheitswesen der Prävention eine besondere Bedeutung zukomme, da bei erfolgreicher Krankheitsverhütung die Behandlungskosten einer Krankheit eingespart werden könnten.

Ausfluß der Hinwendung zu mehr Prävention ist die Aufnahme von entsprechenden Maßnahmen in den Leistungskatalog der GKV (§§ 20 bis 26 SGB V). Diese enthalten zum einen eine Verpflichtung der Krankenkassen, über die Verhütung von Krankheiten und über Gesundheitsgefährdungen aufzuklären und zu beraten, außerdem möglichen Krankheitsursachen in Umwelt und individueller Lebensweise nachzugehen, um die Mißstände zu beseitigen. Zum anderen sind Gruppen- und Individualprophylaxe zur Verhütung von Zahnerkrankungen sowie Leistungen zu Früherkennung von Krankheiten verankert.

Ziel der Prävention ist, in Entstehungsbereiche und -prozesse einer Krankheit einzugreifen und alle vermeidbaren negativen Einflüsse auf die Gesundheit, die aus dem Verhalten der Individuen resultieren, zu verhindern.

Sozioepidemiologische Studien zeigen, daß der formal gleiche Zugang zur Gesundheitsversorgung nicht zu einer Aufhebung der Ungleichheit der Menschen vor Krankheit und Tod führt.[106] Vielmehr lassen sich schichten- und umweltspezifische Unterschiede des Gesundheitszustandes feststellen.

Daraus leiten sich zwei präventive Zielsetzungen ab. Die *Verhaltensprävention* will die Vermeidung von gesundheitsgefährdendem Verhalten erzielen (z. B. Rauchen, Eßgewohnheiten, Vernachlässigung der Zahnpflege). Die *Verhältnisprävention* dagegen befaßt sich mit technischen, organisatorischen und sozialen Bedingungen des gesellschaftlichen Umfeldes und der Umwelt sowie deren Auswirkung auf die Entstehung von Krankheiten (z. B. Auswirkungen von Streß).

Das *Risikofaktorenmodell* lenkt den Blick auf die verhaltensbedingten Krankheitsrisiken, indem die Identifikation jener medizinischen Faktoren, bei deren Existenz die Entstehung einer spezifischen Krankheit mit Wahrscheinlichkeit zunimmt, im Mittelpunkt steht. Den Trägern dieser Risikofaktoren werden dann zielspezifische Maßnahmen zur Verhinderung von Krankheiten angeboten.

Je nach Stadium einer Krankheit wird zwischen primärer, sekundärer und tertiärer Prävention unterschieden. Unter *primärer Prävention* wird die Ausschaltung schädlicher Faktoren noch vor Wirksamwerden, unter *sekundärer Prävention* die Aufdeckung und Therapie von Krankheiten im möglichst frühen Stadium und unter *tertiärer Prävention* der Versuch, deren Verschlimmerung sowie Komplikationen zu verhindern, verstanden.

Die Problematik einer solchen Differenzierung liegt in der Abgrenzung der einzelnen Phasen. So ist es möglich, daß zur Therapie einer Krankheit Maßnahmen der sekundären Prävention getroffen werden, die gleichzeitig als Maßnahme zur Verhinderung des Ausbruchs einer anderen Krankheit (primäre Prävention) dienen. Weiter besteht kein monokausaler Zusammenhang zwischen dem Vorliegen von Risikoindikatoren und -faktoren bei einem Individuum und dem Ausbruch der Krankheit.

Aus beiden Ansätzen wird die Forderung nach *Prophylaxe* und *gesundheitserziehenden Maßnahmen* abgeleitet. Es stellt sich nun die Frage, inwieweit Prävention eine Aufgabe der GKV darstellen soll, bevor dann eine ökonomische Analyse der Prävention erfolgt.

Das öffentliche Interesse an Präventionsprogrammen wird aus der ethischen Norm, Gesundheit sei das höchste Gut und daher mit allen Mitteln zu schützen, abgeleitet. Diese These kann jedoch nur dann uneingeschränkt gelten, wenn Gesundheit eindeutig definierbar wäre und einen absolut erstrebenswerten Zustand darstellte. Diese Annahme kann in einer freiheitlichen Gesellschaft jedoch nicht als allgemeinverbindlich festgestellt werden. Gesundheit wird von den Individuen subjektiv unterschiedlich empfunden, ihr Beitrag zu individuellem Lebensglück und individueller Lebensqualität höchst subjektiv eingeschätzt.

Die Subjektivität individueller Wertordnungen ist im Rahmen einer Bewertung von Präventionsprogrammen unbedingt zu berücksichtigen. Präventive Maßnahmen, die auf Verhaltensänderungen abzielen, stellen für das Individuum je nach Ausgestaltung mehr oder minder starke Eingriffe in die persönliche Lebensführung und Lebensqualität dar. Da in einer sozialen Marktwirtschaft jedoch der einzelne in einem gewissen Umfang einen Anspruch auf Hilfe in Notsituationen, die auch durch Krankheit ausgelöst werden könnten, hat, muß andererseits der Gesellschaft das Recht zugestanden werden, dem einzelnen eine Pflicht zur Duldung präventiver Eingriffe aus übergeordneten Gründen aufzuerlegen (z. B. Impfungen).

Prävention hat also einen ambivalenten Charakter. Präventive Maßnahmen sind sowohl ein öffentliches als auch ein privates Gut. Prävention zielt als privates Gut auf die Verbesserung des Gesundheitszustandes des einzelnen Gesellschaftsmitglieds ab. Durch die

Vermeidung von Krankheit und vorzeitigem Tod ergeben sich positive Effekte für die Arbeitsfähigkeit, die Einkommenserzielung und für das individuelle Glück.

Zum anderen trägt Prävention auch zur Verbesserung der Volksgesundheit und damit zu einer Erhöhung des Humankapitals bei. Dies wiederum führt zu einer Zunahme der Wertschöpfung und somit zu einer Erhöhung der Wohlfahrt in einer Volkswirtschaft.

Die *ökonomische Bewertung* setzt an den Kriterien Effektivität und Effizienz an. Präventive Maßnahmen genügen dem Kriterium der *Effektivität*, wenn die Maßnahmen die Eintrittswahrscheinlichkeit von Krankheiten reduzieren. *Effizienzüberlegungen* versuchen, das grundsätzliche Spannungsverhältnis zwischen knappen Ressourcen und medizinischen Möglichkeiten aufzulösen. Hierbei stellen Kosten-Nutzen-Analysen und Kosten-Wirksamkeits-Analysen das geeignete Instrumentarium dar.

Somit kann Prävention als Aufgabe der GKV nur in den Bereichen zufallen,

- in denen Ursache-Wirkungs-Zusammenhänge identifiziert worden sind und
- eine Kosten-Nutzen-Analyse positive Ergebnisse für die Solidargemeinschaft aufweist.

Präventionsprogramme können durch die Implementation von Anreizen innerhalb des GKV-Systems, die gesundheitsbewußte Verhaltensweisen belohnen, wirksam unterstützt werden.

Alle weiteren Maßnahmen, z. B. die Gesundheitserziehung, sind Aufgabe der Gesellschaft und durch allgemeine Steuern zu finanzieren. Jedoch sind auch hier Kosten-Nutzen-Analysen durchzuführen, um nur jene Präventionsprogramme auf den Weg zu bringen, die den Gesundheitsstatus der Bevölkerung effektiv und effizient fördern.

Die *Grenzen* der Prävention liegen dort, wo Ursache-Wirkungs-Zusammenhänge bisher noch nicht ausreichend identifiziert worden sind. Morbidität und Mortalität hängen von einer Vielzahl von Faktoren ab. Dies hat zur Folge, daß in vielen Bereichen keine eindeutige Zuordnung von präventiven Maßnahmen, individuellen Verhaltensveränderungen und deren Einfluß auf die Gesundheitsindikatoren möglich ist.

Daneben stoßen in einer freiheitlichen Gesellschaft Präventionsprogramme dort an Grenzen, wo sie zur Bevormundung von Individuen führen. Lebensweltbezogene Prävention kann nur mit, nie gegen die betroffenen Menschen erfolgen.

Die Einführung präventiver Maßnahmen wird immer wieder in Zusammenhang mit einer dadurch erzielten Entlastung auf der Ausgabenseite der GKV gebracht. Dieser Zusammenhang mag in Einzelfällen wohl zutreffen, verallgemeinert werden darf er aber nicht. Zum einen besteht kein eindeutiger Zusammenhang zwischen dem Vorliegen von Risikofaktoren und dem Ausbruch einer Krankheit, Risikofaktoren induzieren lediglich eine erhöhte Krankheitswahrscheinlichkeit. Zum anderen kann Prävention Tod und Krankheit nicht verhindern, nur verzögern. Durch die Vermeidung einer spezifischen Krankheit kann das spätere Auftreten anderer, trotz Prävention eingetretener und oftmals teurer Krankheiten in der Regel nicht verhindert werden. Es lassen sich sogar makabre Berechnungen anstellen, wonach es für die Krankenkassen durchaus günstiger sein kann, auf eine zu erwartende Lebenszeitverlängerung ihrer Mitglieder durch Prävention zu verzichten, da gerade die gewonnenen Lebensjahre Krankheiten mit oft höheren Kosten für die Krankenkasse mit sich bringen. Für die Gesellschaft als ganzes sieht der Wert der gewonnenen Lebensjahre ganz anders aus. Die Betrachtung macht aber deutlich, daß Präventionsprogramme einer differenzierteren Betrachtung bedürfen, um zu eindeutigen Prognosen von Vor- und Nachteilen zu gelangen.[107]

Rehabilitation

Rehabilitation umfaßt alle medizinischem, beruflichen und sozialen Maßnahmen zur (Wieder-)Eingliederung körperlich, geistig oder psychisch Behinderter oder von Behinderung bedrohter Individuen in die Gesellschaft.

§ 10 SGB I gewährt dem, der »körperlich, geistig oder seelisch behindert ist oder wem eine solche Behinderung droht«, unabhängig von der Ursache der Behinderung ein Recht auf die Hilfe, die notwendig ist, um die Behinderung abzuwenden, zu beseitigen, zu bessern, ihre Verschlimmerung zu verhüten oder ihre Folgen zu mindern und um ihm einen seinen Neigungen und Fähigkeiten entsprechenden Platz in der Gesellschaft, insbesondere im Arbeits- und Berufsleben zukommen zu lassen.

Dieser Anspruch einer umfassenden Rehabilitation benötigt umfassende, aufeinander abgestimmte, in einen Gesamtplan integrierte Maßnahmen. Rehabilitation wird in der Bundesrepublik Deutschland von den Trägern der Kranken-, Unfall- und Rentenversicherung wahrgenommen.

Aufgabe der GKV ist die medizinische Rehabilitation. Mit dem GRG fand das Ziel der Vermeidung von Pflegefällen und die Verminderung von Pflegebedürftigkeit Eingang in das fünfte Buch des Sozialgesetzbuchs. Die GKV ist zur Aufstellung fallspezifischer Gesamtpläne aufgefordert.

Ungeachtet dieser gesetzlichen Grundlagen lassen sich in der Realität des rehabilitativen Leistungsgeschehens zahlreiche Defizite konstatieren:

- mangelnde Verzahnung der spezialisierten Einrichtungen der Rehabilitation und der auf die kurative Medizin konzentrierten ambulanten und stationären Leistungsanbieter,
- mangelnde Fachkenntnisse über die Möglichkeiten der Rehabilitation bei Leistungserbringern der ambulanten und stationären Versorgung,
- oftmals verspätetes Erkennen des rehabilitativen Potentials im konkreten Fall bei Angehörigen, aber auch bei Ärzten,
- Defizite in der Behandlung chronischer Erkrankungen.

Einerseits bieten sich durch die neuen Möglichkeiten auf dem Gebiet der Rehabilitation Einsparungspotentiale für die GKV, andererseits besteht aufgrund eines oftmals überzogenen Anspruchsdenkens der Versicherten, unterstüzt durch die Rechtsprechung der Sozialgerichte, die Gefahr eines unkalkulierbaren Ausgabenanstiegs. Insoweit behält hier die zurückhaltende Einschätzung des medizinischen Fortschritts ihre Gültigkeit.

6 Auswege aus der Krise der GKV – Ein Szenario

Angesichts der Vielgestaltigkeit der gegenwärtigen Probleme sowie der zukünftigen Herausforderungen sind Reformen im Gesundheitswesen unumgänglich. Allein schon die begrenzten Finanzierungsmöglichkeiten im Rahmen einer Solidargemeinschaft erzwingen eine Weiterentwicklung der sozialen Krankenversicherung, die das Problem der Knappheit der Mittel und deren optimale Verwendung effizient zu lösen verspricht.

Die notwendige Reform des Gesundheitswesens wird auch eine Neubestimmung des Solidarprinzips einschließen müssen. So wird man an einer Reduzierung der Solidarleistungen, also der im Krankheitsfall gewährten und von der Solidargemeinschaft finanzierten Leistungen, nicht herumkommen.

Zudem muß der Einfluß der Lebensbedingungen sowie der individuellen Lebensführung auf die Entstehung und auf den Verlauf von Krankheiten stärker Berücksichtigung finden. Durch Bonus- und Maluspläne sind Anreize für eine gesundheitsbewußte und krankheitsvermeidende Lebensweise im System der GKV zu verankern.

Diese Reform, für die der Sachverständigenrat für die Konzertierte Aktion im Gesundheitswesen Vorschläge entwickeln sollte, wird aller Voraussicht nach den bedrohlichen Veränderungen durch eine Spaltung des bisherigen Leistungskatalogs in Regel- und Wahlleistungen Rechnung tragen.

6.1 Regel- und Wahlleistungen

Die Aufteilung des bisherigen durch die GKV angebotenen Leistungsumfangs wird im Bereich der Regelleistungen zu einer sich verstärkenden, finanzpolitisch motivierten Intervention des Gesetzgebers in die Belange der GKV führen. Im liberalisierten Bereich der Wahlleistungen werden neben den Gesetzlichen Krankenkassen private Versicherungsanbieter auftreten, die miteinander um die Nachfrager konkurrieren.

Regelleistungsbereich

Der Bereich der Regelleistungen sollte sich auf die Abdeckung existenzbedrohender Risiken und deren Folgen beschränken. Es wird nicht wie bisher der Anspruch einer optimalen Gesundheitsversorgung im Mittelpunkt stehen, sondern die Verpflichtung, den Mitgliedern der GKV eine funktionale Versorgung zu bieten.

Die Pflichtmitgliedschaft wird über die bereits bisher in der GKV versicherten Personen auf *alle* Bürger ausgeweitet. Damit können sich bestimmte Bevölkerungskreise nicht mehr ihrer Pflicht zur Solidarität im Krankheitsfall entziehen.

Statt des Lohneinkommens als ausschließlicher Bemessungsgrundlage für die Beitragsberechnung werden aus Gründen einer stärkeren Berücksichtigung der tatsächlichen individuellen Leistungsfähigkeit zunehmend weitere Einkunftsarten in die Berechnung des individuellen Mitgliedsbeitrags einbezogen.

Die Rentner werden den Erwerbstätigen im Hinblick auf den Beitragssatz gleichgestellt und somit ihre bisherigen Privilegien in der GKV einbüßen.

Im Bereich der GKV wird eine Ausdünnung des gegenwärtigen Leistungskatalogs nach medizinischen, ökonomischen und sozialpolitischen Kriterien durchgeführt werden. Der verbleibende Kern wird aus den Regelleistungen bestehen.[108]

Die Höhe der mit einer Krankheit *typischerweise verbundenen finanziellen Belastung* könnte ein solches Kriterium sein. In diesem

Falle wären Bagatelleistungen nach dem Kriterium der Zumutbarkeit von den Versicherten im Krankheitsfall selbst zu übernehmen.

Ebenso sind *krankheitsfremde* Leistungen, z. B. Sterbegeld, Mutterschaftshilfe aus dem Regelleistungskatalog auszugrenzen und in den Aufgabenbereich anderer staatlicher oder halbstaatlicher Ausgabenträger oder in den Bereich der Eigenverantwortung einzuordnen.

Auch der *Grad der individuellen Vorhersehbarkeit* könnte ein Kriterium sein, anhand dessen Leistungen von einer Erstattung ausgeschlossen werden.

Durch die Anwendung dieses Kriteriums würden z. B. Zahnersatz, Seh- und Hörhilfen, also Korrekturen absehbarer gesundheitlicher Beeinträchtigungen aus dem Regelleistungskatalog ausgeschlossen. Da jeder mit dem Eintritt einer derartigen Beeinträchtigung mit zunehmendem Alter rechnen muß, sind diese Ereignisse nicht originär einer Versicherung zuzurechnen.

Als Kriterium kann auch der *Grad der Abwendung von Lebensgefahr,* der durch eine medizinische Maßnahme erreicht werden kann, dienen. Demnach sollten z. B. Kuren und Schönheitsoperationen nicht mehr oder nur in sehr stark eingeschränktem Umfang von der Solidargemeinschaft übernommen werden.

Weiter wird trotz aller methodischen Probleme versucht werden, den aus einer medizinischen Maßnahme resultierenden *Zugewinn an Lebensqualität* zu bestimmen. Behandlungen mit nur geringem Zugewinn werden dann nicht mehr durch die GKV finanziert.

Unterliegen die Ursachen einer zu behandelnden gesundheitlichen Beeinträchtigung in hohem Umfang der *Beeinflußbarkeit durch den Patienten* selbst, sollten die notwendigen Behandlungen nicht in den Regelleistungskatalog aufgenommen, sondern in den Bereich der Eigenvorsorge überstellt werden.

Denkbar wäre zusätzlich eine Abwahloption für bestimmte Regelleistungen. Die Abwahl bestimmter Leistungen würde dann zu einer Reduzierung des Beitragssatzes führen. Um aber das Solidarprinzip des Regelleistungsbereichs nicht auszuhöhlen, darf der allgemeine Beitragssatz für das abwahlbereite Mitglied nur in Höhe des eigenverantwortlich übernommenen *Risikoanteils* sinken. Das

Abb. 25: Zwiebelmodell für eine flexible Leistungsstruktur der GKV

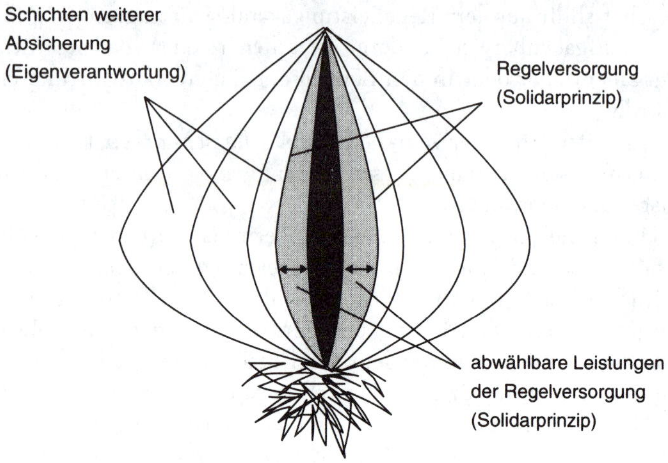

Quelle: Eigene Darstellung

Gesamtsystem der Absicherung im Krankheitsfall könnte man in Form einer Zwiebel darstellen (vgl. Abb. 25).[108a]

Begleitet wird diese Entwicklung im Bereich der Regelversorgung aller Voraussicht nach von einer zunehmenden Regulierung und Reglementierung der Krankenkassen und Leistungsanbieter. Bei den Regelleistungen werden Budgetierung, Richtgrößen, Zulassungssperren, staatliche Honorar- und Preisdiktate auch weiterhin das Leistungsgeschehen maßgeblich beeinflussen.

Hierbei gewinnen staatliche und halbstaatliche Kontrollorgane bei der Überwachung des medizinischen Leistungsgeschehens an Bedeutung. Dies setzt voraus, daß die medizinische Indikationsstellung einer Überprüfung zugänglich ist. Zu diesem Zweck wird die ärztliche Therapiefreiheit durch die Einführung von Diagnose- und Therapieleitfäden vermutlich immer weiter eingeschränkt werden. So ist insbesondere mit einer Aufwertung des Medizinischen Dienstes, insbesondere im Hinblick auf seine Funktion und sein Gewicht innerhalb der GKV, zu rechnen.

Insgesamt kann eine Zunahme staatlicher und bürokratischer Interventionen mit dem Ziel »Kostendämpfung im Regelleistungsbereich« vermutet werden, die eine wachsende Bevormundung und Kontrolle der Bürger, Patienten und Leistungserbringer zur Folge haben.

Dieser Bereich wird in Zukunft nur ein sehr begrenztes Wachstum aufweisen, und die Leistungsentwicklung wird sich vor allem am Prinzip der Beitragssatzstabilität orientieren.

Bereich der Wahlleistungen

Im Bereich der Wahlleistungen wird es aufgrund einer umfassenden Deregulierung und Entstaatlichung zu einer verstärkten marktlichen Steuerung kommen, wodurch Eigenverantwortung und Eigenvorsorge gestärkt werden.

Durch den Wettbewerb der Leistungserbringer und der Krankenkassen wird sich eine bedarfsgerechte Versorgungsstruktur für die Nachfrager herausbilden.

Die Leistungsanbieter werden ihre unternehmerischen Potentiale zur Entfaltung bringen, um im Wettbewerb bestehen zu können. Rahmenbedingungen, die stärker auf den Bestandsschutz der gegenwärtigen Angebotsstruktur als auf die Herstellung gleicher Wettbewerbsbedingungen für aktuelle und auch potentielle Marktteilnehmer ausgerichtet sind, gehören der Vergangenheit an.

In diesem Bereich wird aufgrund der Befreiung von staatlichen und bürokratischen Fesseln eine Verschärfung des Wettbewerbs einsetzen, die zum Vorteil für alle Beteiligten führen wird.

Dezentrale Selbststeuerung statt zentrale Zwangssteuerung, Diagnose- und Therapiefreiheit statt obrigkeitsstaatliche Gängelung sowie Entscheidungs- und Wahlfreiheit statt Bürokratie und Dirigismus werden die Charakteristika dieses Bereiches sein.

Bei der Eigenvorsorge werden sich für aufgeschlossene Unternehmer des Gesundheitsmarktes aufgrund der hohen Einkommenselastizität der Nachfrage (Gesundheitsgüter und -leistungen treffen bei wachsendem Einkommen auf eine überproportional steigende Nachfrage) enorme Wachstumspotentiale und Gewinnchancen eröffnen.

6.2 Rationale Rationierung

Kritiker sehen in Wahlleistungen den Einstieg in die rationierte Zweiklassenmedizin. Sie fordern daher, konsequenter als bisher die noch vorhandenen Rationalisierungspotentiale auszuschließen, auf die Rationierung von Gesundheitsgütern hingegen völlig zu verzichten.

Vergessen wird dabei allzuoft, daß auch im deutschen Gesundheitswesen an vielen Stellen bewußt, in aller Regel aber ungeplant, rationiert wird. So konnte in Deutschland in den vergangenen Jahren mit großem Aufwand und dank der enormen Bereitschaft der Bevölkerung, sich als Knochenmarkspender registrieren zu lassen, die weltweit zweitgrößte Datei über potentielle Knochenmarkspender aufgebaut werden. Die Möglichkeiten dieser Datenbank werden jedoch kaum ausgeschöpft, da parallel zu ihrer Errichtung eine viel zu geringe Kapazität für Knochenmarktransplantationen geschaffen wurde. Bisher hat es an den finanziellen Mitteln gefehlt, um die erforderlichen Transplantationszentren aufzubauen; es wird rationiert.

Diese Form der Rationierung wirft die politisch brisante Frage auf, wie die knappen Transplantationskapazitäten auf die zahlreichen Patienten, denen mit Chemotherapie und Bestrahlung nicht mehr geholfen werden kann, verteilt werden sollen.[109]

Ein denkbares Verfahren ist die Rationierung mittels Wartelisten. Bei dem Patienten, für den zuerst ein passender Knochenmarkspender identifiziert wurde, wird die Transplantation als erstem vorgenommen. Was aber geschieht mit jenen, die nicht weit genug vorne auf der Warteliste stehen, um in den Genuß der lebensrettenden Maßnahme zu gelangen?

Ein anderer Lösungsansatz wäre die Versteigerung der Transplantationskapazität. Bei dieser Form der Zuteilung kämen jene Patienten zum Zuge, die über die größte Kaufkraft verfügten. Inwieweit ist jedoch dieses Kriterium mit der Vorstellung eines gleichen Zugangs zu Gesundheitsgütern zu vereinbaren?

Denkbar wäre auch eine Zuteilung der knappen Kapazitäten auf die jüngsten Patienten oder die Patienten mit der längsten Lebenserwartung nach einer Transplantation. Handelt es sich bei diesem Kriterium um einen verläßlichen Maßstab über den individuellen Zuwachs an Lebensqualität?

Könnten nicht sogenannte »Ethik-Kommissionen« eingerichtet werden, die die Aufgabe übernähmen, die Transplantationskapazität auf die Patienten zu verteilen? Diese hätten sich in Form von Anhörungen ein Bild von den Transplantationswilligen zu machen und jene Patienten zu ermitteln, von denen nach ihrer Gesundung die höchsten Beiträge zu einem, wie auch immer definierten, gesellschaftlichen Wohlergehen zu erwarten sind. Wäre dieses Zuteilungsverfahren mit den Werten einer freiheitlichen Gesellschaft zu vereinbaren?

Das gegenwärtig in Deutschland am meisten verbreitete Verfahren ist wohl die Rationierung über Wartelisten. In den Fällen, in denen die vollmundigen Versprechen der Politiker über eine vollwertige Rundumabsicherung im Krankheitsfall nicht mit den finanziellen, manchmal auch nicht mit den gesetzlichen Realitäten (Transplantationsgesetz), in Einklang zu bringen sind, müssen Patienten auf eine Behandlung warten. Auf den Wartelisten befindet sich aber eben nicht geduldiges »Krankengut«, sondern Menschen, die in der Regel um ihr Leben ringen und bereit sind, »alles« für eine Behandlung zu geben.

In Bayern stehen 1200 Patienten auf einer Warteliste für Nierentransplantationen. Die geringe Zahl der Spendernieren läßt aber jährlich nur etwa 330 Operationen zu.[110] Diese Knappheit hat dazu geführt, daß bis zu 3 % der registrierten Wartenden die im Schnitt drei- bis fünfjährige Wartezeit durch den Kauf einer Niere im Ausland umgehen.[111] Im Klartext: Auch gegenwärtig besteht die Möglichkeit, wenn man über die erforderlichen finanziellen Mittel verfügt, sich schnellere Zugangsmöglichkeiten zu den dringend benötigten Gesundheitsleistungen zu verschaffen.

Die finanziellen Zwänge der GKV lassen eine Diskussion, ob überhaupt rationiert werden sollte, als anachronistisch erscheinen. Das medizinisch Machbare übersteigt das finanziell Mögliche immer weiter. Im Mittelpunkt künftiger Diskussionen muß daher endlich das »Wie« einer Rationierung stehen. Gesucht werden Instrumente, die die politische Aufgabe der Verteilung knapper finanzieller Ressourcen wirksam und in gesellschaftlich akzeptabler Weise zu lösen versprechen.

Es ist einleuchtend, daß sich durch die Errichtung von speziellen Unfallstationen im Abstand von nur wenigen Kilometern entlang der Autobahnen eine beträchtliche Anzahl von Unfallopfern vor dem Tod bewahren ließe, dennoch werden diese Stationen nicht errichtet. Diese Form der unterlassenen Hilfeleistung, die letztlich nichts anderes als eine Rationierung darstellt, erregt in der Öffentlichkeit auch nicht annähernd das Aufsehen, das wartenden Transplantationskandidaten zuteil wird, die im Fernsehen ihr Leid klagen. Woran liegt dies?

Bei letzteren handelt es sich um konkrete Patienten, die vom Zugang zu vorhandenen, aber kapazitativ unterdimensionierten Therapiemöglichkeiten ausgeschlossen sind. Hier bedroht Rationierung *konkrete Menschenleben*.

Hingegen ist vorab nicht bekannt, wer einen tödlichen Verkehrsunfall auf der Autobahn haben wird, sondern nur eine Ziffer, die die Wahrscheinlichkeit zum Ausdruck bringt, mit der ein Verkehrsteilnehmer auf der Autobahn wegen einer im Ernstfall zu weiten Entfernung zur nächsten Unfallchirurgie ums Leben kommt. In diesem Fall werden *statistische Menschenleben* bereits vor Eintritt des Ernstfalls einer politischen Entscheidung geopfert.

Die statistische Wahrscheinlichkeit, mit der jemand mangels einer bestimmten medizinischen Einrichtung Lebensjahre oder gar sein Leben verliert, wird zwangsläufig im Rahmen politischer Haushaltsentscheidungen, ob bewußt oder unbewußt, beeinflußt.

Fallen Entscheidungen der Politik zugunsten eines weiteren Ausbaus der Verkehrsinfrastruktur und zuungunsten des Aufbaus medizinischer Kapazitäten – beide Ziele konkurrieren schließlich um dieselben finanziellen Mittel –, bedeutet dies für viele Menschen den vorzeitigen Tod. Da aber eben nicht feststeht, wer zu den künftigen Opfern der Maßnahme gehören wird, werden solche Entscheidungen akzeptiert.

Die Planungskompetenzen der Politiker sind daher so zu gestalten, daß Entscheidungen über den Aufbau oder Nichtaufbau medizinischer Kapazitäten mit knappen öffentlichen Mitteln nicht zu Entscheidungen über die Verteilung von Wahlgeschenken verkommen. Es ist dafür Sorge zu tragen, daß derartige Entscheidungen anhand rationaler Zielgrößen getroffen werden. Nur so kann sichergestellt werden, daß die begrenzten finanziellen Mittel so verwendet werden, daß möglichst viele statistische Menschenleben gerettet werden.

Weiterhin ist sicherzustellen, daß Entscheidungen über die Überlebenswahrscheinlichkeit auf möglichst hoher Ebene *vor* Eintritt des Ernstfalls bei konkreten Menschen getroffen werden. Zu derartigen Entscheidungen zählen sowohl die Verabschiedung von medizinischen Forschungsvorhaben als auch die Bestimmung der Standorte für Rettungshubschrauber oder der Aufbau einer flächendeckenden Versorgung mit herzchirurgischen Kapazitäten.

Auf diese Weise können auf der untersten Ebene später Ärzte davor bewahrt werden, *im Ernstfall* über konkrete Menschenleben entscheiden zu müssen, d. h. darüber, welcher Patient einen der knapp bemessenen Plätze für eine Knochenmarktransplantation erhält und welcher nicht. Tragische Entscheidungssituationen auf der untersten Ebene können so bereits vorab reduziert, wenn nicht gar vermieden werden.

Im Gegensatz zu anderen Rationierungsmethoden stellt die konstitutive Vorabrationierung medizinischer Kapazitäten nicht eine »Rationierung durch die Hintertür« dar, sondern das Ergebnis eines demokratisch legitimierten und sachlich fundierten Entscheidungsprozesses über die Verwendung knapper finanzieller Mittel.

7 Das Gesundheitswesen: Wachstumsbranche par excellence!

Die konsequente Neuordnung des Gesundheitswesens in der zuvor beschriebenen Form eröffnet neue Perspektiven. Stärker als bisher wird sich das Geschehen auf den verschiedenen Teilmärkten an den Präferenzen der Konsumenten ausrichten. Die Anbieter von Gesundheitsleistungen werden nicht mehr wie zur Zeit hilflos dem diskretionären Handeln der Politik ausgesetzt sein, wenn sie sich mit verläßlichen Rahmenbedingungen von längerfristiger Gültigkeit konfrontiert sehen.

Die bisherigen Maßnahmen, mit denen die exzessiven Kostensteigerungen im Gesundheitswesen durch immer schneller aufeinanderfolgende Kostendämpfungsgesetze auf ein erträgliches Maß zurückgeführt werden sollten, sind weitgehend erfolglos geblieben. Der Grund für das Versagen dieser Instrumente liegt darin, daß versucht wurde, die Kosten lediglich durch Begrenzung und stärkere Kontrolle des Leistungsangebots zu vermindern.

Die Ursachen der Kostenexplosion, die gesetzlich verankerten rechtlichen Bedingungen des Gesundheitswesens, die sowohl Patient als auch Leistungsanbieter zu exzessivem Ausgabenverhalten anreizen, werden durch diese Maßnahmen jedoch nicht korrigiert.

7.1 Ausgangssituation der Gesundheitsbranche

Einen guten Eindruck von der gegenwärtigen Bedeutung des Gesundheitsmarktes und den herrschenden Angebotsstrukturen vermittelt die Anzahl der Beschäftigten dieses bedeutenden Sektors unserer Volkswirtschaft und auch der Anteil der Gesundheitsaus-

Abb. 26: Gesundheitsausgaben als Anteil am Bruttosozialprodukt im Jahre 1990

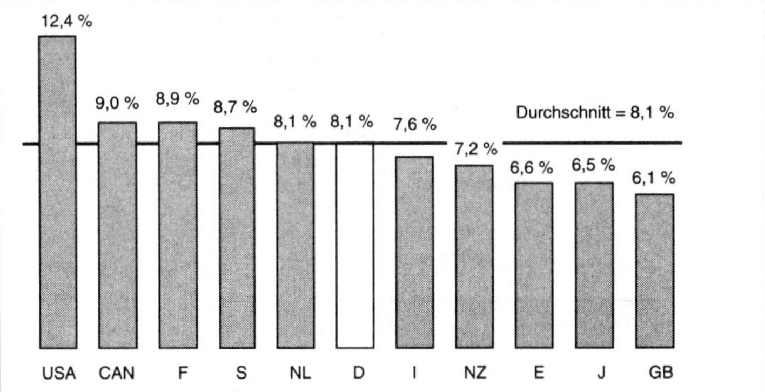

Quelle: OECD Health Data

gaben am Bruttosozialprodukt. Der Anteil dieses Bereichs am Bruttosozialprodukt liegt in den meisten westlichen Industrievolkswirtschaften heute bei knapp 10 % (vgl. Abb. 26).

Dies bedeutet auch, daß eine große Zahl von Menschen ihr Einkommen aus diesem Wirtschaftszweig bezieht. 1992 übten fast 1,8 Mio. Menschen Gesundheitsdienstleistungsberufe (Ärzte, Zahnärzte, Apotheker u. a.) aus.[112]

Insbesondere der Vergleich mit anderen Branchen verdeutlicht die quantitative Bedeutung der Gesundheitsdienstleistungsbranche (vgl. Abb. 27).

Der Bedeutungszuwachs des Gesundheitsmarktes soll im folgenden anhand ausgewählter Teile des Leistungsangebots dargestellt werden.

Neben den 1,8 Mio. Menschen, die 1992 in Gesundheitsdienstleistungsberufen tätig waren, sind weitere Arbeitsplätze direkt oder indirekt von der Entwicklung auf dem Gesundheitsmarkt betroffen.

Abb. 27: Beschäftigungsentwicklung ausgewählter Branchen 1983 – 1992

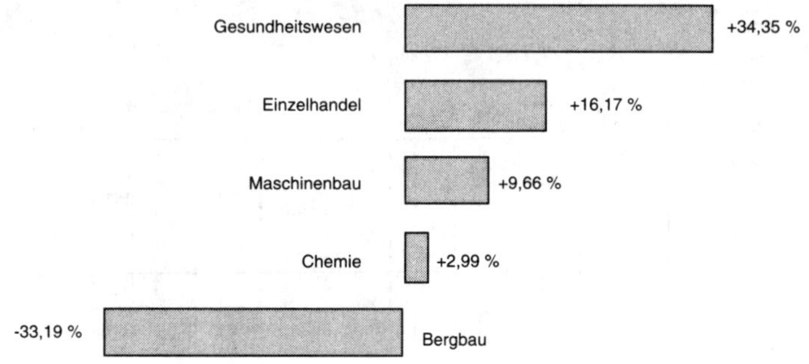

Quelle: Statistisches Bundesamt

Pharmazeutische Industrie

In der pharmazeutischen Industrie waren im Jahr 1992 129 940 Personen beschäftigt.[113] 1992 betrug der Gesamtproduktionswert der deutschen pharmazeutischen Industrie 21,2 Mrd. DM.[114]

Die Arzneimittelausgaben in Deutschland erreichten 1992 zu Endverbraucherpreisen eine Höhe von 46,9 Mrd. DM. Hiervon verordneten Ärzte ein Volumen von 39,5 Mrd. DM. Diese Gesamtsumme setzte sich aus einem Betrag von 31,2 Mrd. DM für rezeptpflichtige Arzneimittel, die nur vom Arzt verordnet werden können, und aus einem Betrag von 8,3 Mrd. DM für rezeptfreie, aber dennoch von Ärzten verschriebene, apothekenpflichtige Arzneimittel zusammen. Der Selbstmedikationsmarkt, der aus den nicht rezeptpflichtigen, aber apothekenpflichtigen und aus freiverkäuflichen Arzneimitteln, die außer in Apotheken auch in Drogerien, Reformhäusern, Warenhäusern etc. vertrieben werden können, besteht, erreichte 1992 ein Volumen von 7,4 Mrd. DM.[115]

Ein Charakteristikum des deutschen Arzneimittelmarktes sind die verglichen mit anderen bedeutenden ausländischen Pharmamärkten relativ niedrigen Marktanteile der einzelnen Unternehmen. Diese Aussage behält selbst dann ihre Gültigkeit, wenn man die Konzerne berücksichtigt. So entfielen 1992 19,6 % des Gesamtumsatzes auf die fünf führenden und 32,5 % auf die zehn führenden Konzerne.[116]

91 % des Umsatzes der öffentlichen Apotheken entfielen auf 2000 Arzneimittel. Die umsatzstärksten 500 Präparate erreichten einen Marktanteil von 62,2 %, die folgenden 500 noch 16,1 % und die nächsten 1000 nur 12,4 %.[117]

Deutschland galt lange Zeit als Apotheke der Welt. Dies findet seinen Niederschlag in den Arzneimittelexporten. Mit 12,8 Mrd. DM exportierte Deutschland 1992 knapp 40 % aller in der Bundesrepublik hergestellten Arzneimittel. Damit liegt es weltweit an der Spitze der Nationen, die Arzneimittel exportieren.[118]

Die deutsche pharmazeutische Industrie ist außerdem sehr forschungsintensiv. 1990 wurden 3,8 Mrd. DM für Forschung und Entwicklung ausgegeben, die fast zu 100 % von den Unternehmen eigenfinanziert wurden. Dies entsprach etwa 15,4 % des Branchenumsatzes. Im Vergleich zu den übrigen Branchen der deutschen Wirtschaft gehört die pharmazeutische Industrie somit zu den forschungsintensivsten Bereichen.[119]

Weltweit wurden von 1961 bis 1990 2071 neue chemisch definierte Arzneiwirkstoffe in den Markt eingeführt. 270 (= 13 %) dieser Wirkstoffe stammen aus bundesdeutschen Firmen. Deutschland liegt damit weltweit nach Japan, Frankreich und den USA auf dem vierten Rang. Die Zahl der von deutschen Unternehmen erfundenen Wirkstoffe hat sich in der zweiten Hälfte der achtziger Jahre gegenüber dem vorangegangenen Fünfjahreszeitraum deutlich reduziert. Verantwortlich hierfür sind vor allem die verschlechterte Ertragslage auf den angestammten Märkten in Europa, zum anderen die verzögerten Zulassungsverfahren in Deutschland sowie der Rückzug mittelständischer Unternehmen aus der Arzneimittelforschung vor allem vor dem Hintergrund der erschwerten rechtlichen Rahmenbedingungen der Arzneimittelforschung.[120]

Von den 2600 in Deutschland erteilten Patenten im Jahr 1992 entstammten aus der pharmazeutischen Forschung etwa 400 bis

500 Patente. Die pharmazeutische Industrie stellt damit nicht nur Arbeitsplätze für hochqualifizierte Erwerbstätige zur Verfügung, sondern leistet darüber hinaus auch einen beträchtlichen Beitrag zum technologisch-pharmakologisch-medizinischen Fortschritt.[121]

Öffentliche Apotheken

In öffentlichen Apotheken waren 1992 107 000 Personen beschäftigt. Darunter befanden sich 37 000 Apotheker, nahezu 2000 Pharmaziepraktikanten, über 4000 Apothekerassistenten, 27 000 pharmazeutisch-technische Assistenten und Praktikanten sowie fast 37 000 Helferinnen. Die Zahl der Apotheker wuchs in den Jahren von 1960 bis 1992 um 234 %![122]

Stationäre Versorgung

Besonders stark ist die Zahl der Krankenhausärzte gestiegen. Sie erhöhte sich in den alten Bundesländern von 1960 bis 1989 um knapp 200 % von 30 767 auf 91 895.[123]

Im gleichen Zeitraum erhöhte sich die Zahl der Pflegepersonen und Hebammen in Krankenhäusern von 110 570 auf 345 269, was einer Zunahme von fast 200 % entspricht.[124]

In westdeutschen Krankenhäusern waren am 31. Dezember 1989 über 878.012 Personen beschäftigt (vgl. Abb. 28). Dies entspricht einer Zunahme gegenüber dem Jahre 1960 (363 036 Beschäftigte) um 142 %.

Ambulante Versorgung

Ende 1992 wurden in den alten Bundesländern 80 520 niedergelassene Ärzte registriert. Gegenüber 1960, damals waren es 49 225 Ärzte, hat sich diese Zahl somit um über 60 % erhöht.

Abb. 28: Krankenhauspersonal insgesamt und nach ausgewählten Berufsgruppen 1989 (alte Bundesländer)

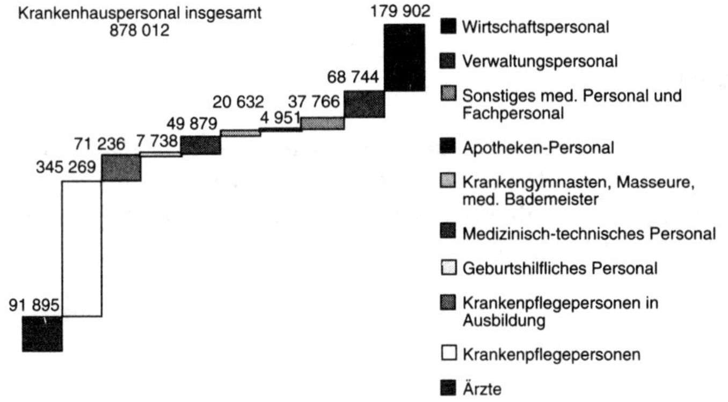

Quelle: DKG

Werden die Ärzte nach Art der Berufsausübung und den Fachgebieten unterschieden, so zeigt sich, daß 1960 mehr als 60 % aller berufstätigen Ärzte in freier Praxis tätig waren, 28,6 % im Krankenhaus und 9,4 % in Forschung und Verwaltung.[125] Der Anteil der frei praktizierenden Ärzte an allen berufstätigen Ärzten sank bis 1992 auf 30,9 %. Dagegen stieg der Anteil der hauptamtlich im Krankenhaus beschäftigten Ärzte auf knapp 40 %.[126]

Im Jahre 1992 kamen auf 10000 Einwohner 31 berufstätige Ärzte. Dies bedeutet gegenüber 1960 mit 13,4 berufstätigen Ärzten für jeweils 10000 Einwohner mehr als eine Verdoppelung der Ärztedichte.[127]

An der kassenärztlichen Versorgung in den alten Bundesländern nahmen 1991 insgesamt 74063 Ärzte teil. Darunter waren 43592 Fachärzte und 30471 Allgemeinärzte tätig. Somit arbeiteten 1991 fast 59 % aller an der kassenärztlichen Versorgung beteiligten Ärzte als Fachärzte.[128] Diese Ärztegruppe erreichte 1970 erst 45 %, was auf einen eindeutigen Trend in Richtung Spezialisierung hinweist.[129]

Im Jahre 1991 waren von den insgesamt 43 592 Fachärzten 25,8 % Internisten, 15,0 % Frauenärzte, 9,0 % Nervenärzte und Psychiater und 8,3 % Kinderärzte.[130]

Zahnärzte

Am 31. Dezember 1992 übten in Deutschland 56 342 Zahnärzte ihren Beruf aus. Davon waren knapp 80 % selbständig. Gegenüber 1960, als 38 870 Zahnärzte registriert waren, demnach ein Anstieg um 45 %.[131]

Sonstige Beschäftigte

Am 31. Dezember 1992 waren außerdem etwa 9000 Heilpraktiker in der Bundesrepublik Deutschland freiberuflich tätig.[132] Dies bedeutet, verglichen mit der Zahl des Jahres 1960 (2692 Heilpraktiker), eine Zunahme um mehr als 270 %. Ende 1992 arbeiteten außerdem 102 000 Krankengymnasten, Masseure und medizinische Bademeister im Gesundheitsbereich.[133] Im Bereich der ambulanten Versorgung waren zum gleichen Zeitpunkt rund 400 000 Sprechstundenhelferinnen beschäftigt.[134]

Ausblick

Im Gesundheitswesen findet nur in sehr geringem Maße arbeitssparender technischer Fortschritt statt. Es ist damit zu rechnen, daß aufgrund der ungebrochen hohen Einkommenselastizität der Nachfrage, d. h., der einzelne ist bereit, von seinem zusätzlichen erworbenen Einkommen einen überproportional hohen Anteil für Gesundheit auszugeben, die Beschäftigtenzahl im Gesundheitsbereich auch in Zukunft weiter zunehmen wird.

Stärker als in der Vergangenheit wird das Gesundheitswesen in einer Zeit, in der sich die Rahmenbedingungen stärker im Sinne einer marktwirtschaftlichen Orientierung wandeln, auch Personen aus nichtmedizinischen, insbesondere kaufmännischen Berufen Beschäftigungsmöglichkeiten bieten. Hierauf haben sich Berufsbildungseinrichtungen, Fachhochschulen und Universitäten einzustellen, zum Teil ist dies auch bereits geschehen, wie z. B. die stetige Zunahme entsprechender Studiengänge zeigt.

7.2 Nachfragepotentiale des Gesundheitsmarkts

Um Aussagen über die künftige Entwicklung auf der Angebotsseite des Gesundheitsmarktes machen zu können, ist zunächst eine Analyse des vermutlichen Nachfragepotentials erforderlich.

Es setzt sich im wesentlichen aus drei Gruppen von Kostenträgern zusammen:

1. Werden Leistungen bezogen, die dem Regelleistungskatalog der GKV angehören, übernimmt die GKV die Rolle des Kostenträgers.
2. Als weitere Ausgabenträger kommen Unternehmen in Betracht, bei denen der Patient eine Versicherung für Leistungen abgeschlossen hat, die nicht im Katalog der GKV-Regelversorgung enthalten sind.
3. Die Ausgaben für Gesundheitsleistungen, für die der Patient keine Versicherung abgeschlossen hat, trägt er selbst.

Neben diesen drei Bereichen mit besonderer Bedeutung für die Finanzierung der Nachfrage nach Gesundheitsgütern werden gegenwärtig die Ausgaben im Gesundheitswesen noch von anderen Kostenträgern mitbestritten.

Vor allem die Arbeitgeber im Rahmen der Entgeltfortzahlung im Krankheitsfall, aber auch weitere Zweige der Sozialversicherung, Renten- und Unfallversicherung, traten als Finanziers von Gesundheitsleistungen auf. Bedeutende Träger von Gesundheitsausgaben waren bisher auch die öffentlichen Haushalte. Im Zuge der künftigen Umstrukturierungen des Gesundheitswesen wird es vermutlich zu einer stärker verursachungsgerechten Zuordnung von Kosten auf die Kostenträger kommen. Dies wird wohl insgesamt mit einer

Zurückdrängung der Finanzierung durch öffentliche Haushalte verbunden sein. So ist der Übergang von der bisher dualen Finanzierung der Krankenhäuser, wonach die Krankenkassen über Pflegesätze die laufenden Kosten und die Länder die Investitionsausgaben zu tragen haben, in ein monistisches System mit ausschließlicher Finanzierung durch die Krankenkassen durch einschlägige Bestimmungen des GSG explizit vorgezeichnet.

Im folgenden soll die Problematik der Lohnersatzleistungen jedoch ausgeklammert werden.

Was sich künftig ändern wird, ist die relative Bedeutung der einzelnen Kostenträger. Wie im vorigen Kapitel dargelegt, wird es durch die radikale Beschränkung des Leistungskataloges der GKV im Bereich der Regelversorgung zu einer Aufwertung des selbstbestimmten Zusatzversicherungsschutzes kommen. So ist es möglich, daß bestimmte Risiken gar nicht versichert werden, z. B. kann der Versicherte nur eine Police über ein bestimmtes Sortiment von Arzneimitteln abschließen. Damit muß er seine Nachfrage nach Medikamenten, die nicht in der vertraglich vereinbarten Positivliste enthalten sind, aus eigenen Mitteln finanzieren.

Über den Umfang, in dem die Bürger bereit sein werden, auf einen die Regelversorgung ergänzenden Versicherungsschutz zu verzichten und damit Risiken aus dieser Ebene in den Bereich der Selbstzahlung zu verlagern, sind gegenwärtig zuverlässige Aussagen zwar nicht möglich, wohl aber vorsichtige Prognosen über die Entwicklung des Gesundheitsbewußtseins der Bevölkerung und über die Kaufkraft bestimmter Bevölkerungsschichten.

Einen zunehmenden Stellenwert auf dem Gesundheitsmarkt nimmt die Gruppe der Senioren ein. Zum einen ist die Anzahl der Altenhaushalte mit Bezugspersonen ab 60 Jahren von 1970 bis 1990 um 25 % gestiegen, zum anderen hat diese Gruppe aufgrund veränderter Werthaltungen höhere Ansprüche an die Leistungen und Güter des Gesundheitsmarktes als früher.

Die Bedeutung dieser Gruppe für das Marketing wird allerdings, auch im Gesundheitswesen, immer noch unterschätzt. Als Gründe werden hierfür vor allem die bei dieser Konsumentengruppe im Laufe früherer Lebensabschnitte gefestigten Verbrauchsgewohnheiten, aber auch das tendenziell negative Bild vom älteren Menschen in der Öffentlichkeit angeführt. Das noch geringe Interesse der Leistungsanbieter an diesem Nachfragesegment äußert sich, wenn auch in den vergangenen Jahren leichte Veränderungen zu konstatieren sind, in einem immer noch ungenügenden Angebot von Produkten und Dienstleistungen für diese Zielgruppe. Auch in der Werbung treten Senioren in der Regel nur bei altersspezifischen Angeboten in Erscheinung.

Abbau des physischen Leistungsvermögens, chronische Erkrankungen, eingeschränkte Mobilität, zunehmende Isolation, mangelnde Konsumbereitschaft, aber auch mangelnde Kaufkraft prägen das Bild, das über diese Bevölkerungsgruppe in der Öffentlichkeit besteht. Diese Attributierung, mit der letztlich Mängel, verglichen mit irgendeinem wie auch immer gelagerten Idealbild, beschrieben werden, wird in der Gerontologie als *Defizit-Modell* bezeichnet. Dieses Bild der Senioren ließ viele Anbieter davon Abstand nehmen, sich intensiv mit dieser Zielgruppe zu beschäftigen, auch mit der Befürchtung, Imageverluste bei den Produkten zu erleiden, die sich überwiegend an eine sich am sogenannten »dynamischen Jugendlichkeitsideal« orientierende Zielgruppe richten.

Vor dem Hintergrund der demographischen Entwicklung, die unweigerlich mit einer Verschiebung der Kaufkraftverteilung zwischen den verschiedenen Altersgruppen der Bevölkerung begleitet ist, können Anbieter des Gesundheitsmarktes nicht länger an diesem überkommenen Bild der Zielgruppe »Senioren« festhalten. Das zunehmend durch die Medien verbreitete Bild des aktiven, gesunden, lebensbejahenden, kompetenten Menschen im gesetzten Alter wird viele Menschen animieren, es diesen gleichzutun. Die Werte und Gewohnheiten dieser Altersgruppe haben sich massiv gewandelt; individuellem Wohlergehen und aktiver Lebensgestaltung als Lebensziele von Senioren dürfen sich die Anbieter nicht länger verschließen, wenn sie auf dieses Marktpotential nicht verzichten wollen.

Die erforderliche Kaufkraft ist vorhanden. Die Gleichsetzung der Begriffe »Alter« und »Armut« verliert immer stärker an Realitätsbezug, wenn auch von einer vollständigen Entkoppelung, insbesondere vor dem Hindergrund der bislang ungeklärten Pflegeabsiche-

Abb. 29: Verfügbares Einkommen von Privathaushalten 1972 und 1991

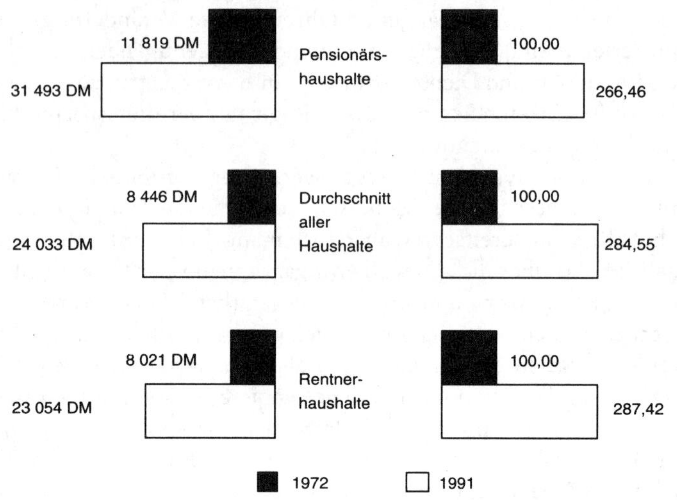

Quelle: Statistisches Bundesamt

rung, noch keine Rede sein kann. Oft tragen zusätzliche Einnahmequellen wesentlich zu einer Aufbesserung der gesetzlichen Rentenzahlungen bei.

Im Jahre 1991 überstieg das verfügbare Einkommen je Person in Pensionärshaushalten mit 31 493 DM das aller Privathaushalte je Person mit 24 033 DM deutlich. Das verfügbare Einkommen je Person in Rentnerhaushalten lag mit 23 054 DM nur knapp darunter, hatte aber in den Jahren 1972 bis 1991 mit 187 % den höchsten Anstieg zu verzeichnen (vgl. Abb. 29).[135]

Als Indikator für das Kaufkraftpotential im Seniorenmarkt eignet sich auch die erwartete Vererbung von Sach- und Geldvermögen. So werden nach Angaben der Deutschen Bundesbank jährlich Sach- und Geldvermögen in einer Größenordnung von 100 Mrd. bis 200 Mrd. DM zwischen den Generationen übertragen.[136]

Der Bundesverband deutscher Banken schätzt den im Laufe dieses Jahrzehnts durch Vererbung umverteilten Anteil des deutschen Immobilienvermögens auf rund 10 %. Die privaten Bausparkassen rechnen für diesen Zeitraum mit 1,2 Mio. Immobilienerbschaften, die nach einer langen Phase des Wohlstands ungeschmälert durch Kriege oder andere Katastrophen auf die Erben übergehen. Dies entspricht einem Wert von etwa 340 Mrd. DM.[137] Dieser Trend spiegelt sich auch bei den Einnahmen der Länder aus der Erbschaftsteuer wider, die sich im Zeitraum von 1985 bis 1993 von 1,5 Mrd. DM auf über 3 Mrd. DM verdoppelt haben.[138]

Zusammenfassend kann festgehalten werden, daß sich aufgrund der vielfältigen Gestaltungsmöglichkeiten im Bereich außerhalb der gesetzlich vorgeschriebenen Regelversorgung die individuellen Präferenzen weitaus stärker durchsetzen können als bisher. Vor allem aber bietet der mit der Reduzierung des Regelversorgungsbereichs verbundene partielle Rückzug des Staates für die Leistungsanbieter auf dem Markt für Gesundheit einen größeren Schutz vor willkürlichen und überhasteten staatlichen Eingriffen in das Gesundheitswesen, die bisher längerfristige Planungen unmöglich machten.

7.3 Angebotsseite des Gesundheitsmarkts

Im folgenden sollen die Chancen ausgewählter Anbieter auf dem Gesundheitsmarkt skizziert werden. Um den Aktionsraum der Anbieter vorzustellen, bietet sich eine Segmentierung des Gesamtmarktes in die Bereiche *Prävention, Behandlung, Rehabilitation* und *Pflege* an. In diesen Segmenten agieren Anbietergruppen, deren konkrete und vollständige Zusammensetzung hier nicht vorhergesehen werden kann. Vielmehr sind es die Prozesse auf diesem Markt, die über die Gestalt und die Bedeutung der Anbieter entscheiden. Auch fällt es naturgemäß schwer, einen Markt von anderen Märkten abzugrenzen, so daß eine Definition des Aktionsraums Gesundheitsmarkt und somit auch die hier verwendete willkürlich bleiben muß.

Für die folgende Analyse wird daher von den gegenwärtigen Anbietern ausgegangen, deren relative Bedeutung und Problemlösungsansätze (Produkte) sich aber wandeln können und auch werden. Es soll versucht werden, für diese Anbieter Aussagen über deren Position in einem veränderten Gesundheitsmarkt zu treffen (vgl. Abb. 30).

Für die Unternehmer und Unternehmen in diesem Markt sind strategische Planungen unerläßlich. Angesichts der zahlreichen, nicht vorhersehbaren Aktionen des Staates, die den wesentlichen Teil der Nachfrage (GKV-Markt) nachhaltig beeinflußt haben, gestalteten sich diese Planungen zunehmend schwieriger.

Trotzdem sollten die Marktteilnehmer auf der Angebotsseite die Chancen, die in zuverlässigen Planungsgrundlagen liegen, nicht ungenutzt lassen und versuchen, ihre Position in einem Markt, dessen Nachfrage stärker an den individuellen Wünschen und Bedürfnissen der Konsumenten ausgerichtet sein wird als bisher, zu festigen. Die bei vielen Anbietergruppen dominierende Mentalität des Verharrens in angestammten Positionen muß hierzu durch ein aktives gestalterisches Engagement auf dem Gesundheitsmarkt ersetzt werden.

Prävention

Die mögliche Entwicklung dieses stark wachsenden Teilmarktes soll anhand ausgewählter, charakteristischer Positionen vorgestellt werden.

Die gesundheitliche Aufklärung, wozu die Gesundheitserziehung in den Kindergärten und Schulen ebenso gehört wie die Arbeit von Gesundheitsämtern, Aufklärungskampagnen in den Medien (Anti-Aids-Kampagnen) und Produktgestaltungsvorschriften (Aufdruck auf Zigarettenschachteln) wird gegenwärtig vor allem durch staatliche Institutionen ausgeübt. Auch in Zukunft ist hier mit einer starken Betätigung des Staates zu rechnen.

Daneben werden aber immer stärker private Medien Aufgaben der Aufklärung übernehmen, da der Bedarf nach Informationen

Abb. 30: Aktionsfeld Gesundheitsmarkt

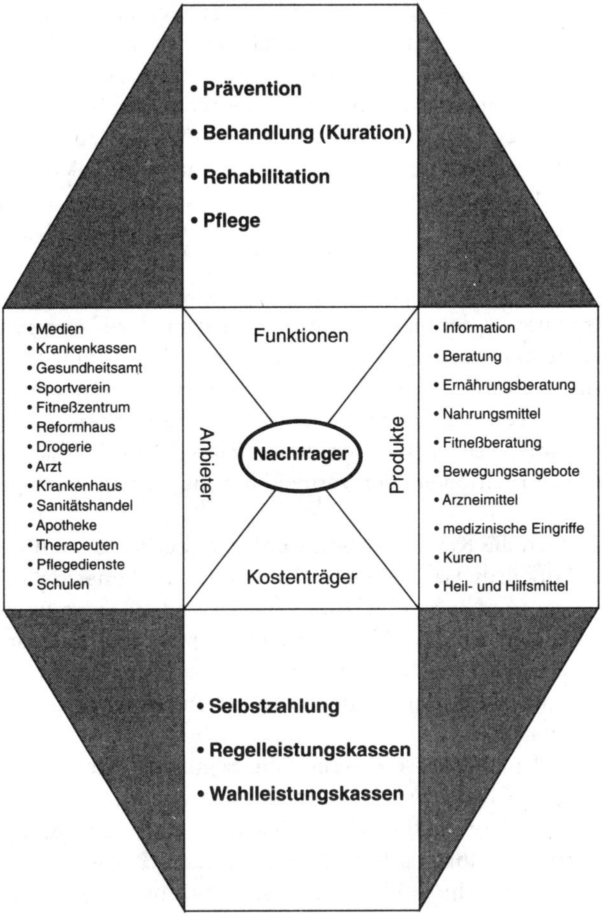

Quelle: Eigene Darstellung

über die Zusammenhänge von individuellen Lebensgewohnheiten und Krankheitserscheinungen weiter zunehmen wird. Das Vordringen der Stiftung Warentest auf den Bereich der Informationsvermittlung im Bereich der individuellen Gesundheitsvorsorge belegt dies eindrucksvoll. Ausgehend von reinen Produkttests werden zunehmend stärker auch medizinische Verfahren und Behandlungsmethoden vorgestellt und analysiert. Dies läßt zum einen auf die Unzulänglichkeit der staatlichen Informationspolitik im Bereich des Gesundheitswesens und zum anderen auf eine immer stärkere Differenzierung von Lebensstilen und Einstellungen (Ökowelle, Lightwelle) schließen. Dieser Entwicklung kann eine einheitliche staatliche Informationspolitik immer weniger gerecht werden.

Eine Stärkung der Eigenverantwortung kann dazu beitragen, den staatlichen Handlungsbedarf zu reduzieren. Die Einführung einer erhöhten Selbstbeteiligung bei Schadensfällen, die in hohem Maße auf eigenes Verschulden des Patienten zurückzuführen sind, stärkt das Eigeninteresse an einer Vermeidung des Schadensfalls und den Anreiz, Informationen über Vermeidungsmöglichkeiten zu gewinnen.

Aber auch die Krankenkassen werden weiterhin gesundheitsbezogene Aufklärungsaktionen initiieren. Aufgrund finanzieller Engpässe sowie eines sich vermutlich verschärfenden Wettbewerbs der Krankenkassen werden Aktionen zielgruppen- und risikospezifischer ausgerichtet sein als bisher und häufiger unter Beachtung von Kosten-Nutzen-Überlegungen konzipiert und durchgeführt als in der Vergangenheit.

Bei den Krankenkassen werden die Segmente »Beratung« und »Training« an Bedeutung gewinnen. Aber auch andere Anbieter werden diese Bereiche für sich entdecken. In letzter Zeit sind es insbesondere die Krankenkassen, die ihr Image (z. B. »AOK – Die Gesundheitskasse«) durch ein vielfältiges Angebot an »gesundheitsfördernden Dienstleistungen« zu verbessern versuchen (vgl. Übersicht 6). Diese reichen von der individuellen Ernährungsberatung bis zum Wirbelsäulentraining durch ausgebildete Fachkräfte. Hinter dieser Strategie steckt vor allem der Zwang zur Neupositionierung einer Kassenart, die vornehmlich durch bürokratische

Übersicht 6: Auszug aus dem Veranstaltungsprogramm einer AOK
Gesunde Ernährung
• Abnehmen – aber mit Vernunft • Vollwertige Ernährung für Kinder • Ernährung während der Schwangerschaft
Entspannungsverfahren
• Autogenes Training • Yoga für Kinder • Progressive Muskelentspannung
Bewegung und Körpererfahrung
• Gesundheit und Fitneß • Bewegung und Entspannung • Walking • Konditionsgymnastik • Wassergymnastik • Gesundheit im Betrieb • Seniorengymnastik • AOK-Rückenschule • Haltungsschulung für Kinder
Psychische Stabilität und soziale Kompetenz
• Streßbewältigung • Selbstsicherheitstraining • Erlebnispädagogik • Schwangerschaft und Geburt • Pflegekurs für Angehörige
Gesundheitspflege
• Nichtraucherseminar

Quelle: AOK Bayreuth-Kulmbach

Strukturen und hohe Beitragssätze bekannt ist. Um im Wettbewerb mit anderen bestehen zu können, ist der Aufbau von Wettbewerbsvorteilen, z. B. ein gefestigtes Image (»Die Gesundheitskasse«), unumgänglich; hierfür eignen sich derartige Angebote im besonderen Maße. Sie sind kostengünstig realisierbar, und darüber hinaus unterstützen sie den Aufbau von persönlichen Kontakten zwischen einer Kasse und ihren Versicherten.

Bei Präventionsangeboten, die nicht Bestandteil des allgemeinen Leistungskatalogs sind, bietet sich den Krankenkassen zudem die Möglichkeit, sogenannte »Einkaufsmodelle« zu praktizieren. Diese Leistungen können dann direkt zwischen den beteiligten Ärzten und der Krankenkasse abgerechnet werden, da sie nicht in den Regelungsbereich der Gemeinsamen Selbstverwaltung von Kassenärztlichen Vereinigungen und Krankenkasse fallen.[139]

Neben Krankenkassen, sowohl aus dem Bereich der Regelversorgung als auch aus dem Bereich der Wahlleistungen, tummeln sich noch viele andere Anbieter in diesem Feld. Hierzu gehören Volkshochschulen, aber auch private Weiterbildungseinrichtungen, die häufig als Vereine organisiert sind und alternative Felder der Gesundheitsvorsorge besetzen. Auch die Differenzierungsbemühungen im Bereich der Sport- und Fitneßcenter haben dort zu anspruchsvolleren, qualitativ höherwertigen Beratungs- und Trainingsangeboten geführt.

Vor allem auf der Ebene der Einzel-, aber durchaus auch der Gruppenberatung bieten sich auch Ärzten vielfältige Möglichkeiten der Betätigung und der Einkommenserzielung. Allerdings trägt das ärztliche Standesrecht derartigen Aktivitäten gegenwärtig noch nicht adäquat Rechnung.

Eine Organisationsform, in der sich diese ärztlichen Aktivitäten entfalten könnten, stellt die sogenannte Gesundheitsberatungs- oder Heilkunde-GmbH dar. Diese Organisationsform bietet die Chance, Gesprächs- und Beratungsleistungen im Bereich der eigenverantwortlichen Prävention und der Verbesserung der individuellen Lebensgestaltung in gesundheitlicher Hinsicht in die Gesundheitsberatungs-GmbH auszulagern und die erbrachten Leistungen mit Patienten und Wahlleistungskassen direkt abzurechnen. In diesem Bereich verloren die niedergelassenen Ärzte in letzter Zeit größere Marktanteile an öffentlich-rechtliche Einrichtungen sowie an andere Heil- und Hilfsberufe ohne starre Gebührenordnung und ohne festgesetzten Leistungskatalog.

Auch erlaubt die finanzielle Lage der GKV es immer weniger, derartige Leistungen, für die es keine separate Honorierung gibt, indirekt durch erhöhte Entgelte für die übrigen abrechenbaren Leistungen zu honorieren. Da von einem im Vergleich zum gegenwärtigen Leistungskatalog reduzierten Regelversorgungskatalog ausgegangen werden muß, ist damit zu rechnen, daß derartige Angebote nur gegen direkte Zahlung des Patienten oder als privatversicherte Wahlleistung in Anspruch genommen werden können. Insoweit findet eine Privatisierung des Gesundheitswesens statt.

Insbesondere die gute Kenntnis des persönlichen Hintergrundes ihrer Klientel befähigt den in einer derartigen Einrichtung mitwirkenden Arzt hierzu besonders, stärker noch als die genannten staatlichen und halbstaatlichen Einrichtungen, deren Chancen eher auf dem Gebiet der Gruppenangebote liegen (vgl. Tab. 5).

Nach dem ärztlichen Standesrecht ist es einer solchen Organisationsform noch nicht möglich, Kranke zu Lasten der Solidargemeinschaft GKV zu behandeln. Diese Leistungen müßten, um der gesellschaftlichen Schutzaufgabe willen, im Bereich der freiberuflich geführten ärztlichen Kassenpraxis erbracht werden. Jenen Personen, die nicht im Sinne des Leistungskatalogs der GKV krank sind, könnte ein Gesundheitsberatungsunternehmen, das auch als Kapitalgesellschaft (GmbH, AG) firmieren könnte, ohne weiteres Leistungen gewerblich anbieten, die von ihrer Klientel oder durch deren Zusatzversicherung (Wahlleistungsbereich) finanziell zu tragen wären. Noch werden derartige Organisationsformen, die partiell mit niedergelassenen freiberuflich tätigen Ärzten konkurrieren werden, von den ärztlichen Standesvertretungen überwiegend abgelehnt und bekämpft. Aber man kann davon ausgehen, daß diese Front bröckeln wird.

Lebensmitteleinzelhandel, Drogerien, Reformhäuser und zum Teil auch Apotheken sollten die Chance nutzen, der stärkeren Gesundheitsorientierung der Bevölkerung mit einem immer ausge-

Tabelle 5: Ansprechpartner im Gesundheitswesen – Ergebnisse einer Umfrage

Antworten auf die Frage: »Im Alltag stehen wir bisweilen vor gesundheitlichen Problemen, bei denen wir dringend Rat oder Hilfe brauchten. Bitte versuchen Sie, sich in die folgenden Situationen hineinzuversetzen. An wen würden Sie sich jeweils am ehesten wenden?«

	jemanden, der mir nahesteht	die Ärztin/ den Arzt	meine Krankenkasse	eine Beratungsstelle	das Gesundheitsamt	Selbsthilfegruppe/ Gesundheitsladen	wüßte niemanden
Nebenwirkungen eines verordneten Medikaments	9,4 %	78,8 %	1,1 %	5,5 %	1,6 %	1,3 %	2,6 %
Verdacht auf Aids	11,4 %	61,0 %	0,3 %	17,3 %	6,7 %	1,2 %	1,9 %
Ernährungsberatung zur Gewichtsreduzierung	8,7 %	41,5 %	10,2 %	23,9 %	2,0 %	10,6 %	3,1 %
Kind nimmt Drogen	14,7 %	10,4 %	1,1 %	63,9 %	1,9 %	5,9 %	1,9 %
Kopfschmerzen nach Umbau oder Renovierung der Wohnung	4,0 %	39,1 %	1,0 %	31,1 %	17,4 %	2,9 %	4,5 %
Wunsch nach einer Kur, da abgespannt und erschöpft	3,7 %	82,5 %	11,0 %	1,1 %	0,4 %	0,1 %	1,1 %
Pflege eines schwerkranken Elternteils	24,6 %	15,0 %	18,2 %	31,4 %	2,8 %	3,2 %	4,7 %
Alkoholsucht einer nahestehenden Person	19,3 %	10,1 %	0,7 %	49,3 %	1,8 %	15,4 %	3,4 %
Vermutung, daß bei Operation Fehler passierte	5,0 %	52,4 %	10,4 %	17,9 %	5,8 %	3,5 %	4,9 %
Vergewisserung, ob Gemüse aus dem Garten bedenkenlos	3,6 %	2,2 %	0,8 %	43,8 %	22,9 %	16,8 %	9,0 %

Quelle: Universität Bremen, Ärzte-Zeitung

prägteren Ernährungsbewußsein durch eine entsprechende Sortimentsgestaltung zu entsprechen. Es gilt, Qualitätsstandards für die einzelnen Bereiche zu kreieren, die es dem Verbraucher erleichtern, sich auf diesem Markt zurechtzufinden. Nichts wiegt schwerer als Enttäuschungen auf der Kundenseite durch zweifelhafte Begriffe (z. B. »Bioprodukt«, »Ökoprodukt«). Es ist aber nicht erforderlich, hierfür wie im Fall der Diätprodukte (Diätverordnung) den Staat zu bemühen. Die Anstrengungen von Unternehmen oder Verbänden auf diesem Gebiet (Markenkreation und -pflege, kontrollierte Verbandsnormen) zeitigen vergleichbare Ergebnisse (z. B. Reformhauswaren) und besitzen in der Regel ein wesentlich höheres Anpassungsvermögen bei sich ändernden Kundenanforderungen. 1992 betrug das Umsatzvolumen des Gesamtmarktes »Gesunde Ernährung« etwa 6 Mrd. DM. Aufgrund der Überschneidungen zwischen Naturkost, Ökoprodukten und Reformwaren können die Einzelumsätze der Segmente »Naturkost« mit 1,5 Mrd. DM, »Diätprodukte« mit 3,72 Mrd. DM und »Reformwaren« mit 1,5 Mrd. DM nicht einfach addiert werden. Im Feld der Erwachsenendiätetik, für das relativ verläßliche Zahlen vorliegen, wuchs das Marktvolumen in den letzten 7 Jahren um über 40 %.[140] Auch wenn extreme Prognosen, wonach allein für das Naturkostsegment mit einem Anstieg von derzeit 1,5 Mrd. DM auf 6 bis 10 Mrd. DM gerechnet werden kann, kaum realistisch sind, kann davon ausgegangen werden, daß der Bereich der »gesunden Ernährung« auf längere Sicht ein Wachstumsmarkt bleiben wird.[141]

Behandlung (Kuration)

Aufgrund der relativ hohen Kosten je Behandlungsfall ist damit zu rechnen, daß im Bereich der Regelversorgung ein großer Teil dieses Marktsegments versichert bleibt.

Die zunehmende Vielfalt der Behandlungsformen hat parallel zur Entstehung eines regelrechten »Informationsmarktes« geführt.

Aus der nicht mehr überschaubaren medizinischen Methodenvielfalt läßt sich z. B. auch der Vorstoß des Nachrichtenmagazins

Focus erklären, das den Versuch unternommen hat, deutsche Ärzte qualitativ einzustufen und die Namen der 1000 »besten« Ärzte zu veröffentlichen.

Ein Sonderziel des GSG war die Aufhebung der strikten Trennung zwischen ambulantem und stationärem Bereich durch die Einführung des sogenannten »ambulanten Operierens«. Der Gesetzgeber hat mit dieser Maßnahme den »Graben« zwischen ambulanter und stationärer Versorgung beseitigen wollen mit dem Ziel, die Wirtschaftlichkeit von Operationen entscheidend zu erhöhen.

Auch wenn die gegenwärtige Honorierungsstruktur diesem Ziel nicht gerade zuträglich ist, werden vermutlich künftig viele Operationen ohne jeden Qualitätsunterschied außerhalb der klassischen stationären Versorgung durchgeführt werden.

Neuartige Organisationsformen, die derzeit noch gegen heftigen Widerstand ankämpfen müssen, werden sich auf diesem Feld durchsetzen. Hierzu zählen auch die sogenannten »Praxiskliniken«.

Zum einen wehren sich die Landesregierungen und die etablierten Krankenhäuser, die ebenfalls Operationen ambulant durchführen, gegen eine Aufnahme von Praxiskliniken in die öffentlichen Krankenhausinvestitionspläne. Auch in Praxiskliniken ist der Aufbau einer wenn auch minimalen Bettenkapazität unumgänglich. Schließlich kann es vorkommen, daß bei Komplikationen ein mehrtägiger Beobachtungsaufenthalt in der Praxisklinik erforderlich wird.

Zum anderen verweigern Krankenkassen die Übernahme der Kosten von unvorhergesehenen, mehrtägigen Beobachtungsaufenthalten in Praxiskliniken mit dem Argument, daß hierüber keine Versorgungsverträge abgeschlossen worden seien.

Da die Ärzte der Praxiskliniken zu den niedergelassenen Ärzten zählen, unterliegen sie zudem den einschlägigen Zulassungsbedingungen. Dies hat zur Konsequenz, daß Abteilungen in Praxiskliniken geschlossen werden müssen, weil die Stellen der leitenden Ärzte aufgrund einer festgestellten Überversorgungssituation nach §99 SGB V nicht wieder besetzt werden dürfen. Aber gerade das

Tabelle 6: Praxisklinik und Krankenhaus im Kostenvergleich

	Krankenhaus		ATOS-Praxisklinik		
Operation	Verweildauer in Tagen	Gesamtkosten in DM*	Verweildauer in Tagen	Kostenpauschale in DM	Ersparnis in %
Leistenbruch	10,89	3 898,72	4,0	1 520,15	61,0
Hämorrhoiden	10,15	3 633,80	3,5	1 447,55	60,2
Krampfadern, beidseitig	14,32	5 126,70	3,0	2 321,30	54,7
Meniskus	9,73	3 483,43	1,8	1 712,65	50,8
Rachenmandeln	4,29	1 535,86	1,0	788,90	48,7
Nasenscheidewand	6,87	2 459,52	3,0	1 629,60	33,7
Knie-Kreuzband	9,73	3 483,43	3,5	2 340,80	32,8

Anm.: *berechnet mit Pflegesatz-West DM 358,01

Quelle: Focus

für Praxiskliniken interessante Belegarztsystem, wobei die Klinik nur die technische und pflegerische Infrastruktur für niedergelassene Kassenärzte zur Verfügung stellt, ermöglicht jene kostensenkenden Effekte des »ambulanten Operierens« (vgl. Tab. 6). Die Inflexibilität der Zulassungsregeln im ambulanten Sektor schafft also auch hier neue Konflikte zwischen einzelnen Zielen des GSG.

Die erbrachten Leistungen in Praxiskliniken werden nicht nach tagesgleichen Pflegesätzen, sondern nach dem Einheitlichen Bewertungsmaßstab (EBM) abgerechnet. In den EBM hat die gesetzliche Aufwertung des ambulanten Operierens jedoch bisher noch nicht entsprechenden Eingang gefunden. Es scheint gegenwärtig noch so zu sein, daß die etablierten Anbieter, niedergelassene Ärzte und Krankenhäuser, ihre sogenannte »Friedensgrenze« mit aller Macht erhalten wollen. Praxiskliniken und ähnliche »grenzverletzende« innovative Institutionen, wozu auch die ambulante Behandlung im Krankenhaus durch Krankenhausärzte zählt, werden behindert.

Eine andere interessante Möglichkeit sind ausländische Wahlleistungsangebote. Bisher haben starre Koordinierungsregeln für die innereuropäische grenzüberschreitende Gesundheitsversorgung deutschen Nachfragern das ausländische Angebot an medizinischen Leistungen weitgehend vorenthalten. Hier wäre an Zusatzversicherungsangebote zu denken, die eine Behandlung in ausgewählten ausländischen Einrichtungen ermöglichen.

Auch die Nachfrage der Versicherungsträger im Regelversorgungsbereich kann sich längerfristig aus Kostengründen nicht einer Nutzung jener Chancen verschließen, die aus einer möglichen internationalen Arbeitsteilung auf dem Gebiet der Gesundheitsversorgung resultieren könnten. In geringem Umfang geschieht dies bereits heute.

Zur Zeit ist davon auszugehen, daß insbesondere die Verfahren der Verrechnungspreisbildung für Gesundheitsleistungen zwischen den EG-Mitgliedsstaaten dazu geführt haben, administrative Unzulänglichkeiten der Preisbestimmung und auch vorteilhafte staatliche Preisregulierungen schonungslos auszunutzen. Hier hat die Politik die Hemmnisse zu beseitigen, die bisher eine leistungsbedingte Arbeitsteiligkeit verhindert haben.

Im Rahmen der Arzneimitteltherapie haben bereits die bisherigen Regelungen der verschiedenen Kostendämpfungsgesetze, zuletzt die Budgetierung der Arzneimittelausgaben im GSG, zu einem gravierenden Einstellungswandel bei allen Betroffenen geführt. Weite Teile des Arzneimittelsortiments sind im Zuge der Aufstellung einer Positivliste von der Entlassung aus der Erstattungspflicht der Kassen bedroht. Aus dieser für viele Marktteilnehmer auf allen Stufen (Hersteller, Großhandel, Apotheker) bedrohlichen Entwicklung können nur offensive Konzepte und keineswegs ein Verharren in festgefahrenen Positionen helfen. Es gilt für die Arzneimittelhersteller und Apotheker, den Bereich der Selbstmedikation ernst zu nehmen und im Rahmen des eigenen Sortiments entsprechend zu fördern.

Der Selbstmedikationsmarkt bietet für die pharmazeutische Industrie und für die Apotheker die Chance, in einem wesentlich geringer regulierten Marktsegment die im Verschreibungsbereich verlorenen Umsatzanteile zurückzugewinnen. In einer Zeit, in der auch die Ärzte für die steigenden Kosten der Arzneimitteltherapie im GKV-Bereich durch Arzneimittelbudget, Richtgrößenbildung, Arzneimittelrichtlinien und Wirtschaftlichkeitsprüfungen in die Verantwortung genommen werden, bröckelt auch bei ihnen die Front gegen Selbstmedikation ab. Aber auch Ärzte sind als Berater des Patienten und des Apothekers gefordert, schließlich lauern in einer falsch praktizierten Selbstmedikation Gesundheitsrisiken; außerdem sollten sie nicht leichtfertig die Arzneimittelhoheit aufgeben. Die Ärzteschaft scheint vor dem Hintergrund des Arzneimittelbudgets einzusehen, daß eine gute Arzt-Patienten-Beziehung, anders als früher, nicht mehr durch großzügige Arzneimittelverschreibungen gefördert werden kann. Keinesfalls sollte der Arzt einen arzneimitteltherapeutischen Beratungswunsch des Patienten ablehnen, nur weil er ihm kein verschreibungspflichtiges Präparat anbieten kann. Auch kann der Arzt Selbstmedikationspräparate nicht länger einfach als unwirksam »schlechtreden«.

Haupteinsatzbereiche für nichtverschreibungspflichtige Arzneimittel sind die Bereiche Vorbeugung, Linderung und Heilung leichter Beschwerden und Befindlichkeitsstörungen. Eine genauere Übersicht bietet Abb. 31.

Der Selbstmedikationsmarkt, an dessen Umsatz viele Absatzkanäle partizipieren, ist gegenwärtig noch durch vielfältige staatliche Regulierungen, die insbesondere die Bereiche Preissetzung und Werbung betreffen, geknebelt. Daneben scheinen es aber die Marktteilnehmer, insbesondere die Apotheker selbst zu sein, die sich mit ihrem Standesrecht dem Wachstumspotential dieses Marktes systematisch verschließen. Für 1993 erwartete der Bundesverband der Arzneimittelhersteller (BAH) ein Umsatzwachstum von 9 bis 10 % bei gleichzeitigem Rückgang im Verordnungsbereich von rund 20 %!

Als Beispiel mögen nur die Werbeeinschränkungen in der Berufsordnung der Landesapothekerkammer Baden-Württemberg dienen, die Apothekern die Werbung für apothekenübliche Waren außerhalb der Apotheke verbieten. Interessant erscheint auch, daß diese Werbebeschränkungen nicht mit dem Schutz der Bevölkerung, der ohnehin auch anders sicherzustellen ist, begründet wer-

Abb. 31: Selbstmedikation 1992

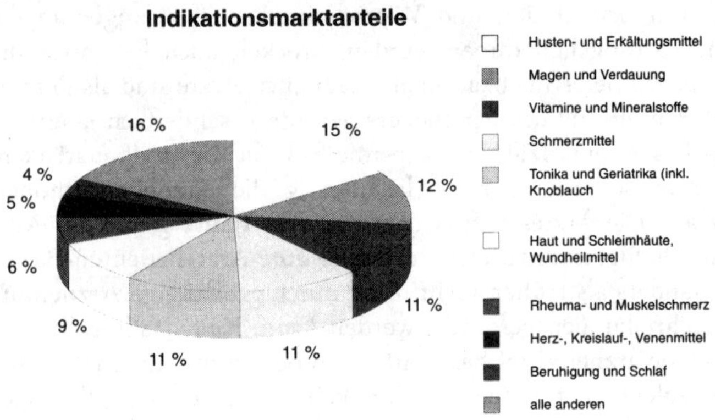

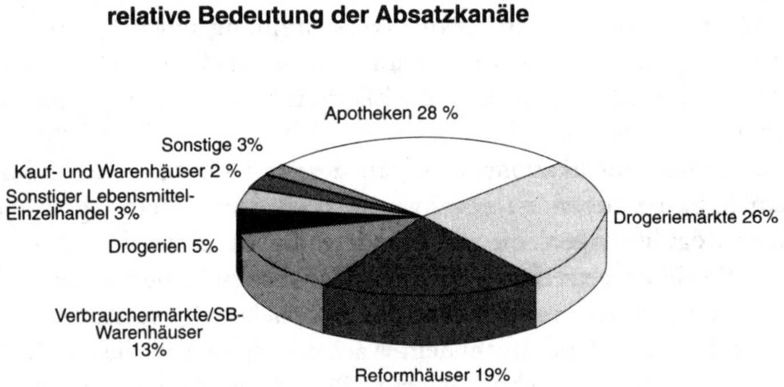

Quelle: BAH, dynamik im handel

den, sondern Ausdruck von Selbstverwaltung und freier Selbstbestimmung (!) der Apotheker und ihrer Gremien sein sollen. Im Rahmen ihrer Fortbildungsveranstaltungen hingegen scheinen die Apothekerfunktionäre die Bedeutung von Werbung anders einzuschätzen. Auf die Klage eines Apothekers über die hohen Portokosten einer Werbekampagne der Werbe- und Vertriebsgesellschaft der Apotheker (WuV) antwortete ein führender Funktionär, bezeichnenderweise unter der Überschrift »Werbung ist nötig!« mit der Erkenntnis »Klappern gehört zum Handwerk«.[142]

Dabei sind es die Apotheker, die durch eine gute Ausbildung geradezu prädestiniert sind, das Feld der Selbstmedikation erfolgreich zu erschließen. Andere Anbieter besitzen nicht die pharmazeutische und pharmakologische Kompetenz des Apothekers, die gezielt in Form von Beratungsleistungen als Konkurrenzvorteil eingebracht werden könnte. Es ist allerdings sehr fraglich, ob sich die Beratungsleistungen im Selbstmedikationssegment, wie von Teilen der Apothekerschaft für den Regelversorgungsbereich gefordert, gesondert vergüten läßt. Dies ist – wie im Fachhandel auch – nicht realisierbar, weil der Patient nicht bereit ist, für eine Beratung durch den Apotheker separat zu bezahlen.

Drogeriemärkte, Kauf- und Warenhäuser, Reformhäuser und Lebensmitteleinzelhandel tun sich bedeutend leichter, ihr Sortiment um Freiverkaufsmedikamente zu erweitern, sind aber auch nicht in der Lage, den immensen Informationsbedarf der Nachfrager adäquat zu decken. Ihnen verschließt sich aber wohl auch künftig ein bedeutendes, tendenziell noch beratungsintensiveres Segment des Selbstmedikationsmarktes. 1992 wurden immer noch über 50 % der nichtverschreibungspflichtigen Medikamente zu Lasten der GKV verordnet. Die Kunden waren daher auf die Apotheke als Abgabeort angewiesen, da diese der GKV durch einen Apothekenliefervertrag verbunden ist und nur dort apothekenpflichtige Präparate veräußert werden dürfen.

Im Zuge der Erstellung von Positivlisten ist damit zu rechnen, daß viele der nichtverschreibungspflichtigen Präparate aus der Erstattungspflicht herausfallen. Hier sollten die Apotheker ihre Anstrengungen darauf konzentrieren, diese Kundenkreise an den bisherigen Vertriebsweg, die Apotheke, zu binden. Insbesondere die Stabilisierung und der Ausbau der Nachfrage nach diesen Selbstmedikationspräparaten eröffnen dem Apotheker unternehmerische Gestaltungspotentiale und längerfristige Perspektiven. Schließlich ist dieser Bereich nicht der Willkür des Gesetzgebers ausgeliefert, sondern unterliegt den im wesentlichen längerfristig stabilen Präferenzen der Verbraucher. Auch verfügen nichtverschreibungspflichtige Präparate, die dennoch lange Zeit von Ärzten zu Lasten der GKV verschrieben wurden, über einen nicht unbeträchtlichen Vertrauensvorsprung gegenüber anderen, nie erstattungsfähig gewesenen Arzneimitteln.

Die vertrauensbasierte Arzt-Patienten-Beziehung gilt es nun, durch die Apotheker-Kunden-Beziehung in Teilbereichen zu ersetzen. Es ist damit zu rechnen, daß diese partielle Aufwertung der Apothekertätigkeit durch entsprechende unterstützende Maßnahmen von seiten der pharmazeutischen Industrie begleitet sein wird.

Auch die Verbandsarbeit der Apotheker sieht sich vor neuen Herausforderungen: Der Aufbau einer Datenbank, die dem angeschlossenen Apotheker wichtige Informationen über Wirkungsweise und ordnungsgemäße Anwendung der Präparate bereitstellen soll, stellt einen wichtigen ersten Schritt dar, um die zukünftigen Herausforderungen erfolgreich zu meistern.

Aus der Erstattungspflicht der GKV entlassene verschreibungspflichtige Arzneimittel werden in Zukunft einen ungleich schwereren Stand haben als heute. Vermutlich werden sich nur die erstattungspflichtigen Präparate, die zugleich verschreibungspflichtig sind, am Markt halten können.

Ein weiteres wichtiges Feld, das von den neuen Impulsen profitiert, ist das der *psychosozialen Versorgung*. Bisher wurden fast ausschließlich psychotherapeutische Leistungen erstattet, die von Ärzten mit organmedizinischem Studium und anschließender zweijähriger psychotherapeutischer Zusatzausbildung erbracht wurden. Psychotherapeuten, die kein organmedizinisches, sondern ein langjähriges Psychologiestudium erfolgreich abgeschlossen haben, müssen sich bislang mit der ungeschützten Berufsbezeichnung »Psychotherapeut« begnügen.

Die Begünstigung der Fachärzte mit psychotherapeutischer Zusatzausbildung hat der vornehmlich von dieser Berufsgruppe vertretenen Therapierichtung, der Psychoanalyse, einen überragenden Marktanteil gesichert. Andere Psychotherapieschulen wurden systematisch von der Erstattung durch die GKV ausgegrenzt mit Argumenten, die schon längst nicht mehr wissenschaftlich haltbar sind.

Die so erzielte Monopolstellung der Psychoanalyse im Rahmen der Kassenpsychotherapie läßt sich, da wesentliche Ursachen und Therapieformen psychischer Erkrankungen immer noch im dunkeln liegen, nicht begründen und kann sich kontraproduktiv auf den diagnostischen und therapeutischen Fortschritt in diesem Feld auswirken .

Die Anhörungen des Gesundheitsausschusses des Deutschen Bundestages über ein Psychotherapeutengesetz, das weiteren Therapieschulen den Zugang zur psychotherapeutischen Versorgung der GKV-Versicherten öffnen und das Berufsbild des »psychologischen Psychotherapeuten mit dreijähriger Zusatzausbildung« festschreiben soll, verdeutlichen die klassische Insider-Outsider-Problematik im Rahmen der GKV-Versorgung nachdrücklich. Verzweifelt kämpfen die Vertreter der verschiedenen Fachrichtungen, die gerade erst durch das noch zu verabschiedende Gesetz zugelassen werden sollen (Psychoanalyse und Verhaltenstherapie) darum, andere, angeblich wissenschaftlich nicht fundierte Therapierichtungen (Gestalttherapie, Gesprächstherapie) auszuschließen (»Verhinderung von Scharlatanerie«).

Ähnliche Anstrengungen unternehmen auch sogenannte Schulmediziner oder auch Vertreter der pharmazeutischen Industrie im Rahmen der allgemeinen Versorgung, wenn es darum geht, »umstrittene« Anbietergruppen, »unwirksame« Produkte und Verfahren (Heilpraktiker, Homöopathie, Akupunktur, Phytotherapeutika) von der Erstattung durch die gesetzliche Krankenversicherung auszunehmen oder gar nicht erst zuzulassen.

Man kann sich leicht das Ergebnis vorstellen, wenn nicht – wie beabsichtigt – der Gesetzgeber die zu erstattenden Therapieformen festlegt, sondern dies, wie im Rahmen der erwähnten Anhörung gefordert, einer unheiligen Allianz aus etablierten Fachkreisen und »Nachfragevertretern« im Rahmen der Gemeinsamen Selbstverwaltung überläßt.

In einem Markt, in dem nur ein monopolartiger Nachfrageverband (GKV) auftritt, sind die Folgen einer Ausgrenzung nicht nur für den einzelnen Anbieter, der nicht an der Kassenversorgung teilnehmen darf, sondern auch für die Fortentwicklung der Produkte und Methoden gravierend. Um einen Wettbewerb der Methoden zu erreichen, ist es von daher für den Bereich der Gesundheitsversorgung unerläßlich, das faktische Nachfragemonopol der GKV aufzubrechen und auch im Bereich der Regelversorgung einen Wettbewerb mit Leistungskatalogen zuzulassen. Sicherlich wären dann auch die Anbieter des psychotherapeutischen Sektors, insbesondere auch die Insider, gezwungen, sich verstärkt Kosten-Wirksamkeits-Untersuchungen seitens der Nachfragevertreter (Krankenkassen) zu unterziehen.

Rehabilitation

Die wachsenden medizinischen Möglichkeiten, die zunehmende Lebenserwartung und nicht zuletzt die hohe Anzahl von Personen, die vor Erreichen der Altersgrenze erwerbsunfähig werden, lenken das Augenmerk zunehmend auf den Bereich der Rehabilitation.

Eine interessante Entwicklung zeichnet sich im Bereich des Handels mit Sanitätswaren ab. Dieser Fachhandelszweig wird besonders von der stärkeren Betonung der ambulanten Versorgung profitieren.

Das Handeln des Gesetzgebers nach dem Motto »ambulant vor stationär« und die zunehmende Pflegebedürftigkeit aufgrund der demographischen Entwicklung lassen lukrative Betätigungsfelder im Umfeld des ambulanten Operierens, der Rehabilitation und der Pflege für den klassischen Sanitätsfachhandel entstehen.

Zunehmend drängen andere Anbieter, aber auch gänzlich neue Angebotsformen in diesen Markt, der sich ebenso wie die Apotheke auf der einen Seite den Zwängen der GKV und auf der anderen Seite einer Kundschaft mit hohen Ansprüchen an Beratung und Servicequalität gegenübersieht. Für den klassischen Sanitätsfachhandel wird es zunehmend schwieriger, den im Laufe der Zeit immer weiter gewachsenen Marktanforderungen (vgl. Abb. 32) gerecht zu werden.

Häufig haben sich Unternehmen des Sanitätsfachhandels aus orthopädischen Handwerksbetrieben heraus entwickelt. Hierbei steht die handwerkliche Orientierung häufig einem notwendigen unter-

Abb. 32: Funktionswandel des Sanitätsfachhandels

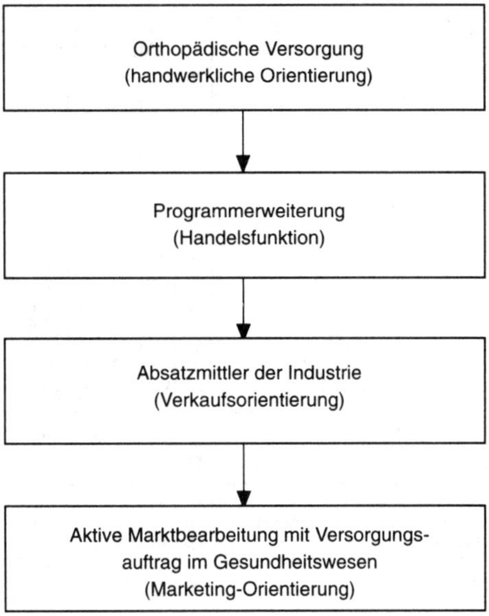

Quelle: Absatzwirtschaft

nehmerischen Denken im Wege. Zunächst wurde der handwerklich ausgerichtete Betrieb durch Aufnahme eines Nebensortiments um eine Handelsfunktion erweitert. Vor allem die klaren Nachteile kleiner Fertigungsserien im Handwerk bestärkten die Unternehmen darin, die Handelsfunktion zu Lasten der handwerklichen Orientierung weiter auszubauen (Verkaufsorientierung). Heute, in einer Zeit, in der sich auch der Markt für Sanitätswaren von einem Verkäufermarkt zu einem Käufermarkt entwickelt hat, sieht sich der Sanitätsfachhandel mit gänzlich anderen Anforderungen konfrontiert. Gefordert ist heute eine klare Marketingorientierung. Hierzu gehören eine aktive Marktbearbeitung, ein gezielter Aufbau strategischer Wettbewerbsvorteile (Sortimentsgestaltung, Standort,

Abb. 33: Wettbewerbs-Kundenmatrix mit Tätigkeitsschwerpunkten einzelner Anbieter im Sanitätsfachhandel

	Absatzbereich /Kunden								
Anbietergruppe	Niedergelassene	ambulante Patienten	Pflegefall-Patienten	Reha-Kliniken	Alten-/Pflegeheime	Sozialstationen	amb. Pflegedienste	Therapeuten	Selbstmedikations-Patienten
regionaler Sanitätsfachhandel	●	●	●	?	?	?	?	?	?
überregionaler Sanitätsfachhandel	-	●	●	●	●	?	?	?	?
medizintechnischer Sanitätsfachhandel	●	?	?	●	●	?	?	?	?
Apotheke	●	●	●	●	●	●	●	●	●
Apotheken-Großhandel	-	-	-	-	-	-	-	-	-
Versandhandel	●	●	●	●	●	●	●	?	-
Hersteller/Industrie	●	●	●	●	●	●	●	●	●

Quelle: MTP, Hamburg

Servicequalität, Know-how) und eine geschickte Positionierung (Image, Erscheinungsbild) des Unternehmens. Dies sind Herausforderungen, die es unmöglich erscheinen lassen, alle Funktionen, die zumeist über die Jahre »mitgeschleppt« wurden, auch weiterhin zu erfüllen.

Vor allem die Apotheken sind als Konkurrenten des Sanitätsfachhandels anzusehen. Im Gegensatz zu letzterem verfügen sie über eine ständige Laufkundschaft, die sich zudem in weiten Bereichen mit den typischen Zielgruppen des Sanitätshandels deckt.

Die zentralen Rahmenbedingungen des Fachhandels erfordern eine klare Definition der eigenen Geschäftsfelder. Die wachsende Vielfalt an Therapieformen, die Zunahme der Anwendungsfelder, gestiegene Anforderungen an die Qualität der Produkte, aber auch der Beratungs- und Serviceleistungen erzwingen eine klare Ausrichtung auf bestimmte Produktfelder (vgl. Abb. 33).

Neben den eher kleineren Anbietern werden sich vermutlich auch größere Unternehmen etablieren, die versuchen, eine Preis-Mengen-Strategie zu realisieren, indem sie auf teure Beratungs- und Serviceleistungen verzichten. Zielgruppen solcher Anbieter sind dann eher Großabnehmer wie Reha-Kliniken, Krankenhäuser, Alten- und Pflegeheime, also Nachfragergruppen, bei denen von detaillierten Produkt- und Marktkenntnissen auszugehen ist und die nicht länger bereit sind, die aufgrund der Zusatzleistungen wesentlich höheren Handelsspannen des Sanitätseinzelhandels zu tragen.

Auch das leicht »angestaubte« Image der Branche gilt es zu renovieren. Inbesondere die Assoziation des Sanitätsfachhandels mit Alter und Gebrechlichkeit muß überwunden werden. Hier könnte der Sanitätsfachhandel Ideen aus dem Bereich des »Gesunden (Natürlichen) Lebens und Arbeitens« aufgreifen und sich durch entsprechende Sortimentserweiterungen neu positionieren: weg von der reinen Krankheits- hin zu einer Gesundheitsorientierung. Die Neuorientierung erfordert eine stärkere Berücksichtigung präventiver Angebote, was bis hin zu einem Angebot an reinen Beratungsleistungen oder zur engen Anbindung von Selbsthilfegruppen reichen kann.

Pflege

Als Pflegebedürftigkeit könnte man einen Zustand bezeichnen, in dem der Betroffene existentiell auf die mehr oder weniger ständige persönliche Hilfe anderer Menschen angewiesen ist, da er die lebensalltäglichen Verrichtungen (z. B. Aufstehen, Essen und Trinken, An- und Auskleiden, Körperpflege, häusliche Versorgung, Fortbewegung) nicht mehr alleine bewältigen kann. Daß sich die Pflegebedürftigkeit zu einem Massenphänomen entwickelt hat, verdeutlicht Abb. 34.

Die Ursache dieser Entwicklung ist im wesentlichen in einer Verschiebung des Krankheitsspektrums in Richtung auf chronisch-de-

Abb. 34: Zahlen zur Pflegebedürftigkeit in der Bundesrepublik Deutschland 1992

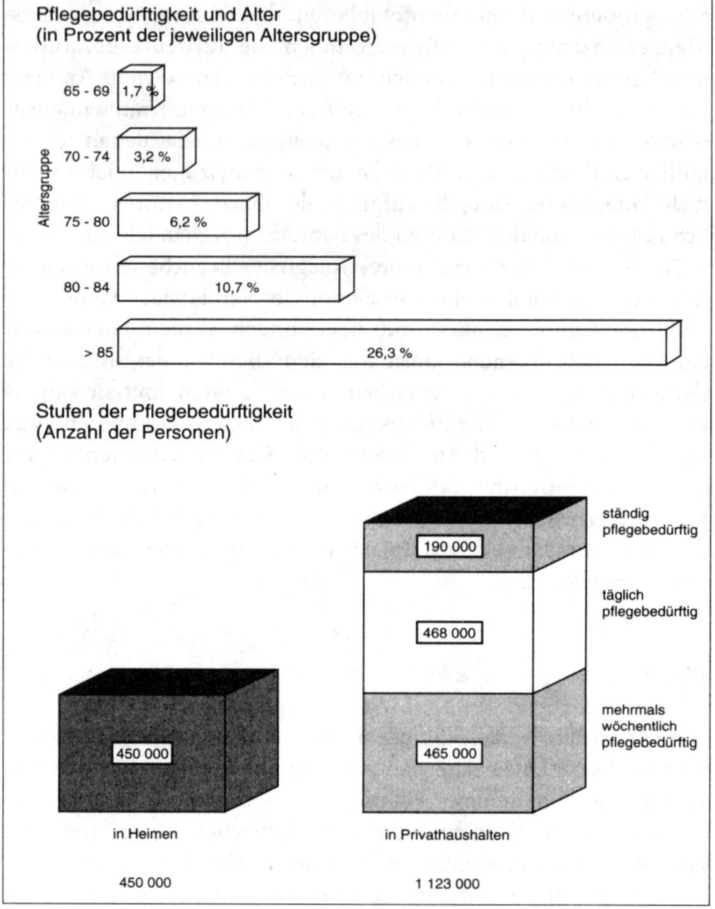

Quelle: BMFS

generative Krankheiten (z. B. Herz-Kreislauf-Erkrankungen oder Krebs), aber auch in der zunehmenden Multimorbidität zu suchen, die erst im fortgeschrittenen Alter, häufig erst nach lang andauernder Behandlung und Pflegebedürftigkeit, zum Tode führt. Insbesondere der medizinische Fortschritt hat dazu geführt, daß viele Krankheiten, die früher vor allem die jungen und mittleren Generationen dezimierten, heute relativ zuverlässig behandelt werden können. Es wird zum Teil die Theorie einer »Kompression« der Morbidität vertreten, nach der die Behandlung von Erkrankungserscheinungen in jungen Jahren dazu führe, daß diese lediglich in Richtung Lebensende hin verlagert würden.

Dieser Bereich, der seit fast 20 Jahren die Tagesdiskussion beherrscht, stellt alle Leistungsanbieter des Gesundheitswesens vor große Herausforderungen. Sowohl Ärzte, Krankenhäuser, Pflegeheime, Beratungseinrichtungen, Selbsthilfegruppen, Apotheken als auch der zuvor beschriebene Sanitätsfachhandel sind aufgefordert, sich mit ihrem Angebot auf die Bedürfnisse der Betroffenen, dazu zählen neben den Pflegebedürftigen auch deren Angehörige, einzustellen. Die kontinuierlich verbesserte Einnahmen- und Vermögenssituation alter Menschen (vgl. Abb. 29, S. 162) fördert eine immer stärkere Differenzierung in den Vorstellungen der Betroffenen über die konkrete Ausgestaltung ihres Lebensumfeldes. Kleiner werdende Familien, die wachsende Kaufkraft der älteren Mitbürger verbunden mit einer immer stärkeren Ausdifferenzierung der individuellen Bedürfnisse haben auch die Vielfalt pflegerischer Angebote zunehmen lassen.

Gegenwärtig bedürfen in Deutschland über 1 Mio. Menschen regelmäßiger Hilfe. Davon werden mehr als 90 % von Verwandten, Freunden und Bekannten gepflegt, die zum Teil enormen psychischen und auch physischen Belastungen ausgesetzt sind, denen aber nach wie vor ein völlig unzureichendes Angebot an Anleitung und unterstützenden Leistungen zur Verfügung steht. Denkbar wäre in diesem Zusammenhang eine stärkere Öffnung von Ausbildungseinrichtungen der Alten- und Krankenpflege, die sich neben der Ausbildung von hauptberuflichen Pflegekräften auch der Weiterbildung und Beratung von Personen widmen, die zu Hause

Angehörige pflegen wollen oder müssen. Allerdings reicht es nicht aus, lediglich die gängigen Ausbildungskonzepte der stationären Krankenversorgung auf den Bereich der häuslichen Pflege alter Menschen zu übertragen. Längerfristig pflegebedürftige ältere Menschen leiden unter komplexen psycho-physischen Krankheitsbildern, die mehr als in anderen Arbeitsfeldern fachliche Kenntnisse und methodisches Handeln der Pflegekräfte erfordern. Die teilweise erheblichen Wissenslücken in der geriatrischen Versorgung gilt es zu füllen, wenn weitergehende Ziele wie Langzeittherapie, Rehabilitation, Aktivierung oder gar gesellschaftliche Reintegration angestrebt werden sollen.

Die Politik hat mittlerweile die veränderten Qualifikationsprofile von Mitarbeitern in Pflegeeinrichtungen erkannt und erste Pläne zur Verbesserung der Ausbildung der pflegerischen Berufe und der im administrativen Umfeld Beschäftigten entwickelt. Auch an Fachhochschulen und Universitäten sind entsprechende Studiengänge eingerichtet worden (vgl. Übersicht 7).

Gemeinsame Weiterbildungskonzepte für alle an der Pflege professionell Beteiligten könnten einen wertvollen Beitrag zur Überwindung der oftmals isolierten Pflegeleistungen und des damit verbundenen kriseninterventionistischen Charakters pflegerischer Aktivitäten liefern. Ein ganzheitlicher Pflegeansatz, der neben der medizinisch-pflegerischen, der psychosozialen und der hauswirtschaftlichen Versorgung des Pflegebedürftigen auch sein soziales Umfeld als Zielrichtung einer professionellen Intervention wahrnimmt, erfordert umfassende Kenntnisse aller am Pflegeprozeß Beteiligten über die Möglichkeiten und Grenzen der verschiedenen Pflegeangebote und die Chancen, die im abgestimmten Einsatz dieser Dienste liegen.

Die enorme psychische und physische Belastung, der die Pflegepersonen ausgesetzt sind, kann durch ein Angebot an Gesprächskreisen und damit durch den Erfahrungsaustausch mit anderen Betroffenen bewältigt werden. Auch auf dem Wege dieses Informationsaustauschs läßt sich eine bessere Vernetzung der familiären und informellen Hilfen mit den professionellen Angeboten erreichen.

Übersicht 7: Pflegestudiengänge	
Pflegewissenschaft	– Humbold-Universität Berlin Medizinische Fakultät (Charité) – Universität Bielefeld Fakultät für Gesundheitswissenschaften – Fachhochschule Magdeburg – Fachhochschule Osnabrück Fachbereich Wirtschaft – Evangelische Fachhochschule Darmstadt – Fachhochschule Frankfurt /Main – Universität Bremen FB II Modellversuch Pflegewissenschaft
Pflegemanagement	– Fachhochschule für Sozialarbeit und Sozialpädagogik Berlin – Evangelische Fachhochschule Berlin – Evangelische Fachhochschule für Sozialwesen, Religionspädagogik und Gemeindediakonie Freiburg – Katholische Fachhochschule Nordrhein-Westfalen, Köln – Fachhochschule Münster Fachbereich Sozialwesen – Fachhochschule Osnabrück – Fachhochschule Würzburg/Schweinfurt – Humboldt-Universität Berlin Medizinische Fakultät (Charité) Abt. Krankenpflege
Pflegedienstleistung	– Hochschule Bremen Fachbereich Sozialwesen – Evangelische Fachhochschule Berlin – Evangelische Fachhochschule Ludwigshafen – Katholische Stiftungsfachhochschule München – Evangelische Augustana-Hochschule Neuendettelsau – Katholische Fachhochschule Osnabrück
Pflegepädagogik	– Humboldt-Universität Berlin Medizinische Fakultät (Charité) – Martin-Luther-Universität, Halle-Wittenberg Medizinische Fakultät – Katholische Fachhochschule für Sozialarbeit und Sozialpädagogik Mainz – Katholische Fachhochschule für Sozialwesen und Religionspädagogik Freiburg – Katholische Fachhochschule Nordrhein-Westfalen, Köln – Evangelische Fachhochschule Ludwigshafen – Katholische Stiftungsfachhochschule München

Quelle: Robert Bosch Stiftung

Aufgrund der wachsenden Zahl von Ein-Personen-Haushalten, zunehmender Frauenerwerbstätigkeit, steigender regionaler Mobilität der Familienmitglieder und sinkendem moralischen Verpflichtungsgrad familiärer Beziehungen besteht in vielen Fällen nicht die Möglichkeit einer ausschließlichen Pflege durch Angehörige. Läßt der gesundheitliche Zustand eine Betreuung in den eigenen vier Wänden noch zu, sind die Betroffenen daher immer öfter auf Hilfeleistungen *ambulanter Pflegeeinrichtungen* angewiesen. Auf diesem Feld, immer noch eine Domäne der Wohlfahrtsverbände, betätigen sich in zunehmendem Umfang auch private Anbieter. Obwohl diese häufig von staatlicher Seite gegenüber den Wohlfahrtsverbänden diskriminiert werden, ist das Vordringen privater Institutionen wegen des enormen Bedarfs, den die Wohlfahrtsverbände nicht alleine befriedigen können, nicht mehr aufzuhalten. Als unbegründet erwies sich die Unterstellung, die privaten Anbieter betrieben »Rosinenpickerei«, sie würden sich ausschließlich um die in der Pflege kostengünstigsten Hilfsbedürftigen kümmern und Personen mit zu hohem Pflegeaufwand gar nicht erst annehmen.

Erster Ansprechpartner für die Betroffenen ist und bleibt vermutlich der Hausarzt, der mit dem familiären Umfeld besonders vertraut ist. Aufgrund seiner oft über Jahre gewachsenen Beziehung zum älteren Patienten – häufig hat er dessen Krankengeschichte selbst »erlebt« – nimmt er eine Stellung ein, die es ihm ermöglicht, adäquat auf dessen Bedürfnisse einzugehen. Vor allem bei geriatrischen Notfällen ist er auch ohne langwierige Erhebung der krankheitsbezogenen Vorgeschichte des Patienten in der Lage, die entscheidenden Schritte der weiteren Behandlung einzuleiten, und kann so wertvolle Zeit sparen. Dies gelingt um so besser, je früher der Hausarzt schleichende Veränderungen im Gesundheitsstatus seines älteren Patienten erkennt. Rehabilitierende Maßnahmen besitzen, wenn der Patient zum geriatrischen Notfall geworden ist, oft nur noch geringe Aussichten auf Erfolg. Der Rolle, die der Hausarzt in aller Regel als Koordinator der therapeutischen, pflegerischen und sozialen Betreuung des Patienten einnimmt, sollte sich dieser bewußt sein und stärker als in der Vergangenheit mit entsprechenden Angeboten untermauern.

Die beschriebene Funktion des Hausarztes als »Türsteher« für den Pflegebereich könnte in weiten Zügen auch ein ambulanter Pflegedienst einnehmen. Dieser müßte sich im Bild des Pflegebedürftigen bzw. dessen Angehörigen als kompetenter Ansprechpartner profilieren und ein umfassendes Angebot präsentieren, das von präventiven, beratenden und unterstützenden Leistungen, der Koordination professioneller und nichtprofessioneller Hilfeleistungen über die Gestellung oder Vermittlung von Pflegekräften und Kurzzeitpflegeplätzen bis hin zur Vermietung oder zum Verkauf von höherwertigen Hilfsmitteln reicht. Auch könnten diese stärker als bisher zwischen ambulantem Pflegedienst und Hausarzt eine Arbeitsteilung etablieren, indem der zuständige Pflegedienst auch behandlungspflegerische Leistungen, nach vorhergehender Verschreibung durch den Arzt, übernimmt. Unternehmen im Feld der ambulanten Pflege müßten daher sowohl Ansprechpartner der Ärzte sein und sie zum Ziel ihrer Kommunikationsanstrengungen machen, zum anderen aber auch für Selbstbeauftrager, Pflegebedürftige oder deren Angehörige präsent sein. Warum sollten sich Ärzte, gerade im Zeichen einer immer schwieriger zu erhaltenden Zulassung als Vertragsarzt, nicht entsprechend spezialisieren und einen solchen Pflegekomplettservice als Unternehmer führen? Ähnliche Initiativen können natürlich auch von anderen Heilberuflern ausgehen.

Pflegebedürftige, die rund um die Uhr versorgt werden müssen, sind zumeist auf Angebote der *stationären Pflege* angewiesen. Es ist damit zu rechnen, daß auch weiterhin medizinische Leistungen in Krankenhäusern verstärkt dazu verwendet werden, den natürlichen Todeszeitpunkt weiter hinauszuschieben, ohne eine anhaltende und fundamentale Besserung des Krankheitszustandes älterer Menschen zu erreichen. Häufig fehlen für den betroffenen Personenkreis entsprechende Angebote alternativer stationärer und ambulanter Pflegedienste. Auch weigern sich die Angehörigen oft, mit der Pflegesituation allein gelassen und überfordert, die Pflegebedürftigen wieder aufzunehmen. Entsprechende Entlastungs- und Unterstützungsangebote für die potentiellen Hauptpflegepersonen aus dem familiären oder nachbarschaftlichen Umfeld existieren entweder nicht oder sind diesen einfach nicht bekannt. Die unter therapeutischen Aspekten unnötig lange Verweildauer von Pflegebedürftigen in Akut-Krankenhäusern mit eher diagnostischem und akut-therapeutischem Versorgungsspektrum, das den spezifischen, in einzelnen Phasen einer Erkrankung sehr unterschiedlichen Pflegebedarf alter Patienten nur unzureichend abdeckt, verzögert eine Rehabilitation in vielen Fällen so gravierend, daß sie fast unmöglich ist und der Patient zum Dauerpflegefall wird.

Als wegweisender Lösunganſatz kann in diesem Zusammenhang das vom Bundesarbeitsministerium geförderte Modellprojekt »Servicezentrum Häusliche Pflege« im Großraum Aachen angesehen werden. Noch während des Krankenhausaufenthalts ergreift das dem Krankenhaus angegliederte Servicezentrum die Initiative und bietet dem Patienten und/oder deren Angehörigen an, die weitere häusliche Pflege des Patienten zu organisieren. Durch die frühzeitig aufgebaute Kooperation von Krankenhaus, Sozialstation vor Ort und den Angehörigen werden die Hausärzte, aber eben auch die Angehörigen deutlich entlastet.

Allzuoft kommt die Übersiedlung in ein Pflegeheim einer Einbahnstraße gleich, das Heim wird zum Daueraufenthaltsort. In den letzten Jahrzehnten hat sich so eine Struktur von gerontopsychiatrischen Verwahrinstitutionen herausgebildet, die für viele alte Menschen häufig die letzte Station vor dem Tod darstellen.

Erst in den letzten Jahren, vor allem bedingt durch die Fortschritte auf dem Gebiet der Gerontologie, ist ein zögerlicher Paradigmenwechsel zu beobachten. Immer mehr wird dazu übergegangen, Pflegedienstleistungen, auch unter Wirtschaftlichkeitsgesichtspunkten, als Pflege mit dem Ziel einer geistigen und körperlichen Aktivierung des Pflegebedürftigen auszugestalten. Hierzu gehört auch die Vorgabe, eine stationäre Fremdunterbringung, soweit nicht vom Patienten gewünscht, zu vermeiden, zu verkürzen oder möglichst lange hinauszuzögern. Das Fehlen der eigentlich gebotenen, aber vor Ort nicht verfügbaren pflegerischen Leistungen sollte immer weniger als Grund einer Heimeinweisung herhalten müssen. Die sogenannte Kurzzeitpflege rückt in den Mittelpunkt des Interesses, wenn es darum geht, Patienten schneller, besser und häufiger aus der stationären in die ambulante Pflege zu entlassen.

Geriatrische Kurzzeitpflegeeinrichtungen sind auf folgenden Betätigungsfeldern aktiv: Versorgung alleinstehender Personen bei vorübergehender Pflegebedürftigkeit, Überbrückung von Wartezeiten bei notwendiger stationärer Versorgung, Reintegration in die häusliche Umgebung nach Klinikaufenthalten und bei Rehabilitationsfähigkeit, Überbrückung von Ausfallzeiten der bisherigen Hauptpflegeperson (Urlaub, Krankheit, Krankenhaus- und Kuraufenthalt), Erhaltung, Förderung und Sicherung der Pflegebereitschaft der Angehörigen, Ausbildung von Angehörigen für die häusliche Pflege.

Größere Chancen als die bestehenden Pflegeheime, diese veränderte Nachfrage zu befriedigen, haben oft Krankenhäuser, die ihr Versorgungsspektrum um Angebote der Rehabilitation erweitern. Über entsprechend qualifiziertes Personal verfügen insbesondere Rehabilitationskliniken. Da sich diese vorwiegend auf die Wiedereingliederung in das Erwerbsleben konzentrierten, müssen auch sie sich erst noch auf die neuen »Kunden« einstellen. Das erforderliche Personal, Krankengymnasten, Ergotherapeuten u. a., ist zwar vorhanden, tut sich aber oft noch schwer, mit alten Menschen zu arbeiten. Häufig besteht ein ungenügendes Wissen über die therapeutischen und rehabilitativen Möglichkeiten und Anforderungen bei der Behandlung älterer Menschen.

Neben der Kurzzeitpflege rücken weitere Pflegeangebote, die zwischen der häuslichen und der stationären Pflege angesiedelt sind, in den Mittelpunkt. Insbesondere geriatrische Tageskliniken sind hier zu nennen, die ihre Aufgabe darin sehen, mit Beschäftigungsangeboten und kommunikativen Anregungen die häuslichen Hauptpflegepersonen, für die ihre Pflegetätigkeit in der Regel dann besonders belastend ist, wenn ihr Alltagsablauf als völlig durch die Bedürfnisse des zu Pflegenden determiniert empfunden wird, temporär zu entlasten. Zugleich streben Tageskliniken als Zentrum für Frührehabilitation das Ziel an, die Leistungsfähigkeit der Betroffenen zu stärken oder weitestgehend zu erhalten.

Diese Einrichtungen müssen sich nicht auf das Angebot ambulanter Dienstleistungen beschränken. Es ist durchaus möglich, daß sie als Zentren für Akutgeriatrie auch die Option bereithalten, den Pflegebedürftigen über kurze Zeit stationär unterzubringen und so die Versorgungslücke zwischen Akutgeriatrie und Frührehabilitation schließen. Eine länger währende vollstationäre Unterbringung in Pflegeheimen kann so schon im Vorfeld verhindert oder herausgezögert werden. Wesentlich für die Arbeit dieser Einrichtungen ist, daß sie nicht mit der Entlassung des Pflegebedürftigen endet, sondern gezielt das häusliche Umfeld mit einbezieht.

Dem Bestreben fast aller (potentiell) Pflegebedürftigen, in den eigenen vier Wänden zu bleiben, tragen diese selbst immer öfter durch eine frühzeitige Veränderung des Wohnumfeldes Rechnung. Gefragt sind Wohnanlagen, die entsprechend den individuellen Bedürfnissen differenzierte Pflegeangebote bereithalten. Der nach den Bedürfnissen der Bewohner gestaltete, ambulant betreute Wohnbereich dieser Einrichtungen bietet vor allem eine starke Betonung psychosozialer Komponenten in Form des alltäglichen Zusammenseins und Zusammenlebens und hilft, soziale Isolation im Alter zu vermeiden. Das in derartigen Einrichtungen häufig verwirklichte Konzept der »Pflege als selektiv selbstgewählte persönliche Assistenz« ermöglicht eine Inanspruchnahme von Hilfeleistungen ohne lange Wartezeiten und ohne Einschaltung anderer Personen.

Die vorstehenden Ausführungen zeigen aber auch die Bedeutung, die einer an den Bedürfnissen der zu Pflegenden ausgerichteten Kooperation zwischen allen Leistungserbringern beizumessen ist.

Die Konstruktion eines an den Bedürfnissen der Pflegebedürftigen orientierten Netzes aus den beteiligten Personen und Institutionen obliegt nicht zwingend dem Staat. Seine Rolle sollte vielmehr darin liegen, Hemmnisse und Diskriminierungen abzubauen, um wettbewerblichen Prozessen zwischen den Leistungsanbietern Raum zu schaffen. Dem Pflegebedürftigen und seinen Angehörigen oder auch seinem Berater eröffnen sich durch die Vielfalt der konkurrierenden Angebote Wahlmöglichkeiten. Das Prinzip der freien Arztwahl, die Vielzahl der öffentlichen, aber auch in der Trägerschaft der Wohlfahrtsverbände liegenden Beratungsstellen sichern dem Hilfsbedürftigen und seinen Angehörigen den Zugang zu den Informationen über Pflegeangebote.

Diese Vielfalt der konkurrierenden Träger und Einrichtungen bietet den Betroffenen weitaus mehr Möglichkeiten, ein Netz aus medizinisch-pflegerischen, psychosozialen und hauswirtschaftlichen Diensten entsprechend den eigenen Bedürfnissen aufzubauen, als dies eine mit Monopol ausgestattete Institution, sei sie privatwirtschaftlicher oder staatlicher Natur, könnte.

Angebotsvielfalt ist deshalb keineswegs als unerwünschter »Wildwuchs« auf dem Pflegesektor anzusehen, der eine systematische, bedürfnisorientierte Gestaltung und Entwicklung des individuellen »Pflegenetzes« verhindere. Gerade die Vielfalt des Pflegeangebots ermöglicht erst die Befriedigung der unterschiedlichen Pflegebedürfnisse.

8 Resümee

Das deutsche Gesundheitswesen ist krank. Es leidet seit einiger Zeit an vielfältigen Symptomen: einerseits bestehen vielfältige Überkapazitäten (»Bettenberg«, »Ärzteschwemme«, »Apothekerschwemme«, »Pharmamüll« und »Großgeräteüberkapazitäten«), andererseits wird es von vielfältigen Mängeln in der Versorgung geplagt (»Unterversorgung« im Bereich der psychischen Morbidität; mangelnde Verzahnung zwischen ambulanter und stationärer Versorgung). Das GKV-System wird immer wieder, solange nicht die Wurzeln dieses Übels behandelt werden, von einem Ausgabenfieber befallen, das zu einer entsprechenden finanziellen Atemnot führt. In der Vergangenheit wurden deshalb zur Linderung dieses Leidens laufend die Beitragssätze erhöht und auch der Kreis der Versicherungspflichtigen erweitert.

Steigende Beitragssätze bedeuten aber nicht nur eine höhere Belastung der Lohneinkommen und hemmen damit die Leistungsbereitschaft der Arbeitnehmer, sondern führen zugleich auch zu einem Anstieg der Lohnnebenkosten, was die Beschäftigungschancen negativ beeinflußt und die Wettbewerbsfähigkeit des Industriestandortes Deutschland empfindlich beeinträchtigt.

Die Ursachen der gegenwärtigen Probleme sind vielfältig. So wird aus gesundheits- und sozialpolitischen Gründen die individuelle Gesundheitsnachfrage in der Regel bewußt nicht durch das Preisausschlußverfahren begrenzt, d. h., es wird auf eine Steuerung mit Hilfe von Preisen verzichtet. Dadurch wird nicht nur die Nachfrage nach Gesundheitsleistungen völlig preisunempfindlich und damit einer Freifahrermentalität Vorschub geleistet, sondern darüber hinaus besteht für den einzelnen Versicherten oft ein Anreiz, die Summe der nachgefragten Kassenleistungen zu maximieren und zugleich die Anstrengungen, die dem Erhalt des eigenen Gesundheitszustandes dienen, zu verringern (Moral-Hazard-Phänomen). Außerdem existiert generell die Gefahr einer angebotsinduzierten Nachfrage, indem die Anbieter von Gesundheitsleistungen die nachgefragte Menge erhöhen, weil für sie dadurch der Umsatz und damit in aller Regel das Einkommen wächst.

Aufgrund dieser Rahmenbedingungen fühlt sich keiner der betroffenen Akteure verantwortlich; es entsteht ein Verantwortungsvakuum, das zu Mißbrauch und Aushöhlung des sozialen Sicherungssystems führt. Damit ist jedoch auch ein Teufelskreis in Form einer Beitragssatz-Anspruchs-Spirale eröffnet: Steigende Leistungen führen zu steigenden Beitragssätzen, die dann wiederum bei den Versicherten steigende Ansprüche an das System auslösen.

Seit Mitte der siebziger Jahre wird nun verstärkt versucht, die Ausgabenentwicklung im Gesundheitswesen durch immer umfangreichere bürokratische Eingriffe zu zügeln. Die Dominanz des Kostendämpfungsziels in der politischen Diskussion ebnete das Feld für den Einsatz zentralverwaltungswirtschaftlicher und bürokratischer Elemente, so daß die gegenwärtige Gesundheitspolitik in starkem Maße interventionistische Züge aufweist.

Mit dem Gesundheits-Reformgesetz (GRG) und kurze Zeit später mit dem Gesundheitsstrukturgesetz (GSG) hat der Gesetzgeber versucht, durch die Einführung neuer Steuerungsmechanismen die aufgezeigten gegenwärtigen Probleme des Gesundheitswesens zu lösen. Im Vordergrund stehen dabei die drei Grundsätze:

- Sicherung der notwendigen medizinischen Versorgung (§ 70 Abs. 1 SGB V),
- Beitragssatzstabilität (§ 71 SGB V) und
- angemessene Vergütung (§ 72 SGB V).

Die *politische* Priorität liegt hierbei auf der Beitragssatzstabilität. Diese Entscheidung ist willkürlich getroffen und läßt sich wissenschaftlich nicht begründen. Allerdings bleibt eine solche Festlegung nicht ohne Konsequenzen für die notwendige medizinische Versorgung sowie für die angemessene Vergütung. Entweder muß – soll das Ziel der Beitragsstabilität realisiert werden – der Leistungskatalog der GKV beträchtlich reduziert oder die Vergütungen für die Leistungserbringer merklich beschnitten werden.

Im Rahmen des Gesundheits-Reformgesetzes traten zwar 1989 kurzfristige Spareffekte (»Blüm-Delle«) als Folge der Vorwegnahme von Behandlungen im Jahr 1988 (»Blüm-Bauch«) ein, jedoch nicht als Ergebnisse einer zielgemäßen Korrektur verfehlter Anreizstrukturen. Wahlpolitisch ist es verständlich, das GRG und GSG als Erfolg zu feiern. Die Behauptung jedoch, die Einsparungen aufgrund einer höheren Selbstbeteiligung seien ein Umbruch oder gar der Beginn eines anhaltenden strukturellen Abschmelzungsprozesses der Gesundheitsausgaben, war, wie die Realität zeigt, falsch. Die immer wiederkehrende finanzielle Not und andere tiefgreifende Mängel des GKV-Systems stellen deshalb keine Überraschung dar, sie sind vielmehr das Ergebnis einer verfehlten Gesundheitspolitik.

Bereits drei Jahre später war eine Nachbesserung in Form des GSG notwendig. Dieses Gesetz ist ordnungspolitisch ambivalent: Einerseits enthält es konstruktive Ansätze, die mit einer marktwirtschaftlichen Ordnung vereinbar sind, hierzu gehören Regel- und Wahlleistungen, die Aufhebung des Selbstkostendeckungsprinzips und die Abschaffung der dualen Finanzierung im Krankenhausbereich sowie eine höhere Selbstbeteiligung der Patienten; andererseits werden jedoch weitere drastische Eingriffe in die Entscheidungsfreiheit aller Beteiligten vorgenommen, indem die Ausgaben der GKV in nahezu allen Leistungsbereichen budgetiert werden.

Die Priorität wird weiterhin auf die Symptombehandlung gelegt. Der Versuch, mit Budgets, Richtgrößen, Zulassungssperren für Ärzte, staatlichen Honorar- und Preisdiktaten – alles in allem mit einer Verschärfung der bürokratischen und staatlichen Reglementierung und Regulierung – die Ausgabenentwicklung in der GKV in den Griff zu bekommen, ist ordnungspolitisch verfehlt!

Das GRG und das GSG sind als Ergebnis zentralverwaltungswirtschaftlichen Gedankenguts zu interpretieren. Es wird hierbei von einem kollektivistischen Menschenbild ausgegangen, das beherrscht wird von dem Glauben an die Planbarkeit und der Illusion der Machbarkeit. Der einzelne Bürger – ob Patient oder Leistungserbringer – wird dabei zunehmend entrechtlicht und bevormundet.

Vor dem Hintergund der zukünftigen Herausforderungen unseres Gesundheitssystems überrascht es immer wieder, daß sich die gegenwärtige gesundheitspolitische Diskussion in Deutschland fast ausschließlich auf die gegenwärtigen Defizite und Probleme konzentriert.

Der EU-Binnenmarkt mit seinen über 340 Mio. Menschen stellt in Zukunft eine enorme Herausforderung für das soziale Sicherungssystem im allgemeinen und für das deutsche Gesundheitswesen im besonderen dar. Es wird entgegen weitläufiger Auffassung vorab keine Harmonisierung in der Sozialpolitik geben, vielmehr wird es zu einem Wettbewerb der unterschiedlichen sozialen Sicherungssysteme innerhalb der EU kommen. Dabei ist zu befürchten, daß die Vorteile des deutschen Gesundheitssystems wie des sozialen Sicherungssystems insgesamt immer mehr auch von den Bürgern anderer EU-Staaten genutzt werden. Insbesondere deshalb, weil es vor dem Hintergrund einer Unionsbürgerschaft in Zukunft nicht mehr möglich sein wird, Bürger aus anderen EU-Staaten von den Vorteilen des deutschen sozialen Sicherungssystems auszuschließen.

Eine weitere große Herausforderung stellt die Integration der fünf neuen Bundesländer dar. In der ehemaligen DDR existieren auch im sozialen Sicherungssystem noch immer große Defizite. Im Rahmen des Wiedervereinigungsprozesses wird es aufgrund der Angleichung auch auf diesem Gebiet noch länger zu enormen Belastungen für alle kommen.

Vor allem wirft aber die demographische Entwicklung der deutschen Bevölkerung Probleme auf. Nach den Ergebnissen der siebten koordinierten Bevölkerungsvorausberechnung müssen im Jahre 2030 100 Erwerbstätige über 70 Ältere (Sechzigjährige und älter) versorgen. Gegenüber 1989, damals »versorgten« 100 Erwerbstätige nur etwas mehr als 35 Ältere, wird sich der Altenquotient also mehr als verdoppeln.[143] Es kommt somit zu einer Vergreisung der deutschen Bevölkerung. Hierbei muß vor allem auch berücksichtigt werden, daß aufgrund der steigenden Lebenserwartung der Menschen die Multimorbidität, chronische Krankheiten sowie die Zahl der Pflegefälle enorm ansteigen werden.

Der Anteil der Rentner an der Gesamtzahl der GKV-Mitglieder wird weiter zunehmen. So erhöhte er sich bereits von 20,3 % (1960) auf über 30 % (1993). Diese Zunahme stellt deshalb ein Problem dar, weil die Krankenversicherung der Rentner nur weniger als 50 % (1993 etwa 41 %) der von den Rentnern verursachten Kosten deckt. Auf diese Weise fand 1993 in der GKV zwischen den Erwerbstätigen und den Rentnern ein Solidarausgleich in Höhe von etwa 36 Mrd. DM statt. Diese Tendenz setzt sich auch in Zukunft fort, wenn nicht grundlegende Veränderungen vorgenommen werden.

Eine Herausforderung stellt auch der medizinische Fortschritt (»Knopflochchirurgie«, Transplantationsmedizin, gentechnologische Therapien) dar. Durch ihn wird es nämlich möglich werden, immer mehr Krankheiten kausal zu behandeln, doch werden nicht im gleichen Umfang die dafür notwendigen finanziellen Ressourcen mitwachsen. Es entsteht eine Fortschrittsfalle, da aufgrund des medizinischen Fortschritts immer mehr medizinisch möglich wird und die Ansprüche der Patienten entsprechend steigen, auf der anderen Seite die erforderlichen finanziellen Mittel aber nicht zur Verfügung stehen.

Eine weitere große Herausforderung ergibt sich aus der sukzessiven Ausdehnung der Aufgaben der GKV auf die Felder Prävention, Rehabilitation und Pflege. Diese Entwicklung wird begleitet von einem zunehmenden Anspruchsdenken der Versicherten, das sich in der Erwartung ausdrückt, zwar die Vorteile eines mündigen Bürgers zu genießen, ohne aber die Verantwortung einer solchen freiheitlichen Ordnung übernehmen zu wollen. Was wird die Zukunft bringen?

Selbstverständlich müssen in einer sozialen Marktwirtschaft wirtschaftlich schwache, alte und kranke Menschen besonders geschützt werden. Dies kann und soll aber nun nicht heißen, daß dem Solidarprinzip absolute Priorität eingeräumt wird, vielmehr muß auch das Subsidiaritätsprinzip nach dem Grundsatz »Subsidiarität soweit wie möglich, Solidarität soweit wie nötig« Beachtung finden.

Angesichts dieser Situation stellt sich die Frage nach der Finanzierbarkeit des sozialen Sicherungssystems, insbesondere des Gesundheitswesens, in Deutschland. Es ist abzusehen, daß die bestehenden Mängel und die zukünftigen Herausforderungen die inneren Widersprüche des Systems der sozialen Krankenversicherung immer wieder aufbrechen lassen, wenn es nicht gelingt, die gegenwärtigen Probleme ursachenadäquat zu lösen und die zukünftigen Herausforderungen angemessen zu berücksichtigen. Angesichts der vielfältigen Probleme werden der Krankenhausbereich, die ambulante Versorgung sowie die Organisationsstruktur reformiert werden. Es wird die Wahl- und Handlungsfreiheit der Versicherten einerseits gestärkt, andererseits wird sie im Bereich der Solidargemeinschaft eingeschränkt werden. Künftig wird auf das Haushaltseinkommen statt auf das Lohneinkommen als Bezugsbasis für die Beitragsentrichtung abgestellt werden. Es wird auch zunehmend zur Aufgabe des Alles-oder-Nichts-Prinzips kommen, indem neben dem Sachleistungsprinzip auch das Kostenerstattungsprinzip gleichberechtigt zugelassen werden wird. Die sozialen Krankenkassen werden einem Kontrahierungszwang und einem Diskriminierungsverbot in bezug auf die Versicherungspflichtigen unterliegen.

Der politische Druck auf die Ärzteschaft und die anderen Leistungsanbieter wird angesichts der vielfältigen Probleme weiter zunehmen. Hierbei wird auch der Sozialneid weiter Auftrieb erhalten. Es wird verstärkt Versuche geben, Ärzte zu willfährigen Handlangern einer Staatsmedizin zu degradieren. In diesem Zusammenhang muß davor gewarnt werden, die Unsicherheit einer marktlichen Lösung mit der vermeintlichen Sicherheit einer staatlichen Regulierung einzutauschen.

Angesichts der vielfältigen Probleme im sozialen Sicherungssystem, inbesondere im Gesundheitswesen wird es zu einer Zweiteilung des Gesundheitswesens in Deutschland kommen: Es wird einen Bereich der Vertrags-(Regel-)leistungen und einen anderen Bereich der Wahlleistungen geben. Im Bereich der Vertragsleistungen wird weiterhin eine Krankenversicherung für einen Teil der Bevölkerung nach dem Solidaritätsprinzip angeboten werden. Hierbei wird die Beitragssatzstabilität höchste politische Priorität besitzen. Wegen der sehr begrenzten Zunahme der Grundlohnsumme ist dieser Bereich durch ein sehr begrenztes Wachstum gekennzeichnet.

Hier steht die Sicherstellung einer funktionalen Versorgung im Vordergrund, die anhand eines genau definierten Leistungskatalogs zu erbringen ist. Aufgrund der engen finanziellen Grenzen wird es zu einer zunehmenden Festlegung und Kontrolle ärztlicher Tätigkeit auf der Grundlage sogenannter Diagnose- und Behandlungsleitfäden kommen. Bürokratie und Dirigismus werden noch stärker als bisher in diesem Bereich des Gesundheitswesens an Boden gewinnen, mit der Folge einer zunehmenden Entrechtlichung und Entmündigung aller Beteiligten. Es findet eine weitere Begrenzung der Freiberuflichkeit statt: Der Arzt wird zunehmend Angestellter des Staates und seiner Institutionen.

Es wird eine allgemeine Versicherungspflicht für Regelleistungen eingeführt werden. In diesem Bereich wird beim Vollversicherungsvertrag den Bedürfnissen des einzelnen insoweit Rechnung getragen werden, als man ihm mehr Wahl- und Gestaltungsfreiheiten einräumt. So wird es in Zukunft möglich sein, bestimmte Leistungen freiwillig auszugrenzen und eine begrenzte finanzielle Selbstbeteiligung auch bei Regelleistungen zu wählen. Der Solidarausgleich wird nicht gefährdet und die Leistungsfähigkeit nicht überfordert, wenn diese Selbstbeteiligung auf ein bestimmtes Niveau, z. B. 10 % des Bruttoeinkommens des betreffenden Versicherungspflichtigen, begrenzt wird.

Es wird sich zunehmend die Auffassung durchsetzen, daß eine Solidargemeinschaft im Rahmen von Regelleistungen lediglich einen ausreichenden Schutz für wirtschaftlich schwache, behinderte, alte und kranke Menschen hinsichtlich existenzbedrohender Gesundheitsrisiken und deren Folgen gewähren muß. Durchsetzen wird sich auch die Einsicht, daß es keine optimale, sondern lediglich eine funktionale Versorgung im Rahmen der Regelleistungen geben kann. Darüber hinaus wird man sich nicht länger der Erkenntnis verschließen können, daß neben der Rationalisierung auch eine Rationierung von Gesundheitsleistungen, die einer Überprüfung unter ethischen Gesichtspunkten standhält, unumgänglich ist. Nur so kann verhindert werden, daß in Deutschland wie in England oder Schweden ab einem bestimmten Alter an sich notwendige Gesundheitsleistungen, wie z. B. Dialyse oder Bypassoperationen, aus Kostengründen nicht mehr erbracht werden können.

Der Bereich der Regelleistungen, für die das Solidaritätsprinzip das wesentliche konstitutive Element darstellt, wird einer rigorosen inhaltlichen Überprüfung unterzogen. So werden krankheitsfremde Leistungen (Sterbegeld) aus dem Leistungskatalog gestrichen werden. Auch die Höhe der finanziellen Belastungen (Bagatelleistungen) wird als Kriterium stärker berücksichtigt, indem dem einzelnen eine höhere Eigenbeteiligung zugemutet wird. Auch der Grad der individuellen Vorhersehbarkeit (Zahnersatz; Brillen) wird zu einem wichtigen Kriterium bei der Ausgestaltung des Leistungskatalogs der Regelleistungen werden. Ein weiteres Kriterium wird in zunehmendem Maße die Dringlichkeit des Behandlungsbedarfs werden. So ist beispielsweise damit zu rechnen, daß Kuren und Schönheitsoperationen völlig gestrichen und bestimmte Leistungen nur noch mit einer gestaffelten Eigenbeteiligung von der Kasse übernommen werden.

Ganz anders sieht es dagegen im Bereich der Wahlleistungen aus. Hier steht die Eigenvorsorge im Vordergrund; für jeden einzelnen besteht die Möglichkeit, auf eine bedarfsgerechte Versorgung abzustellen. Die Selbstbestimmung durch Selbststeuerung wird dabei zum beherrschenden Prinzip. Die Maxime der Therapiehoheit (Selbstbestimmung) des Patienten wird sich immer mehr durchsetzen. Der Patient bedarf dabei selbstverständlich der Beratung durch den Arzt und anderer Leistungserbringer, aber er muß letztlich selbst darüber entscheiden – soweit dies gesundheits- und sozialpolitisch vertretbar ist –, welche konkreten Maßnahmen bei ihm angewandt werden sollen.

Es wird verstärkt ein Wettbewerb der Kassen um Mitglieder und Leistungserbringer stattfinden. Der mündige Bürger steht hier im Vordergrund, was unter anderem auch zu einer Aufwertung der Freiberuflichkeit führt. Der Arzt wird seiner Rolle als Unternehmer gerecht werden müssen, will er von dem hohen Wachstum dieses Bereichs profitieren. Langfristig wird sich die Erkenntnis durchsetzen, daß nur durch die Kräfte dezentraler Entscheidungen und der Freiheit die gegenwärtigen Probleme sowie die zukünftigen Herausforderungen dauerhaft erfolgreich bewältigt werden können. Hierbei ist die Freiheit nicht teilbar. Es kann nicht einerseits politische Freiheit bestehen und andererseits eine bürokratische Gängelung und Bevormundung im Bereich des Gesundheitswesens stattfinden. Bereits der Freiburger Ökonom Walter Eucken hat auf diese Interdependenz der Ordnungen hingewiesen: Eine demokratische Ordnung ist nur mit einer Marktwirtschaft in allen Bereichen – dies gilt auch umgekehrt – vereinbar.

Die zukünftige Struktur des Gesundheitswesens wird folglich dadurch gekennzeichnet sein, daß zum einen im GKV-Bereich eine funktionale Versorgung im Vordergrund stehen wird. Hierbei werden zunehmend Regulierungen und Reglementierungen, wie beispielsweise Budgetierung, Richtgrößen, Zulassungssperren für Ärzte, staatliche Honorar- und Preisdiktate, Diagnose- und Behandlungsleitfäden, eingesetzt werden. Es werden verstärkt Kontrollen der ärztlichen Leistungen durchgeführt werden. Zum anderen wird der Bereich der Wahlleistungen durch Eigenvorsorge, Eigenverantwortung und Wahlfreiheit des einzelnen gekennzeichnet sein. Die Freiberuflichkeit tritt wieder stärker in den Vordergrund, indem der individuelle Entscheidungs- und Handlungsspielraum durch den Abbau zentraler übergeordneter Zwänge beträchtlich erweitert wird. Es eröffnen sich hier enorme Wachstumspotentiale.

Dagegen wird im Bereich der Wahlleistungen, dem zweiten Segment des Gesundheitswesens, der Wettbewerb blühen. Mündige Bürger als Patienten und Leistungserbringer werden nach der Maxime der Therapiehoheit des Patienten handeln. Es wird eine Selbstbestimmung durch Selbststeuerung stattfinden, was unter anderem auch zu einem Wiedererwachen und zur Stärkung der Freiberuflichkeit und damit unternehmerischen Handelns und Denkens im Gesundheitsbereich zum Wohle aller führen wird. Dieser Bereich der Wahlleistungen wird auch in Zukunft mit einem hohen Wachstum verbunden sein.

Anmerkungen

1 Frankfurter Allgemeine Zeitung vom 22. 07. 93.
2 Die Ortskrankenkasse, Jg. 75 (1993), S. 113.
3 Frankfurter Allgemeine Zeitung vom 02. 06. 93.
4 Ärzte-Zeitung vom 09. 02. 93.
5 Die Rheinpfalz vom 24. 06. 93.
6 Westdeutsche Allgemeine Zeitung vom 25. 06. 93.
7 Frankfurter Allgemeine Zeitung vom 07. 07. 93.
8 Vgl. Deutsche Krankenhausgesellschaft: Zahlen, Daten, Fakten '93, Düsseldorf 1993, S. 62.
9 Ärzte-Zeitung vom 21. 07. 93.
10 Deutsche Apotheker Zeitung vom 15. 07. 93.
11 Deutsche Apotheker Zeitung vom 03. 12. 93.
12 Gensicke, Thomas: Gesundheit in der modernen Gesellschaft. Empirische Analysen zum Lebensbereich »Gesundheit« in der Bundesrepublik Deutschland, Speyer 1993 [Speyerer Forschungsberichte; Nr. 124].
13 Vgl. Fargel, Matthias: Tendenzen im Gesundheitsmarkt, in: Rüdiger Szallies/Günter Wiswede (Hrsg.): Wertewandel und Konsum. Fakten, Perspektiven und Szenarien für Markt und Marketing, Landsberg am Lech 1990, S. 416f.
14 Vgl. Krämer, Walter: Die Krankheit des Gesundheitswesens. Die Fortschrittsfalle der modernen Medizin, Frankfurt am Main 1989, S. 74ff.
15 Vgl. Schulenburg, J.-Matthias Graf v. d.: Theorie der Gesundheitsökonomik, in: Zeitschrift für die gesamte Versicherungswissenschaft 1993, S. 77.
16 Vgl. Blankart, Charles Beat: Öffentliche Finanzen in der Demokratie. Einführung in die Finanzwissenschaft, München 1991, S. 58f.
17 Ausführlich hierzu: Oberender, Peter: Büchner, Karin/Dinkel, Rolf: Kosten und Nutzen der medikamentösen Angina-pectoris-Prophylaxe, Bern–Stuttgart 1988 [Sozioökonomische Forschungen, Bd. 22].
18 Vgl. Peters, Horst/Mengert, Georg: Handbuch der Krankenversicherung. Teil II: Sozialgesetzbuch V, Stuttgart–Berlin–Köln 1992, S. 1.
19 Ebenda, S. 4.
20 Vgl. Ritter, Gerhard A.: Sozialversicherung in Deutschland und England. Entstehung und Grundzüge im Vergleich, München 1983, S. 18ff.

21 Ebenda, S. 21f.
22 Ebenda, S. 28ff.
23 Vgl. Tennstedt, Florian: Sozialgeschichte der Sozialversicherung, in: Blohmke, Maria u. a. (Hrsg.): Handbuch der Sozialmedizin, Bd. 3: Sozialmedizin in der Praxis, S. 386.
24 Vgl. Ritter: a. a. O. (s. Anm. 20), S. 43f.
24a Zur Geschichte der Sozialpolitik in Deutschland vgl. Frerich, Johannes/Frey, Martin: Handbuch der Geschichte der Sozialpolitik, Bd. 1–3, München–Wien 1993.
25 Vgl. Tennstedt: a. a. O. (s. Anm. 23), S. 397.
26 Vgl. Statistisches Bundesamt: Statistisches Jahrbuch 1993, S. 69.
27 Vgl. Alber, Jens: Das Gesundheitswesen der Bundesrepublik Deutschland. Entwicklung, Struktur und Funktionsweise, Frankfurt/Main–New York 1992, S. 54f.
28 Vgl. Der Bundesminister für Arbeit und Sozialordnung: Die gesetzliche Krankenversicherung in der Bundesrepublik Deutschland im Jahre 1991. Statistischer und finanzieller Bericht, Bonn 1992, S. 11ff.
29 Vgl. Institut der deutschen Wirtschaft Köln 1993: Zahlen zur wirtschaftlichen Entwicklung der Bundesrepublik Deutschland, Köln 1993, Tabelle 13.
30 Vgl. Bundesarbeitsblatt 6/93, S. 92.
31 Vgl. BVerfGE 40, 121 (133ff.).
32 Vgl. Berufsbildungswerk der Deutschen Versicherungswirtschaft (BWV) e. V. (Hrsg.): Individualversicherung. Versicherungslehre II, Karlsruhe 1992, S. 149.
33 Vgl. Müller, Wolfgang: Ausgaben für Gesundheit 1991, in: Statistisches Bundesamt (Hrsg.): Wirtschaft und Statistik, 1993, S. 846.
34 Ebenda, S. 845.
35 Die Daten finden sich in: Der Bundesminister für Arbeit und Sozialordnung: a. a. O. (s. Anm. 28).
36 Institut der deutschen Wirtschaft Köln: a. a. O. (s. Anm. 29); für 1991 vorläufiges Ergebnis.
37 Vgl. Der Bundesminister für Gesundheit (Hrsg.): Daten des Gesundheitswesens. Ausg. 1991, Baden-Baden 1991 [Schriftenreihe des Bundesministeriums für Gesundheit, Bd. 3], S. 177, 180; Institut der Deutschen Wirtschaft: a. a. O. (s. Anm. 29), Tab. 31, 93; Bundesministerium für Arbeit und Sozialordnung: Bundesarbeitsblatt, 1993, Heft 6, S. 92.
38 Vgl. Hungenberg, Hans/Steffens, Jürgen: Krankenversicherung der Rentner, 4. Aufl., Sankt Augustin 1986, S. 19ff.
39 Ebenda, S. 25.
40 Vgl. Kierstein, Hans/Krückel, Paul/Rühling, Rainer/Renner, Rudolf: Die Krankenversicherung der Rentner. Kommentar zu den gesetzlichen Vorschriften (SGB V, RVO, KVLG) unter besonderer Berücksichtigung der Beitragszahlung aus Renten und Versorgungsbezügen, Berlin 1992, Kz. 108, S. 1ff.

41 Die entsprechende Bestimmung fand sich bis zum 31.12.1991 in § 1304e RVO, § 83e AVG, danach in § 249a SGB V.
42 Vgl. Der Bundesminister für Gesundheit: Daten des Gesundheitswesens. Ausgabe 1993, Baden-Baden 1994 [Schriftenreihe des Bundesministeriums für Gesundheit; Bd. 25], S. 315, 328.
43 Ebenda.
44 Vgl. Prosi, Gerhard: Innovationen in der Medizintechnik, in: Orientierungen zur Wirtschafts- und Gesellschaftspolitik, 35. Jg. (1988), S. 68.
45 Vgl. Sachverständigenrat für die Konzertierte Aktion im Gesundheitswesen (Hrsg.): Jahresgutachten 1987. Medizinische und ökonomische Orientierung. Vorschläge für die Konzertierte Aktion im Gesundheitswesen, Baden-Baden 1987, S. 114f.
46 Ebenda, S. 102.
47 Vgl. o. V.: Krankenhäuser. DKG: Stellungnahme zur Entwicklung der GKV-Beitragssätze, in: A+S aktuell, Nr. 23 vom 5.11.1991.
48 Entsprechende Regelungen finden sich in §§ 115a, 115b SGB V i. d. F. d. GSG.
49 § 141 Abs. 2 SGB V.
50 Vgl. hierzu die Darstellung des Globalsteuerungsansatzes in: Dt. Bundestag, Referat Öffentlichkeitsarbeit (Hrsg.): Strukturreform der gesetzlichen Krankenversicherung. Endbericht der Enquete-Kommission des 11. Deutschen Bundestages, Bonn 1990, S. 15–88.
51 Vgl. Gitter, Wolfgang/Oberender, Peter: Möglichkeiten und Grenzen des Wettbewerbs in der Gesetzlichen Krankenversicherung. Eine ökonomische und juristische Untersuchung zur Strukturreform der GKV, Baden-Baden 1987, S. 28.
52 § 141 Abs. 1 SGB V.
53 Vgl. Gitter/Oberender: a. a. O. (s. Anm. 51), S. 28.
54 § 34 SGB V.
55 Vgl. Cassel, Dieter: Geleitwort, in: Birgit Vogelbruch: Festbeträge für Arzneimittel, Hamburg 1992 [Duisburger Volkswirtschaftliche Schriften, Bd. 12], S. IX.
56 § 34 SGB V.
57 § 35 Abs. 5 Satz 1 SGB V.
58 o. V.: Wissenschaftlicher Beirat der BAK. Festbeträge der Gruppen zwei und drei streichen!, in: Deutsche Apothekerzeitung, 128. Jg. (1988), S. 2099.
59 Vgl. Vogelbruch: a. a. O. (s. Anm. 55), S. 27.
60 Ebenda.
61 Vgl. Selke, Gisbert W.: Auswirkungen der Arzneimittelfestbeträge, in: Schwabe, Ulrich/Paffrath, Dieter (Hrsg.): Arzneiverordnungsreport '92. Aktuelle Daten, Kosten, Trends und Kommentare, Stuttgart–Jena 1992, S. 453.
62 Schwabe/Paffrath: a. a. O. (s. Anm. 61), S. 11.

63 Bundesarbeitsblatt: a. a. O. (s. Anm. 37).
64 § 2 Abs. 2 KHG.
65 Vgl. Neubauer, Günter: Schritte zur Neuordnung der Krankenhausfinanzierung in Deutschland, in: Peter Oberender (Hrsg.): Institutionelle Erneuerung des Gesundheitswesens in Deutschland, Baden-Baden 1993 [Gesundheitsökonomische Beiträge, Bd. 17], S. 71.
66 Ebenda, S. 81.
67 § 85 Abs. 3a bis 3c SGB V.
68 §§ 101, 92 Abs. 1 S. 2 Nr. 9 SGB V i. d. F. des Art. 1 GSG.
69 § 102 SGB V.
70 §§ 87 Abs. 2b, 85 Abs. 4a SGB V.
71 § 84 SGB V.
72 § 92a SGB V.
73 Vgl. hierzu: Cassel, Dieter: Organisationsreform der GKV zwischen Kassenwettbewerb und Einheitskasse, in: Wirtschaftsdienst, Jg. 73 (1993), S. 131–137.
74 Vgl. Neubauer, Günter: Verfahren des Finanzausgleichs in der gesetzlichen Krankenversicherung zur Angleichung der Wettbewerbssituation, in: Die Betriebskrankenkasse, Jg. 76 (1988), S. 281–285.
75 Schulenburg, J.-Matthias Graf v. d./Schöffski, Oliver: Auswirkungen des Gesundheitsstrukturgesetzes auf das Überweisungsverhalten von Primärärzten. Eine ökonomische Bewertung aus Sicht der Kostenträger und der Volkswirtschaft, in: Peter Oberender (Hrsg.): Probleme der Transformation im Gesundheitswesen, Baden-Baden 1994.
76 Ballast, Thomas: Die neuen Bedarfsplanungs-Richtlinien-Ärzte und ihr Konzept strukturierter Meßzahlen, in: Die Krankenversicherung, 45. Jg. (1993), S. 114.
77 Vgl. Merklein, Renate: Die überfällige Reform: Das Gesundheitswesen im Strudel der Politik, Frankfurt/Main 1992, S. 19 f.
78 Vgl. Pitschas, Rainer: Inhalt und Reichweite des Mandats der Europäischen Gemeinschaft auf dem Gebiet der Gesundheitspolitik, in: Zeitschrift für Sozialreform, 39. Jg. (1993), S. 469.
79 Ebenda.
80 Ebenda, S. 470.
81 Gerichtshof der Europäischen Gemeinschaften (EuGH): Urteil vom 7. 2. 1984, Rechtssache 238/82, Sammlung der Rechtsprechung des Gerichtshofs 1984, Teil 1, S. 541 f.
82 Oberender, Peter: Zur Notwendigkeit einer Harmonisierung der sozialen Sicherung im Krankheitsfalle in der Europäischen Gemeinschaft, in: Gérard Gäfgen (Hrsg.): Systeme der Gesundheitssicherung im Wandel, Gesundheitsökonomische Beiträge, Bd. 13, Baden-Baden 1992, S. 187 ff.
83 In der DDR wurde die gesamte ambulante Versorgung durch Polikliniken und -ambulatorien (häufig Betriebspolikliniken und -ambulatorien) sichergestellt. Ende 1989 gab es nur 341 Ärzte in eigener Niederlassung.

Vgl. Sachverständigenrat für die Konzertierte Aktion im Gesundheitswesen: Jahresgutachten 1991. Das Gesundheitswesen im vereinten Deutschland, Baden-Baden 1991, S. 29.

84 o. V.: Privatkliniken. Die kostengünstige Alternative, in: iwd, 19. Jg., Nr. 33 v. 19. 08. 93, S. 5.

85 Ebenda.

86 Vgl. Sachverständigenrat für die Konzertierte Aktion im Gesundheitswesen: a. a. O. (s. Anm. 83), S. 33.

87 Nach Angaben der Konzertierten Aktion im Gesundheitswesen, zitiert nach: o. V.: Privatkliniken (s. Anm. 84).

88 Vgl. Rosenberg, Peter: Das soziale Netz vor der Zerreißprobe? Ökonomische, technologische und demographische Herausforderungen, Frankfurt am Main 1990, S. 23.

89 Vgl. Statistisches Bundesamt: a. a. O. (s. Anm. 26), S. 73, sowie Sommer, Bettina: Entwicklung der Bevölkerung bis 2030. Ergebnis der siebten koordinierten Bevölkerungsvorausberechnung, in: Statistisches Bundesamt (Hrsg.): Wirtschaft und Statistik, 1992, Heft 4, S. 217.

90 Vgl. Knoll, Robert/Ochel, Wolfgang/Vogler-Ludwig, Kurt: Auswirkungen der internationalen Wanderungen auf Bevölkerung, Arbeitsmarkt und Infrastruktur. Szenarien für Bayern bis zum Jahr 2010, in: ifo-Schnelldienst, 46. Jg., Nr. 6, S. 7–17.

91 Vgl. Hammes, Winfried/Fleischer, Henning: Bevölkerungsentwicklung 1992, in: Statistisches Bundesamt (Hrsg.): Wirtschaft und Statistik, 1993, S. 893–898.

92 Vgl. Sommer: a. a. O. (s. Anm. 89), S. 220.

93 Vgl. Werner, Bernd/Seidel, Jochen/Cords, Sabine: Bevölkerungsaufbau und Krankheitspanorama im Jahr 2000. Eine Analyse am Beispiel Hamburg, in: Die Ortskrankenkasse, Jg. 76 (1994), S. 123.

94 Vgl. Sachverständigenrat für die Konzertierte Aktion im Gesundheitswesen: Jahresgutachten 1992. Ausbau in Deutschland und Aufbruch nach Europa. Baden-Baden 1992, S. 233.

95 Ebenda, S. 225

96 Vgl. Jörg, Michael: Das neue Kassenarztrecht. Teilnahme an der vertragsärztlichen Versorgung, Rechte und Pflichten des Vertragsarztes, Vergütung und Wirtschaftlichkeitsprüfung, Organisation, Verfahren und Rechtsmittel. Eine praxisgerechte Einführung unter Berücksichtigung des Gesundheits-Strukturgesetzes 1993 und der Rechtsprechung des Bundessozialgerichts, München 1993, S. 100.

97 Sachverständigenrat für die Konzertierte Aktion im Gesundheitswesen: a. a. O. (s. Anm. 45), S. 98 f.

97a Oberender, Peter: Wettbewerb, Kooperation und Konzentration im Lebensmittelhandel. Eine markttheoretische Analyse in: Borchert, Manfred/Fehl, Ulrich/Oberender, Peter: Markt und Wettbewerb, Festschrift für Ernst Heuß zum 65. Geburtstag, Bern–Stuttgart 1987, S. 381 ff.

98 § 1 Abs. 1 ApoG.

99 Vgl. ABDA: Bericht 1989/90, Frankfurt/Main 1990, S. 33.

100 Ebenda, S. 34f.

101 Zitiert nach: Krämer, Walter: Ist moderne Medizin heute noch bezahlbar? in: Die Pharmazeutische Industrie, Jg. 55 (1993), S. 793.

102 Ebenda.

103 Vgl. Meyer, Dirk: Gesellschaftliche Steuerung des medizinischen Fortschritts, in: Das Gesundheitswesen, 56. Jg. (1994), S. 1–5.

104 Vgl. Deutscher Bundestag, Referat Öffentlichkeitsarbeit (Hrsg.): Strukturreform der gesetzlichen Krankenversicherung: Endbericht der Enquete-Kommission des 11. Deutschen Bundestages »Strukturreform der gesetzlichen Krankenversicherung«, Band 1, Bonn 1990, S. 54f.

105 Dinkel, Reiner Hans: Die Pflegeversicherung: Ein finanzieller Sprengsatz für die Zukunft, in: Sozialer Fortschritt, 42. Jg. (1993), S. 39–42.

105a Vgl. Gitter, Wolfgang / Oberender, Peter: Pflegefallrisiko, Bayreuth 1986.

106 Vgl. Deutscher Bundestag, Referat Öffentlichkeitsarbeit (Hrsg.): a. a. O. (s. Anm. 104).

107 Vgl. Krämer: a. a. O. (s. Anm. 14).

108 Vgl. Sachverständigenrat für die Konzertierte Aktion im Gesundheitswesen: Gesundheitsversorgung und Krankenversicherung 2000. Eigenverantwortung, Subsidiarität und Solidarität bei sich ändernden Rahmenbedingungen. Sachstandsbericht 1994. Kurzfassung. Baden-Baden 1994.

108a Vgl. Sachverständigenrat für die Konzertierte Aktion im Gesundheitswesen: Sachstandsbericht 1994. Gesundheitsversorgung und Krankenversicherung 2000. Eigenverantwortung, Subsidiarität und Solidarität bei sich ändernden Rahmenbedingungen, o.O., o. J., S. 342ff.

109 Vgl. o. V.: Unterentwickelt, in: Frankfurter Allgemeine Zeitung vom 23. 02. 94.

110 Vgl. Roß, Andreas: Bayern für Transplantationsgesetz, in: Süddeutsche Zeitung vom 12. 11. 93.

111 Vgl. o. V.: Wer als Arzt Nachsorge ablehnt, gerät in die Klemme. Bis zu drei Prozent der Wartenden an Transplantationszentren kaufen eine Niere im Ausland, Spender-Schicksal unbekannt, in: Ärzte-Zeitung vom 22. 02. 94.

112 Vgl. Statistisches Bundesamt: Fachserie 12. Reihe 5: Berufe des Gesundheitswesens, 1992.

113 Vgl. Bundesverband der Pharmazeutischen Industrie e. V. (Hrsg.): PharmaDaten '93, Frankfurt am Main 1993, S. 8.

114 Ebenda, S. 10.

115 Vgl. Bundesfachverband der Arzneimittel-Hersteller e. V.: Selbstmedikation. Eine Standortbestimmung, Bonn 1993, S. 9.

116 Vgl. Bundesverband der Pharmazeutischen Industrie e. V. (Hrsg.): a. a. O. (s. Anm. 113), S. 16.

117 Ebenda., S. 17.
118 Ebenda., S. 22ff.
119 Ebenda., S. 40f.
120 Vgl. Reis-Arndt, Erika: 30 Jahre Arzneimittelentwicklung. Neue pharmazeutische Wirkstoffe 1961–1990, in: Die Pharmazeutische Industrie, 55. Jg. (1993), S. 14–21.
121 Vgl. Bundesverband der Pharmazeutischen Industrie e. V. (Hrsg.): a. a. O. (s. Anm. 116), S. 45.
122 Vgl. ABDA – Bundesvereinigung deutscher Apothekerverbände: Die Apotheke. Zahlen – Daten – Fakten, Frankfurt am Main 1992.
123 Vgl. Deutsche Krankenhausgesellschaft: a. a. O. (s. Anm. 8), S. 48.
124 Ebenda.
125 Vgl. Statistisches Bundesamt: Fachserie 12. Reihe 5: Berufe des Gesundheitswesens 1990, S. 11.
126 Vgl. o. V.: Nachschub gedrosselt, in: Der Spiegel, 47. Jg. (1993), Nr. 25, S. 165.
127 Vgl. Statistisches Bundesamt: a. a. O. (s. Anm. 112), S. 9.
128 Vgl. Klose, Joachim: Leistungsreport Ärzte. Arztprofile der wichtigsten Fachgruppen niedergelassener Ärzte. Ein Kompendium zur ambulanten Versorgung in den westlichen Bundesländern, Stuttgart–Jena–New York 1993, S. 441.
129 Vgl. Sachverständigenrat für die Konzertierte Aktion im Gesundheitswesen: a. a. O. (s. Anm. 94).
130 Vgl. Klose, Joachim: a. a. O. (s. Anm. 128).
131 Vgl. Statistisches Bundesamt: a. a. O. (s. Anm.112) , S. 4f.
132 Ebenda, S. 30.
133 Ebenda, S. 30.
134 Ebenda, S. 4.
135 Vgl. Statistisches Bundesamt (Hrsg.): Wirtschaft und Statistik, 1992, Heft 7, S. 443.
136 Vgl. o. V.: Zur Vermögenssituation der privaten Haushalte in Deutschland, in: Deutsche Bundesbank (Hrsg.): Monatsbericht Oktober 1993, 45. Jg., Nr. 10, S. 27.
137 Vgl. Schultz, Carsten: Milliarden werden vererbt. Aufbau-Generation hinterläßt Kindern Häuser, Geld und Autos, in: Nordbayerischer Kurier vom 26./27. 02. 94.
138 Vgl. Deutsche Bundesbank (Hrsg.): Monatsbericht Februar 1994, 46. Jg., Nr. 2, Statistischer Teil, S. 72.
139 Vgl. o. V.: AOK Essen bootet die KV aus – Einstieg in das Einkaufsmodell? in: Ärzte-Zeitung vom 01./02. 10. 93, S. 1.
140 Vgl. Graff, Dieter: Biokost im Trend. Naturkost im Aufwind, jedoch verlangsamtes Wachstum bei der Erwachsenendiätetik, in: Dynamik im Handel, 1993, Heft 7, hier: S. 38.
141 Ebenda, S. 40.

142 Vgl. Friese, Hans-Günter: Werbung ist nötig!, Antwort auf einen Leserbrief, in: Pharmazeutische Zeitung, 139. Jg. (1994), S. 61.
143 Vgl. Sommer, Bettina: a. a. O. (s. Anm. 89), S. 220.

Abkürzungsverzeichnis

ABDA	Bundesvereinigung Deutscher Apothekerverbände
AKV	Allgemeine Krankenversicherung
AMG	Arzneimittelgesetz
AMPreisVO	Arzneimittelpreisverordnung
BAH	Bundesverband der Arzneimittelhersteller e. V.
BMA	Bundesministerium für Arbeit und Sozialordnung
BMFS	Bundesministerium für Familie und Senioren
BMG	Bundesministerium für Gesundheit
BPflV	Bundespflegesatzverordnung
BSP	Bruttosozialprodukt
BT-Drucksache	Drucksache des Deutschen Bundestags
DIW	Deutsches Institut für Wirtschaftsforschung Berlin
EBM	Einheitlicher Bewertungsmaßstab
Ed.	Editor (Herausgeber)
EG-V	Vertrag zur Gründung der Europäischen Gemeinschaft in der Fassung vom 7. Februar 1992 (Maastricht)
EU	Europäische Union
GKV	Gesetzliche Krankenversicherung
GOÄ	Gebührenordnung für Ärzte
GRG	Gesundheits-Reformgesetz
GSG	Gesundheitsstrukturgesetz
iw	Institut der deutschen Wirtschaft, Köln
KAiG	Konzertierte Aktion im Gesundheitswesen

KH-KDG	Krankenhaus-Kostendämpfungsgesetz
KHG	Krankenhausfinanzierungsgesetz
KLVG	Leistungsverbesserungsgesetz in der Krankenversicherung
KVdR	Krankenversicherung der Rentner
KVEG	Kostendämpfungs-Ergänzungsgesetz
KVKG	Krankenversicherungs-Kostendämpfungsgesetz
KVSG	Künstlersozialversicherungsgesetz
PKV	Private Krankenversicherung
RAG 82	Rentenanpassungsgesetz 1982
RVO	Reichsversicherungsordnung
SGB	Sozialgesetzbuch
SOEP-West	Sozio-ökonomisches Panel Westdeutschland des DIW
WIdO	Wissenschaftliches Institut der AOK
WuV	Werbe- und Vertriebsgesellschaft Deutscher Apotheker mbH

Glossar

Ambulante Behandlung (Versorgung)
Behandlung durch einen niedergelassenen Arzt (Zahnarzt) in dessen Praxis, in der Wohnung des Kranken oder auch im Krankenhaus, wenn der Kranke nicht zur → stationären Behandlung aufgenommen wird.

Angebotsinduzierte Nachfrage
Aufgrund seines Informationsvorsprungs gegenüber den Patienten übt der Arzt faktisch einen erheblichen Einfluß auf die Gestaltung der Nachfrage nach Gesundheitsleistungen aus. Von Angebotsinduzierung spricht man dann, wenn er sich dabei nicht wie ein perfekter Sachwalter des Patienten verhält, sondern auch seine eigenen Interessen einfließen läßt. Dies gilt insbesondere, wenn Ärzte bei einem Anstieg der Ärztedichte Informationen, die sie an den Patienten geben, systematisch verändern, um ihre eigene Auslastung sicherzustellen.

Apothekenpflicht
Aus Gründen des Gesundheitsschutzes darf die Ausgabe bestimmter, als apothekenpflichtig gekennzeichneter Arzneimittel an den Endverbraucher nur über Apotheken erfolgen.

Arzneimittelpreisverordnung
Verordnung zur Regelung der Preise und Preisspannen für apothekenpflichtige Arzneimittel (→ Apothekenpflicht). Auf den vom Arzneimittelhersteller festgelegten Abgabepreis (Herstellerabgabepreis) werden gesetzlich vorgegebene Preisspannen für den Großhandel und für die Apotheken aufgeschlagen. Das Ziel dieser Verordnung ist es, aus gesundheitspolitischen Gründen bundesweit einheitliche Apothekenabgabepreise zu erzielen. Dadurch findet ein

Preiswettbewerb nur auf der Herstellerstufe statt. Auf der Apothekenstufe ist er ausgeschlossen.

Arzneimittelzulassung

Arzneimittel müssen durch das Bundesgesundheitsamt zugelassen werden. Voraussetzung für die Erteilung einer Zulassung ist es, daß der Antragsteller den Nachweis von Unbedenklichkeit (Sicherheit), Wirksamkeit und Qualität des Arzneimittels erbringt.

Arzthonorar

Finanzielles Entgelt für erbrachte ärztliche Leistungen. Grundlage für das ärztliche Honorar ist die Gebührenordnung für Ärzte (GOÄ). In der GKV nimmt diese Rolle der Einheitliche Bewertungsmaßstab (EBM) ein.

Asepsis (Sterilisation)

Gesamtheit der Maßnahmen, deren Ziel es ist, Keimfreiheit zu erzielen. Sie sollen das Eindringen bzw. Einschleppen von Erregern in den Organismus bei Operationen, bei der Frühgeburtenaufzucht und bei der Herstellung und Abfüllung von nicht sterilisierbaren Arzneimitteln verhindern.

Aut-Simile-Verbot (Substitutionsverbot)

Verbietet dem Apotheker einen eigenmächtigen Arzneimittelaustausch, sofern nicht der Arzt das verschriebene Präparat unter seiner Wirkstoffbezeichnung verordnet oder die Substitution des Präparats durch ein wirkstoffgleiches Arzneimittel ausdrücklich durch Vermerk auf dem Rezept zugelassen hat.

Äquivalenzprinzip

In der privaten Krankenversicherung angewandtes Versicherungsprinzip. Hierbei richtet sich die Beitragshöhe (Prämie) ausschließlich nach dem zu versichernden Risiko. Als Risikoindikatoren könnten z. B. das Alter, das Geschlecht, die Vorerkrankungen und der Beruf der zu versichernden Person herangezogen werden.

Bagatellarzneimittel

Arzneimittel, die auf der sogenannten Negativliste aufgeführt sind und nicht zu Lasten der Krankenkasse verordnet werden dürfen. Es handelt sich hierbei in aller Regel um Arzneimittel, die bei geringfügigen Gesundheitsstörungen verordnet werden.

Beitragsbemessungsgrenze

Einkommenshöhe, die für die Beitragsberechnung zur gesetzlichen Krankenversicherung relevant ist. Die Krankenversicherungsbeiträge werden in der GKV auf der Grundlage des → Solidarprinzips in prozentualer Abhängigkeit vom Einkommen des Versicherten berechnet. Versicherte, deren Einkommen die Beitragsbemessungsgrenze überschreitet, haben nur den Beitrag zu entrichten, der dem dieser Grenze entspricht. Die Höhe der Beitragsbemessungsgrenze entspricht 75 % des Wertes der Beitragsbemessungsgrenze in der gesetzlichen Rentenversicherung.

Beitragssatzstabilität

Ein politisch festgelegter Grundsatz, der die Krankenkassen und die Leistungserbringer dazu verpflichtet, ihre Vereinbarungen über die Leistungsvergütungen so zu gestalten, daß Beitragserhöhungen vermieden werden.

Belegarzt

Niedergelassener Arzt, dem von einem Krankenhausträger das Recht eingeräumt wird, seine Patienten stationär oder teilstationär im Krankenhaus zu behandeln.

Bioverfügbarkeit

Geschwindigkeit und Ausmaß, mit denen ein Arzneistoff in unveränderter Form im Blutkreislauf festgestellt werden kann.

Budget

Entgeltverfahren, das die periodenbezogene Gesamtleistung eines Leistungserbringers im Gesundheitswesen mit einem Pauschalbetrag vergütet. Budgetvorgaben können unabhängig von der tatsächlichen Inanspruchnahme (starres Budget oder inflexibles Budget) oder in Abhängigkeit von der tatsächlichen Inanspruchnahme des jeweiligen Leistungserbringers (flexibles Budget) festgelegt werden.

Compliance

Therapietreue des Patienten hinsichtlich der Einnahme von Arzneimitteln, der Einhaltung einer Diät oder der Veränderung des Lebensstils. Eine Nichtbefolgung von ärztlichen Ratschlägen wird als non-compliance bezeichnet.

Einnahmenorientierte Ausgabenpolitik

Ziel der einnahmenorientierten Ausgabenpolitik ist es, die Ausgabenveränderungen der GKV an der Entwicklung der versicherten Einkommen zu orientieren. Als Indikator für die Einnahmenentwicklung wird die durchschnittliche → Grundlohnsumme der beteiligten Krankenkassen festgelegt.

Einzelleistungsvergütung

Die Vergütung der vom Arzt erbrachten Leistungen nach einem detaillierten Gebührenverzeichnis. In der gesetzlichen Krankenversicherung entrichten die Krankenkassen an die Kassen(zahn)ärztliche Vereinigung eine Gesamtvergütung für die kassenärztliche Versorgung. Die Kassen(zahn)ärztliche Vereinigung verteilt dieses Gesamthonorar in der Regel nach den auf dem Krankenschein angegebenen Einzelleistungen an die beteiligten Ärzte.

Epidemiologie

Lehre von der Entstehung, Verbreitung und Bekämpfung von Krankheiten.

Fallpauschale

Pauschalbetrag für die Abgeltung der (zahn)ärztlichen Leistungen im Rahmen eines Behandlungsvertrags. Für eine bestimmte Indikation wird im voraus ein festes Entgelt unabhängig von den tatsächlich entstehenden Kosten vereinbart.

Freifahrermentalität (Free-Rider-Mentalität)

Aufgrund der bestehenden Versicherung im Rahmen des → Sachleistungsprinzips wird auf eine preisliche Steuerung der Nachfrage verzichtet. Bei dem einzelnen Patienten kann nun die Illusion entstehen, Gesundheitsleistungen seien kostenlos. Hierdurch fragt er Gesundheitsleistungen bis zu seiner Sättigungsgrenze nach.

Gebührenordnung für Ärzte (GOÄ)

Amtliche Taxe für ärztliche Leistungen, die vom Bundesgesundheitsministerium mit Zustimmung des Bundesrates erlassen wird. Die GOÄ bildet die Grundlage für die Berechnung der Vergütungen für die ärztlichen Leistungen, des → Arzthonorars.

Gerontologie

Wissenschaft vom alternden Menschen.

Gesetzliche Krankenversicherung (GKV)

Träger der GKV sind als öffentlich-rechtliche Selbstverwaltungskörperschaften die Krankenkassen. Die Beiträge zur GKV werden auf Grundlage des → Solidarprinzips erhoben. Die GKV deckt die Risiken ab, die sich im Krankheitsfall in Form von Behandlungskosten und Einkommensausfall ergeben. Für die Leistungserbringung gilt das → Sachleistungsprinzip. Familienangehörige von Versicherten sind in der GKV mitversichert. In der GKV sind rund 90 % der deutschen Bevölkerung versichert. Es gibt Versicherungspflichtige und Versicherungsberechtigte. Versicherungspflichtige sind solche Personen, die eine bestimmte Einkommenshöhe nicht überschreiten oder bestimmte Kriterien erfüllen. Versicherungsberechtigt ist nur ein gesetzlich engbegrenzter Personenkreis.

Grundlohnsumme

Grundlohnsumme ist das beitragspflichtige Arbeitsentgelt, aus dem im Durchschnitt eines bestimmten Zeitraums die Beiträge zur Sozialversicherung berechnet werden.

Heilmittel

Überwiegend äußerlich auf den Körper zur Heilung und Linderung einer Krankheit angewandte Mittel (Massagen, Bäder, Packungen, Gymnastik, Sprachtherapie).

Hilfsmittel

Hilfsmittel, die dem Kranken helfen sollen, mit der Krankheit oder ihren Folgen zu leben (Zahnersatz, Krücken, Krankenfahrstühle, Hörgeräte).

Kostendeckungsprinzip

Prinzip der Finanzierung, das dem Krankenhaus einen Anspruch gegenüber den Finanzierungsträgern der Gesundheitsversorgung auf Erstattung aller im Rahmen der Leistungserstellung enstandenen Kosten gewährt.

Kostenerstattungsprinzip

Die Patienten übernehmen zunächst die Bezahlung der Kosten für die Inanspruchnahme (zahn)ärztlicher Leistungen. Sie erhalten erst anschließend den Gesamt- oder einen Teilbetrag von ihrer Versicherung erstattet. Die Kostenerstattung wird in der → privaten Krankenversicherung generell, in der Gesetzlichen Krankenversicherung nur vereinzelt angewendet.

Krankenschein

Ausweis eines Patienten, der den Anspruch auf eine kassen(zahn)ärztliche Versorgung bei der ersten Inanspruchnahme des Arztes im jeweiligen Kalenderquartal nachweist. Die Krankenkassen garantieren hierbei die kostenlose Inanspruchnahme von Leistungen (→ Sachleistungsprinzip, → Selbstbeteiligung). Der Krankenschein ist zugleich Abrechnungsunterlage für den einzelnen Arzt.

Krankenversicherungskarte

Mit der bundesweiten Einführung der maschinenlesbaren Krankenversicherungskarte (Chipkarte) bis zum 1. Januar 1995 soll der als Versicherungsnachweis und Abrechnungsbeleg für die vertragsärztliche und vertragszahnärztliche Behandlung dienende → Krankenschein abgelöst werden (§ 291 SGB V). Die Karte braucht nur noch dem Arzt vorgelegt zu werden: Für die Versicherten der → Gesetzlichen Krankenversicherung entfällt das häufige Ausfüllen von Formularen beim Arztbesuch, für die gesetzlichen Krankenkassen der Versand von etwa 50 Millionen Krankenscheinen. Die Daten der Karte, sie enthält Name, Vorname, Geburtsdatum, Anschrift, Versichertennummer, Mitgliedsstatus, Name der Krankenkasse sowie Gültigkeitsdauer der Karte, werden maschinell in die Abrechnungsunterlagen des Leistungserbringers übertragen. Die Krankenversicherungskarte erfüllt alle europäischen Normen, so daß eine spätere europaweite Verwendung des Systems denkbar wäre.

Moral-Hazard-Phänomen

Phänomen, daß das Bestehen einer Versicherung das Verhalten eines Versicherten insofern ändert, als dieser versucht, für den bezahlten Versicherungsbeitrag ein möglichst hohes Maß an Leistungen »herauszuholen«. Der Begriff Moral-Hazard wird auch verwendet, wenn ein Individuum, in der Gewißheit seines Versicherungsschutzes, durch krankheitsbegünstigendes und krankheitsförderndes Verhalten die Wahrscheinlichkeit zu erkranken erhöht.

Morbidität

Häufigkeit einer Erkrankung in einer abgegrenzten Bevölkerungsgruppe in einem festgelegten Beobachtungszeitraum. Als Multimorbidität wird das gleichzeitige Bestehen mehrerer Erkrankungen bei einer Person verstanden.

Mortalität

Sterberate, die in Prozent die Anzahl der Todesfälle bezogen auf die Gesamtbevölkerung oder eine definierte Bevölkerungsgruppe angibt.

Pflegesatz

Tagesgleiche Pauschale pro Pflegetag als Entgelt für die Behandlung eines Patienten im Krankenhaus.

Pharmakologie

Als Pharmakologie wird die Lehre von der Wirkung fremder und körpereigener Stoffe auf den Organismus sowie die Lehre von der Nutzung bestimmter chemischer Stoffe als Heilmittel bezeichnet.

Pharmazeutik

Die dem Apothekerberuf zugrundeliegende Wissenschaft von den Arzneimitteln und ihrer Herstellung.

Private Krankenversicherung (PKV)

Privatrechtliche Gesellschaften, für die die Vollmitgliedschaft freiwillig und nur möglich ist, wenn keine Versicherungspflicht für die GKV besteht. Für Mitglieder der GKV besteht die Möglichkeit, sich bei einer Privaten Krankenversicherung im Rahmen einer Zusatzversicherung weitergehende Leistungsansprüche aufzubauen. Die Beiträge werden nach dem → Äquivalenzprinzip erhoben. Für die Leistungserbringung gilt das → Kostenerstattungsprinzip.

Rationalitätenfalle

Diskrepanz (»Falle«) zwischen individueller und kollektiver Rationalität. So verhalten sich aufgrund der bestehenden Anreizstrukturen die einzelnen Beteiligten im Gesundheitswesen völlig rational, wenn sie möglichst viel aus dem sozialen Sicherungssystem »herausholen« wollen. Gesamtgesellschaftlich bedeutet dies jedoch eine Verschwendung, d. h., es widerspricht der kollektiven Rationalität.

Sachleistungsprinzip

Gegen Vorlage eines Krankenscheines bzw. der Versichertenkarte haben die Versicherten der GKV Anspruch auf eine kostenfreie (zahn)ärztliche Leistung. Die Abrechnung über die erbrachten Leistungen erfolgt dann zwischen den (Zahn)ärzten und den Kassen(zahn)ärztlichen Vereinigungen sowie sonstigen Leistungserbringern und den Krankenkassen. Durch die Anwendung des Sachleistungsprinzips erhalten die Versicherten keine Kenntnis über die konkreten Kosten der von ihnen in Anspruch genommenen Leistung. Dies kann zu einem Fehlverhalten führen (→ Freifahrermentalität, → Moral-Hazard-Phänomen sowie → angebotsinduzierte Nachfrage).

Selbstbeteiligung
Direkte finanzielle Beteiligung des Patienten an den Kosten (Ausgaben) für die in Anspruch genommenen (zahn)ärztlichen Leistungen.

Selbstmedikation
Gesetzlich gestattete Einleitung einer Arzneimitteltherapie durch medizinische Laien. Selbstmedikation bezieht sich immer auf nicht → verschreibungspflichtige Arzneimittel.

Sicherstellungsauftrag
Verpflichtung der Kassen(zahn)ärztlichen Vereinigungen und der Kassen(zahn)ärztlichen Bundesvereinigung gegenüber den Krankenkassen, die ihnen obliegende (zahn)ärztliche Versorgung sicherzustellen und gegenüber den Trägern der gesetzlichen Krankenversicherung zu garantieren, daß die kassen(zahn)ärztliche Versorgung den gesetzlichen und vertraglichen Erfordernissen entspricht.

Solidarprinzip
In der gesetzlichen Krankenversicherung sind die Beitrags- und Leistungsgestaltung nach dem Solidarprinzip aufgebaut: Es gilt der Grundsatz »einkommens*ab*hängige Beiträge und beitrags*unab*hängige Leistungen«. Die Beiträge werden nach der Höhe der Einkommen erhoben (nach der individuellen Leistungsfähigkeit), die Leistungsgewährung ist jedoch gleich, d.h. beitragsunabhängig. Auf diese Weise findet eine soziale Umverteilung von Ledigen und Verheirateten ohne Kinder an Verheiratete mit Kindern statt, von jungen Versicherten an ältere Versicherte. Der Solidareffekt ist jedoch durch die → Versicherungspflichtgrenze und die → Beitragsbemessungsgrenze eingeschränkt.

Stationäre Behandlung (Versorgung)
Behandlung, die in einem Krankenhaus vorgenommen wird, in dem der Behandelte die Nacht bzw. einen noch längeren Zeitraum zur Beobachtung und/oder weiteren Behandlung verbringt.

Subsidiaritätsprinzip
Dieses Prinzip bezieht sich auf die Rangordnung bei der Hilfestellung. Jeder einzelne sollte sich zunächst im Rahmen seiner Möglichkeiten selbst helfen. Erst wenn diese Möglichkeiten erschöpft sind, sollen andere übergeordnete Einrichtungen unterstützend eingreifen.

Substitutionsverbot
→ Aut-Simile-Verbot

Therapiefreiheit des Arztes
Der Arzt muß die Freiheit von äußeren Reglementierungen und Regulierungen bei der Wahl der diagnostischen und therapeutischen Methoden besitzen. Er darf nicht zu einer seinem ärztlichen Gewissen widersprechenden Diagnose- und Behandlungsmethode gezwungen werden. Die Therapiefreiheit soll dem Arzt gestatten, sich für jeweils diejenigen Maßnahmen zu entscheiden, die nach seiner Auffassung unter den gegebenen Umständen den größtmöglichen therapeutischen Nutzen für den Patienten erwarten lassen.

Therapiefreiheit (-hoheit) des Patienten
Der Patient muß – soweit dies gesundheits- und gesellschaftspolitisch vertretbar ist – das Recht besitzen, unter alternativen Diagnose- und Behandlungsmethoden mit Hilfe des ärztlichen Rates frei entscheiden zu können (Selbstbestimmungsrecht). Es wird hier nicht von einer Omnipotenz des Patienten ausgegangen, sondern vielmehr von der These der Unteilbarkeit der Freiheit, d. h., der einzelne Mensch muß die Freiheit besitzen, solange Interessen Dritter nicht tangiert werden, frei zu entscheiden. Es wird hierbei von einem mündigen, nicht von einem omnipotenten Bürger ausgegangen. Der Patient bedarf weiterhin der Beratung kompetenter Agenten (z. B. Arzt, Krankenkasse).

Verschreibungspflicht
Gesetzlich festgelegte Auflage, nach der bestimmte Arzneimittel

nur nach Vorlage einer ärztlichen Verordnung (Rezept) an den Verbraucher abgegeben werden dürfen.

Versicherungspflichtgrenze

Einkommensgrenze, die die Pflicht, sich bei einer gesetzlichen Krankenkasse zu versichern, festlegt. Arbeitnehmer, deren Einkommen diese Grenze nicht überschreitet, müssen sich in einer gesetzlichen Krankenkasse versichern. Die Versicherungspflichtgrenze wird dynamisch der allgemeinen Einkommensentwicklung angepaßt.

Literaturhinweise

Andersen, Hanfried H./Henke, Klaus-Dirk/Schulenburg, J.-Matthias Graf v. d.: Basiswissen Gesundheitsökonomie. Band 1: Einführende Texte, Berlin 1992.

Andersen, Hanfried H./Henke, Klaus-Dirk/Schulenburg, J.-Matthias Graf v. d.: Basiswissen Gesundheitsökonomie. Band 2: Kommentierte Bibliographie ab 1987, Berlin 1992.

Baumann, Manfred/Stock, Johannes: Managed Care - Impulse für die GKV? Erfahrungswerte mit alternativen Formen der Steuerung in der Gesundheitsversorgung, Düsseldorf 1996.

Breyer, Friedrich/Zweifel, Peter: Gesundheitsökonomie, 2. Aufl., Berlin u. a. O. 1996.

Drummond, Michael F./Maynard, Alan (Hrsg.): Purchasing and Providing Cost-Effective Health Care, Edinburgh u. a. O. 1993.

Folland, Sherman/Goodman, Allen C./Stano, Miron: The Economics of Health & Health Care, New York u. a. O. 1993.

Gitter, Wolfgang/Oberender, Peter: Möglichkeiten und Grenzen des Wettbewerbs in der Gesetzlichen Krankenversicherung. Eine ökonomische und juristische Untersuchung zur Strukturreform der GKV, Baden-Baden 1987.

Gold, Marthe R./Siegel, Joanna E./Russell, Louise B./Weinstein, Milton C. (Hrsg.): Cost-Effectiveness in Health and Medicine, New York 1996.

Heissel, Arne: Grundlagen der Messung von Lebensqualität, Nürnberg 1998.

Herder-Dorneich, Philipp: Ökonomische Theorie des Gesundheitswesens. Problemgeschichte, Problembereiche, theoretische Grundlagen, Baden-Baden 1994.

Krämer, Walter: Die Krankheit des Gesundheitswesens. Die Fortschrittsfalle der modernen Medizin, Frankfurt am Main 1989.

Krämer, Walter: Wir kurieren uns zu Tode. Rationierung und die Zukunft der modernen Medizin, Berlin 1997.

Leidl, Reiner (Hrsg.): Health care and its financing in the single European market, Amsterdam 1998 [Biomedical and health research, Bd. 18].

Mooney, Gavin: Key Issues in Health Economics, New York 1994.

Oberender, Peter: Branchenstudie „Pharmazeutische Industrie", in: ders. (Hrsg.): Marktstruktur und Wettbewerb in der Bundesrepublik Deutschland. Branchenstudien zur deutschen Volkswirtschaft, München 1984, S. 243ff.

Oberender, Peter (Hrsg.): Rationalisierung und Rationierung im Gesundheitswesen, Gräfelfing 1996.

Oberender, Peter: Wieviel Markt im Gesundheitswesen der Bundesrepublik Deutschland ist nötig und möglich, um der demographischen Herausforderung zu begegnen?, in: C.v. Ferber/H. Radebold/J.-Matthias Graf von der Schulenburg (Hrsg.): Die demographische Herausforderung, Gerlingen 1989, S. 377ff. [Robert Bosch Stiftung - Beiträge zur Gesundheitsökonomie, Bd. 23].

Oberender, Peter (Hrsg.): Alter und Gesundheit, Baden-Baden 1997 [Gesundheitsökonomische Beiträge, Bd. 26].

Oberender, Peter (Hrsg.): Institutionelle Erneuerung des Gesundheitswesens in Deutschland, Baden-Baden 1993 [Gesundheitsökonomische Beiträge, Bd. 17].

Oberender, Peter (Hrsg.): Möglichkeiten und Grenzen der ökonomischen Evaluation im Gesundheitswesen, Baden-Baden 1996 [Gesundheitsökonomische Beiträge, Bd. 25].

Oberender, Peter/Daumann, Frank: Ökonomische Aspekte der Qualitätssicherung, in: H.-J. Jaster (Hrsg.), Qualitätssicherung im Gesundheitswesen, Stuttgart und New York 1997, S. 210ff.

Oberender, Peter/Daumann, Frank: Qualitätssicherung in der medizinischen Versorgung, in: Das Gesundheitswesen, 58. Jg. (1996), S. 447ff.

Oberender, Peter/Fibelkorn, Andrea: Ein zukunftsfähiges deutsches Gesundheitswesen, Bayreuth 1997.

Oberender, Peter/Hebborn, Ansgar: Bringen Standards einen ökonomischen Nutzen?, in: Der Onkologe, Bd. 4 (1998), S. 426-432.

Oberender, Peter/Hebborn, Ansgar: Der Einfluß alternativer Honorierungssysteme auf die Arzt-Patient-Beziehung, in: E. Lang/K. Arnold (Hrsg.): Die Arzt-Patient-Beziehung im Wandel. Referate der Sechsten Informationsmedizinischen Tage in Hamburg 1994, Stuttgart 1996 [Schriftenreihe der Hamburg-Mannheimer-Stiftung für Informationsmedizin, Bd. 8].

Sachverständigenrat für die Konzertierte Aktion im Gesundheitswesen: Gesundheitswesen in Deutschland. Kostenfaktor und Zukunftsbranche. Band II: Fortschritt und Wachstumsmärkte, Finanzierung und Vergütung, Sondergutachten 1997, Baden-Baden 1998.

Schöffski, Oliver/Schulenburg, J.-Matthias Graf v. d./Gerster, Petra (Hrsg.): Gesundheitsökonomische Evaluationen. Grundlagen und Standortbestimmung, Berlin/Heidelberg 1998.

Schumacher, Harald: Ökonomische Evaluationsverfahren im Gesundheitswesen, in: WiSt 1995, S. 408-413.

Spilker, Bert (Hrsg.): Quality of Life and Pharmacoeconomics in Clinical Trials, 2. Aufl., Philadelphia/New York 1996.

Staquet, Maurice J./Hays, Ron D. (Hrsg.): Quality of Life Assessment in Clinical Trials. Methods and Practice, Oxford 1998.

Szucs, Thomas D.: Medizinische Ökonomie. Eine Einführung, München 1997.

Zdrowomyslaw, Norbert/Dürig, Wolfgang: Gesundheitsökonomie. Einzel- und gesamtwirtschafiliche Einführung, München/Wien 1997.

Verzeichnis der Abbildungen

Verzeichnis der Tabellen

Verzeichnis der Übersichten

Stichwortverzeichnis

Veröffentlichungen des P.C.O.-Verlages

Schriften zur Gesundheitsökonomie

(Hrsg.: Prof. Dr. Eckhard Knappe, Prof. Dr. Günter Neubauer und Prof. Dr. Peter Oberender)

2 Peter Oberender (Hrsg.), Neuorientierung im Gesundheitswesen. (ISBN 3-925710-19-1) 168 S. DM 26,80. (vergriffen)

3 Günter Neubauer, Regionale Sterblichkeitsunterschiede in Bayern. (ISBN 3-925710-08-6) 325 S. DM 36,90.

5 Klaus-Dirk Henke und Cornelia Behrens, Umverteilungswirkungen der gesetzlichen Krankenversicherung, (ISBN 3-925710-21-3) 132 S. DM 22,80.

6 Josef Bagus, Patient-Arzt-Staat. (ISBN 3-925710-10-8) 611 S. DM 49,80.

7 Michaela Volk, Individualprinzip versus Sozialprinzip. (ISBN 3-925710-24-8) 407 S. DM 34,90.

8 Peter Oberender (Hrsg.), Umbruch und Neuorientierung im Gesundheitswesen. (ISBN 3-925710-12-4) 252 S. DM 26,80. (vergriffen)

9 Gertrud Demmler, Ausschreibungen im Gesundheitswesen. (ISBN 3-925710-30-2) 245 S. DM 34,80.

10 Günter Neubauer und Gertrud Demmler, Bonus und Festbetrag als wettbewerbliche Instrumente in der Hörhilfenversorgung. (ISBN 3-925710-39-6) 144 S. DM 19,80.

11 Thomas Wüstrich, Wettbewerb und Soziale Krankenversicherung. (ISBN 3-925710-61-2) 296 S. DM 34,90.

12 Gabriele Moos, Der Arbeitsmarkt für Pflegeberufe. (ISBN 3-925710-71-X) 235 S. DM 29,80.

13 Hermann Giehl und Peter Oberender (Hrsg.), Gesundheitswesen zwischen Rationalisierung und Rationierung. (ISBN 3-925710-73-6) 88 S. DM 16,80.

14 Alois Mages, Budgetierung im Krankenhaus. (ISBN 3-925710-78-7) 264 S. DM 34,90.

15 Roland Bantle, Determinanten der Innovation und Diffusion des medizinisch-technischen Fortschritts. (ISBN 3-925710-87-6) 386 S. DM 39,90.

16 Dominik Graf von Stillfried, Gesundheitssysteme im Wandel. (ISBN 3-925710-95-7) 404 S. DM 44,90.

17 Hermann Giehl und Peter Oberender, Reformen im Krankenhaus. (ISBN 3-925710-91-4) 100 S. DM 16,80.

18 Johannes Toepffer, Krankenversicherung im Spannungsfeld von Markt und Staat. (ISBN 3-931319-15-6) 414 S. DM 44,80. (vergriffen)

19 Ekhard Popp, Ökonomie und Versicherungstechnik in der managed-care-Versorgung. (ISBN 3-931319-02-4) 190 S. DM 34,80.

20 René Marc Kröger, Marktsegmentierung in der Medizintechnik. (ISBN 3-931319-22-9) 253 S. DM 34,80.

21 Andreas B. Neuffer, Managed Care - Umsetzbarkeit des Konzeptes im deutschen Gesundheitssystem. (ISBN 3-931319-10-5) 448 S. DM 44,80. (vergriffen)

22 Silvia Straub, Controlling für das wirkungsorientierte Krankenhausmanagement - Ein Value-Chain basierter Ansatz. (ISBN 3-931319-16-4) 400 S. DM 44,80.

Beiträge zur Gesundheitsökonomie

o Karin R. Büchner, Ambulante Behandlung von rezidivierenden Atemwegsinfekten. (ISBN 3-925710-94-9) 55 S. DM 14,80.

Schriftenreihe des IaG, Institut für angewandte Gesundheitsökonomie

1 Peter Oberender, Andrea Fibelkorn, Ein zukunftsfähiges deutsches Gesundheitswesen. (ISBN 3-931319-07-5) 111 S. DM 19,80.

Peter Oberender/Andrea Fibelkorn

Ein zukunftsfähiges deutsches Gesundheitswesen

Schriftenreihe IaG, Institut für angewandte Gesundheitsökonomie, Band 1
ISBN 3-931319-07-5, 111 Seiten, DM 19,80

Der Punktwertverfall und die resultierende Krise in der ambulanten Versorgung als Folge der EBM-Reform zeigen auf, daß das deutsche Gesundheitswesen nicht durch das Kurieren an Symptomen geheilt werden kann. Die Autoren entwerfen daher ein Reformkonzept, das das Gesundheitswesen als Ganzes umfaßt. Unter Beibehaltung des Solidarprinzips in der Gesetzlichen Krankenversicherung werden Freiheitsspielräume erweitert und wettbewerbliche Elemente implementiert. Die intensive Diskussion mit dem Verband der Frauenärzte in Bayern bei der Entstehung des Reformkonzepts stellt sicher, daß dieses kein unrealisierbarer abstrakter Entwurf ist, sondern eine konkrete Handlungsempfehlung für die Politiker und die Akteure des Gesundheitswesens.

P.C.O.-Verlag

Bayreuth